"博学而笃志，切问而近思"

《论语》

"正其谊不谋其利，明其道不计其功"

《春秋繁露》

图书在版编目(CIP)数据

消化系统疾病基础/刘秀萍主编.--上海:复旦
大学出版社,2025.7.--(博学).-- ISBN 978-7-309-
18033-6

Ⅰ. R57

中国国家版本馆 CIP 数据核字第 2025VM8127 号

消化系统疾病基础

刘秀萍　主编

责任编辑/江黎涵

复旦大学出版社有限公司出版发行

上海市国权路 579 号　邮编:200433

网址:fupnet@ fudanpress.com　http://www.fudanpress.com

门市零售:86-21-65102580　　团体订购:86-21-65104505

出版部电话:86-21-65642845

上海丽佳制版印刷有限公司

开本 787 毫米×1092 毫米　1/16　印张 13　字数 292 千字

2025 年 7 月第 1 版第 1 次印刷

ISBN 978-7-309-18033-6/R · 2187

定价:88.00 元

医学整合课程系列教材
Medical Integrated Curriculum

总主编·袁正宏

消化系统疾病基础

Fundamentals of Digestive Diseases

主 编·刘秀萍

复旦大學 出版社

消化系统疾病基础

（Fundamentals of Digestive Diseases）

主 编

刘秀萍

副主编

秦 松 陆 超

编委（按音序排列）

陈咏华　　复旦大学基础医学院
刘国元　　复旦大学基础医学院
刘秀萍　　复旦大学基础医学院
陆 超　　复旦大学基础医学院
秦 松　　复旦大学基础医学院
王继江　　复旦大学基础医学院
王毅群　　复旦大学基础医学院
魏晓丽　　复旦大学基础医学院
张丽红　　复旦大学基础医学院
郑 华　　复旦大学基础医学院
支秀玲　　复旦大学基础医学院
朱 荣　　复旦大学基础医学院

秘 书

朱 荣

总　序

迄今，世界高等医学教育已经走过了百年历程，随着医学科学的发展，医学知识极大丰富，学生需要掌握的新知识越来越多，知识的无限性与医学院校教育时间的有限性之间的矛盾日益尖锐。自20世纪70年代起，整合课程（integrated curriculum）模式和以问题为基础的学习（problem based learning，PBL）课程模式随着时代发展应运而生。

整合式课程打破了学科间界限，可有效解决课程内容膨胀问题，同时按照内在的逻辑联系安排学习内容，更有助于学生学习和理解。整合式课程在国外已实践多年，较为成熟，备受国内医学教育界关注。国内已经有为数不少的医学院校进行了整合课程改革。但是课程整合的改革依然面临诸多问题，包括如何科学地顶层设计课程，明确教育目标，以及跨学科协调、师资培训、激励政策、改革效果的科学评估标准等问题。

复旦大学基础医学院秉承为国家培养高水平拔尖医学人才和创新型医学人才的信念，紧跟国际医学教学理念，不断深化医学教学改革，在器官系统整合式教学方面进行了有益探索。学院将基础医学教育阶段的课程按器官系统进行整合，组织编写了本系列教材。每本教材按照内在的逻辑联系从正常到异常，包括正常组织结构、生理学、常见疾病的病理学、病理生理学和药理学知识，希望有助于学生循序渐进地学习和理解。

在实际的整合式教学中，建议适当采用PBL方式，并与临床实际相结合，使学生不仅能掌握器官系统的结构和功能，理解人体正常生物学功能和疾病，更重要的是让学生能越过单纯的记忆事实，去抓住复杂的内在联系，并用逻辑思考进行鉴别和诊断。我们关注学生是否真正掌握了知识，重视"教"和"学"的良性互动。本系列教材还有配套的数字资源，包括但不限于我们自编的PBL案例。

希望本系列教材和数字资源能为国内兄弟院校的医学教育带来启发和参考，共同提高我国的医学教育水平，为建设"健康中国"的国家战略贡献一份绵薄之力。

2023 年新年

前　言

　　当今，我国医学院校基础医学和临床医学专业的本科生教学模式逐渐转化为"器官系统教学模式"，该教学模式以人体系统为教学模块，讲述某人体系统的正常组织结构和功能、病理形态和病理生理改变，以及相关药物治疗等内容，将人体解剖学、组织胚胎学、生理学、病理学、病理生理学、药理学等学科进行深度融合，为医学生更系统、更清晰地掌握医学知识提供良好的教学模式。

　　本教材以"消化系统"为模块，将消化系统的组织结构和胚胎发生、正常的生理功能、常见疾病的病理形态和病理生理改变，以及相应疾病的常用药物治疗等内容融合其中，坚持"知识体系与价值体系有机结合，兼具传承经典和探索新知，从正常到疾病，基础与前沿相结合，贯穿创新思维培养，兼顾广度、深度和难度"的编写理念。 本书共 5章，包括消化系统的组织学与发生、消化系统的生理功能、消化系统的病理生理（肝功能不全）、消化系统疾病的病理改变、消化系统疾病的药物治疗。 本书可以帮助学生在了解消化系统正常结构和功能的基础上，更清晰地掌握常见消化系统疾病的相关知识，有助于学生临床思维的养成，以及认识和解决实际医学科学问题的能力。

　　最后，非常感谢参编的老师们，为满足复旦大学医学本科生"器官系统教学模块"的需求，尽心尽力编写了本教材。

刘秀萍

2025 年 5 月

目 录

第一章　消化系统的组织学与发生

第一节　消　化　管

消化系统由消化管和消化腺组成。消化管自口腔延伸至肛门,为内衬上皮的迂曲管道。消化管的主要功能包括食物的消化、营养物质的吸收及食物残渣的排泄。除水、维生素和无机盐可直接通过消化管上皮吸收外,蛋白质、糖类和脂肪等大分子物质需先分解为小分子后才能被吸收。此外,消化管黏膜还构成机体的重要屏障,其富含淋巴组织和免疫细胞,能够有效抵御细菌等有害物质,发挥重要的免疫防御功能。

一、消化管的一般结构

消化管除口腔与咽外,从食管至大肠的管壁基本结构均可分为 4 层,由内向外依次为黏膜、黏膜下层、肌层和外膜(图 1-1)。此外,消化管各段在组织结构上也有各自的特点。

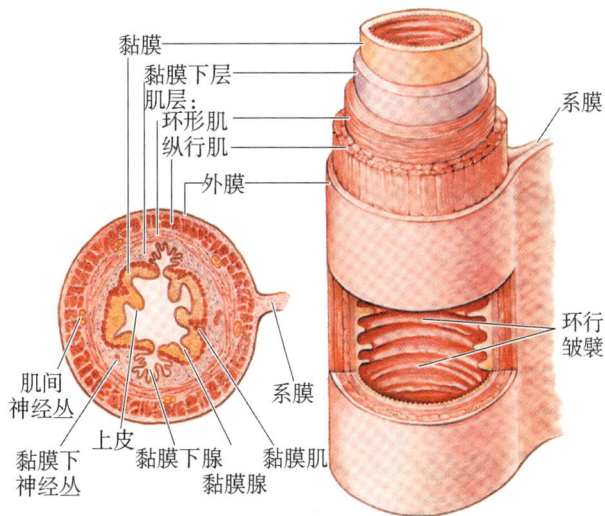

图 1-1　消化管一般结构模式图

(一) 黏膜

黏膜(tunica mucosa)作为消化管的最内层,是消化过程中最重要的一层。它由上皮、固有层及黏膜肌层三部分组成。

1. 上皮(epithelium) 除消化管上端(口腔、咽和食管)和下端(肛门)覆盖着复层扁平上皮以提供保护功能外,其余部分均为单层柱状上皮,主要负责消化和吸收。

2. 固有层(lamina propria) 此层由疏松结缔组织构成,富含血管、淋巴管及小消化腺,并含有许多免疫细胞和淋巴组织。胃肠道的上皮和固有层中的消化腺还散布有内分泌细胞,其分泌物对胃肠功能起重要调节作用。

3. 黏膜肌层(muscularis mucosa) 除口腔和咽部外,消化管黏膜深层有薄层平滑肌。它的收缩有助于促进固有层腺体的分泌和血液循环,增强黏膜与食物的接触,从而有利于消化与吸收。

(二)黏膜下层

黏膜下层(submucosa)由疏松结缔组织构成,相较于固有层,其胶原纤维更为密集。内含丰富的血管和淋巴管,并可见黏膜下神经丛(submucosal nervous plexus)及淋巴组织。此处神经丛由神经元和无髓鞘神经纤维构成,用于调节黏膜肌层、血管平滑肌活动及黏膜腺体的分泌。食管和十二指肠的黏膜下层分别包含食管腺和十二指肠腺,这些腺体通过导管将分泌物输送到消化管腔内。

(三)肌层

肌层(tunica muscularis)在消化管两端(口腔、咽、部分食管及肛门)由骨骼肌构成,其余部分则全由平滑肌组成,通常分为内环和外纵两层。胃的肌层发达,可分为内斜、中环和外纵三层。肌层之间的少量结缔组织中含有肌间神经丛(myenteric nerve plexus),结构与黏膜下神经丛相似,能协调肌肉的收缩,帮助食物与消化液充分混合并向下推进。

(四)外膜

外膜(adventitia)是消化管壁的最外层,根据组成不同可分为浆膜(serosa)与纤维膜(fibrosa)。消化管上段(咽和食管)及下段(直肠)的外膜由疏松结缔组织组成,称为纤维膜,与周围组织相连。消化管中段,包括胃和大部分肠的最外层,除了薄层结缔组织外,还有间皮覆盖,形成浆膜,保持胃肠外表润滑,减少摩擦,有利于胃肠蠕动。

二、口腔

口腔黏膜(oral mucosa)向前延伸到唇红,向后延续为咽部黏膜。黏膜有上皮和固有层两层。上皮为复层扁平上皮,仅在硬腭处有角化。固有层结缔组织突向上皮形成乳头,内含丰富的毛细血管,故新鲜状态下口腔黏膜呈红色。乳头及上皮内均有丰富的神经末梢。口腔底部的上皮非常薄,具有较高的通透性,有利于某些物质如硝酸甘油(一种用于治疗心绞痛的药物)的吸收。此外,固有层中还分布有小唾液腺,其分泌物有助于润滑口腔。

(一)舌

舌的前 2/3 为舌体,后 1/3 为舌根。舌的主体是舌肌,由纵、横及垂直走行的骨骼肌构成,舌腹和舌背表面的黏膜由复层扁平上皮和固有层组成。舌腹黏膜薄而光滑,固有层结缔组织内含少量小唾液腺。舌背黏膜厚而粗糙,向表面形成许多乳头状突起,称舌乳头。舌根部黏膜内有许多淋巴组织。

1. 舌乳头(lingual papillae) 由结缔组织乳头和覆盖其表面的复层扁平上皮构成。人的舌乳头可分为3种,即丝状乳头、菌状乳头和轮廓乳头。

(1) 丝状乳头(filiform papilla):数量最多,遍布舌背,尖峰形(图1-2),顶部覆盖角化的复层扁平上皮,其余部位为角化不全的复层扁平上皮,上皮内无味蕾。浅部的角质细胞不断脱落,参与构成舌苔。

(2) 菌状乳头(fungiform papilla):呈蘑菇形(图1-3),数量较少,散布于舌边缘及舌尖部。乳头表面为较薄的上皮。乳头结缔组织内的毛细血管较丰富,故肉眼观呈红色点状。在乳头上皮内可见少量味蕾。

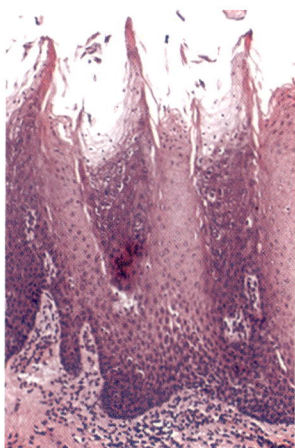

图1-2 人舌丝状乳头(苏木精-伊红染色,后简称HE染色)

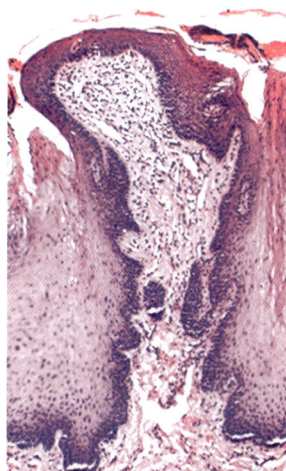

图1-3 人舌菌状乳头(HE染色)

(3) 轮廓乳头(circumvallate papilla):排列于舌界沟前方,共8～12个,体积大,呈蘑菇形(图1-4),侧壁上皮内有较多味蕾,每个轮廓乳头侧壁上约有250个味蕾。轮廓乳头周围黏膜深陷形成环沟,环沟的外侧壁上皮内也有味蕾。固有层内的浆液腺称味腺,其分泌物中含有丰富的唾液脂酶。味腺导管开口于环沟底,分泌物持续冲洗环沟,以清除细菌、杂质和食物残渣,并溶解有味物质。

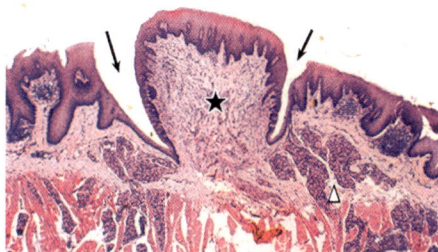

图1-4 人舌轮廓乳头(HE染色)

注:↓示环沟;★示轮廓乳头;△示味腺。

2. 味蕾(taste bud) 为感受味觉的卵圆形小体(图1-5),主要分布在菌状乳头和轮廓乳头的上皮内,腭、咽、会厌和喉的上皮内也有少量味蕾,成人舌有2000～3000个味蕾。每个味蕾顶端有1～4个味孔,与口腔相通。味蕾基部有基底孔,神经纤维由基部进入味蕾。每个味蕾内有60～100个梭形上皮性细胞,包括支持细胞和味细胞(taste cell)两种。支持细胞位于味蕾的周边部和味细胞之间。味细胞的游离面有微绒毛伸向味孔,称味毛;基底面与味神经末梢形成突触。味蕾的基部还有锥体形的基细胞,是未分化细胞。

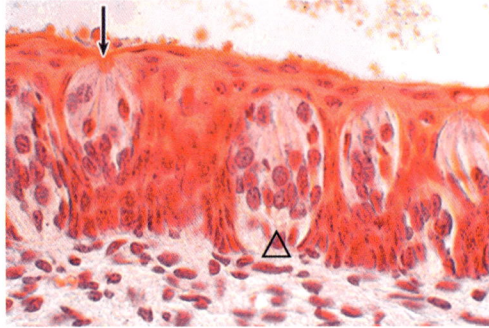

图 1 - 5　人舌轮廓乳头上皮(HE 染色)

注:↓示味孔;△示味蕾。

基本味觉有 4 种,即酸、甜、苦、咸,其他味觉都由这 4 种基本味觉组合而成。不同部位的味蕾对不同的基本味觉敏感度存在差异,如舌尖处味蕾对甜物质敏感,舌侧缘的味蕾则对酸物质敏感,舌尖和舌侧缘处味蕾对咸物质敏感,舌后部及腭、咽和会厌等部位的味蕾对苦物质敏感。有味的分子与味细胞膜上的受体结合,这种结合维持的时间比较短暂。青少年时期的味蕾多,到老年则减少。味阈值随年龄的增长而逐渐增高,味觉敏感度则随之下降。

(二) 牙

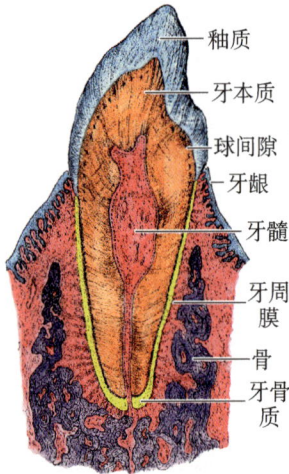

图 1 - 6　牙的结构模式图

牙分为 3 个部分,暴露在外面的称牙冠,埋在牙槽骨内的为牙根,两者交界部为牙颈。牙中央为牙髓腔,开口于牙根底部的牙根孔。牙由牙本质、釉质、牙骨质和牙髓构成。牙根周围的牙周膜、牙槽骨骨膜及牙龈则统称为牙周组织(图 1 - 6)。

1. 牙本质(dentin)　包绕牙髓腔构成牙的主体,主要由牙本质小管和间质构成。牙本质小管从牙髓腔面向周围呈放射状走行,并逐渐变细且有分支吻合。牙本质小管之间为间质,由胶原原纤维与钙化的基质构成,其化学成分与骨质相似,但其无机成分约占 80% 而较骨质更坚硬。牙本质周边部有一些钙化不全的部分,在牙磨片中呈现为不规则的球间隙(牙冠部),或斑点状的颗粒层(牙根部)。牙本质的内表面有一层排列整齐的成牙本质细胞(odontoblast),产生有机成分。牙本质对冷、酸和机械刺激极其敏感而引起酸、痛,常见于釉质受到破坏、牙本质暴露(如龋齿)的情况下(称牙齿敏感症)。鉴于牙本质中神经纤维与神经末梢极少,故推测这种感觉是通过牙本质纤维来感受的。

2. 釉质(enamel)　包在冠部的牙本质表面,其中无机物约占 96%,有机物极少,是体内最为坚硬的组织。釉质由釉柱和极少量的间质构成。釉柱呈棱柱状,主要成分为羟基磷灰石结晶。釉柱从牙本质交界处向牙冠表面呈放射状紧密排列。在牙磨片标本上可见以牙尖为中心呈褐色的弧线,称釉质生长线,是釉柱在生长过程中间歇性钙盐沉积而形成的。

3. 牙骨质(cementum) 包绕在牙根部牙本质的外围,其结构及组成与骨组织相似。近牙颈部的牙骨质较薄,内无骨细胞。

4. 牙髓(dental pulp) 为疏松结缔组织,内含自牙根孔进入的血管、淋巴管和神经纤维,对牙本质和釉质具有营养作用。感觉神经末梢包绕成牙本质细胞,并有极少量进入牙本质小管。

5. 牙周膜(peridental membrane) 为致密结缔组织,位于牙根与牙槽骨之间,含较粗的胶原纤维束。肌原纤维束的一端埋入牙骨质,另一端伸入牙槽骨,将两者牢固地连接在一起。老年人常因牙周膜萎缩而引起牙松动或脱落。

6. 牙龈(gingiva) 为黏膜,由复层扁平上皮及固有层组成,包绕着牙颈。老年人常因牙龈萎缩而致牙颈外露。

三、咽

咽是消化管和呼吸道的交叉部位,分为口咽、鼻咽和喉咽三部分。咽壁结构由黏膜、肌层与外膜三层组成。

1. 黏膜 由上皮和固有层构成。口咽表面覆盖未角化的复层扁平上皮,鼻咽和喉咽则主要为假复层纤毛柱状上皮。固有层结缔组织内有丰富的淋巴组织及黏液性腺或混合性腺,深部有一层弹性纤维。

2. 肌层 由内纵行与外斜行或环行的骨骼肌组成,其间可有黏液性腺。

3. 外膜 为纤维膜,富有血管及神经纤维。

四、食管

食管腔面具有由黏膜和黏膜下层形成的纵行皱襞,在食物通过时这些皱襞会暂时消失(图1-7)。这种结构有助于适应不同体积的食物,确保顺畅的食物传输。

1. 黏膜 黏膜表面覆盖着未角化的复层扁平上皮,这种上皮类型能够提供良好的保护作用,防止物理性损伤。食管下端与胃贲门部的单层柱状上皮相接,这两种上皮类型的交界处是食管癌的好发部位。在食管的固有层内存在黏液腺,这些腺体分泌的黏液有助于润滑食管腔。黏膜肌层由一层纵行的平滑肌组成,其收缩有助于推动食物向下移动,并促进黏膜层的轻微活动,增强食物的输送效率。

2. 黏膜下层 黏膜下层为疏松结缔组织,含有黏液性食管腺,这些腺体的导管穿过黏膜开口于食管腔内。当摄入并吞咽食物时,腺体分泌物增加,帮助润滑食物,使其更容易通过食管。

3. 肌层 肌层分为内环和外纵两层。食管的上1/3段主要

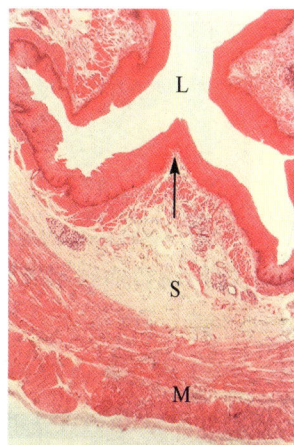

图1-7 人食管横切面(HE染色)

注:↑示皱襞;L示食管腔;S示黏膜下层;M示肌层(内环外纵)。

由骨骼肌构成,适合精细控制以启动吞咽动作;下 1/3 段则主要由平滑肌构成,有利于自动推进食物进入胃部;中 1/3 段则是骨骼肌和平滑肌共同组成的混合区域。食管两端的内环行肌较厚,分别形成食管上括约肌和下括约肌,它们对控制食管内容物的进出至关重要。

4. 外膜　食管外膜为纤维膜,由疏松结缔组织构成,它将食管固定在周围结构上,并允许一定程度的运动和扩张,便于食物顺利通过。

五、胃

胃的主要功能包括将食物混合成食糜、贮存食物,以及初步消化蛋白质和吸收部分无机盐、水、醇类和某些药物。胃分为贲门、幽门、胃底和胃体四部分,其腔面有许多不规则的皱襞,在胃充盈时这些皱襞会消失(图 1-8、1-9)。

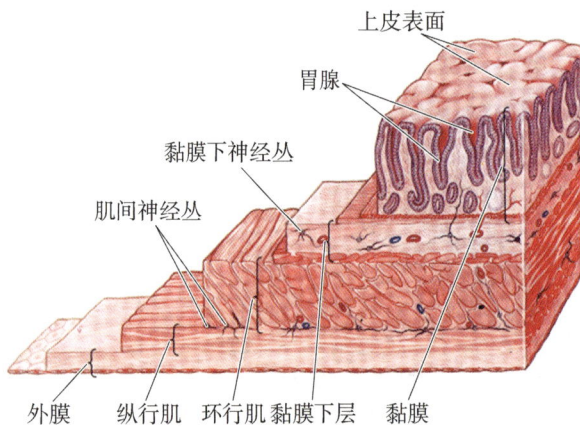

图 1-8　胃壁结构模式图

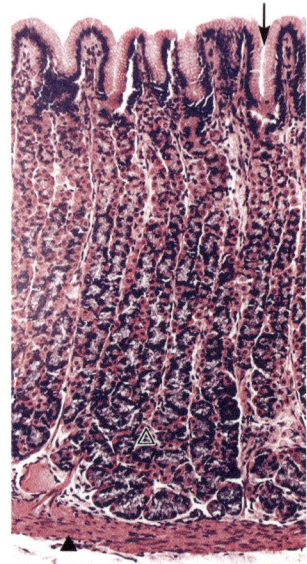

图 1-9　人胃底部黏膜(HE 染色)

注:↓示胃小凹;△示胃底腺;▲示黏膜肌层。

(一) 黏膜

黏膜表面有浅小凹陷,即胃小凹(gastric pit),由上皮向固有层凹陷形成,胃小凹底部与胃腺通联。

1. 上皮　覆盖着单层柱状上皮,上皮细胞富含黏原颗粒,称为表面黏液细胞(surface mucous cell),分泌中性糖蛋白,在上皮表面形成保护性的黏液膜,防止高浓度盐酸和胃蛋白酶对黏膜的损害及食物对上皮的磨损。相邻柱状细胞之间通过紧密连接提供屏障作用。胃上皮每 2~6 天更新一次,脱落的细胞由胃小凹底部和胃腺颈部的干细胞增殖补充。

2. 固有层　固有层内含有大量紧密排列的胃腺,结缔组织成分较少,并包含多种类型的细胞如成纤维细胞、淋巴细胞等。根据分布部位和结构的不同,胃腺分为胃底腺、贲门腺和幽门腺 3 种。

(1) 胃底腺(fundic gland):数量最多,分布于胃底部和胃体部,属于单管腺,基部常有分支。每个腺体可分为颈部、体部和底部 3 个部分:颈部较短,与胃小凹底部相连;体部较长,位于腺中部;底部略膨大,可达黏膜肌层。胃底腺由壁细胞、主细胞、颈黏液细胞、干细胞及内分泌细胞等组成(图 1-10)。

1) 壁细胞(parietal cell):又称泌酸细胞(oxyntic cell),主要分布在胃底腺的上半部。这些细胞较大,呈圆形或锥体形,并常向基膜侧突出。核圆形,位于细胞中央,有时可见双核,胞质染色呈强嗜酸性(图 1-10)。在电镜下观察,细胞游离缘的细胞膜内陷形成分支小管,称为细胞内分泌小管(intracellular secretory canaliculus)。这些小管可以环绕细胞核,甚至接近基部质膜,并开口于腺腔。

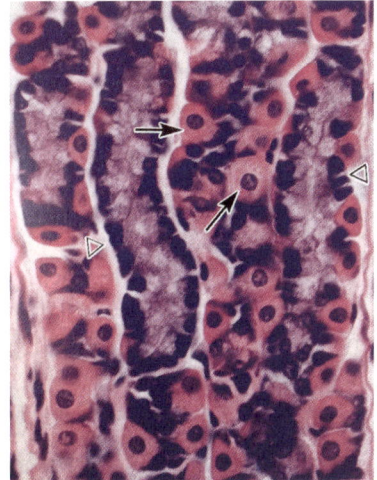

图 1-10 人胃底腺(HE 染色)

注:↑示壁细胞;△示主细胞。

小管腔面有许多微绒毛。分泌小管周围存在许多小管和小泡,统称为微管泡系统。壁细胞的这些结构特征会随着分泌活动的不同阶段而变化:当细胞处于静止状态时,微绒毛较少且短,分泌小管也较少,微管泡系统发达;而在分泌状态下,微管泡系统迅速转化为细胞内分泌小管,小管内的微绒毛增多增长,微管泡系统随之减少。这表明微管泡系统的膜与小管的膜是可以融合并相互转换的。此外,壁细胞胞质中含有大量的线粒体,占据约 1/4 的细胞容积,其他细胞器相对较少(图 1-11)。

壁细胞的主要功能是分泌盐酸。在这个过程中,细胞从血液中摄取的或通过代谢产生的 CO_2,在碳酸酐酶的作用下与 H_2O 结合生成 H_2CO_3。H_2CO_3 随后解离为 H^+ 和 HCO_3^-。H^+ 经主动运输到达细胞内分泌小管膜上,而 HCO_3^- 则与血液中的 Cl^- 交换。Cl^- 也被运输至小管膜,并与 H^+ 结合形成盐酸。研究表明,壁细胞胞质内的 pH 值为正常值,但细胞内分泌小管处的 pH 值可低至 0.8。盐酸的合成是一个耗能过程,其能量由细胞内的线粒体提供。

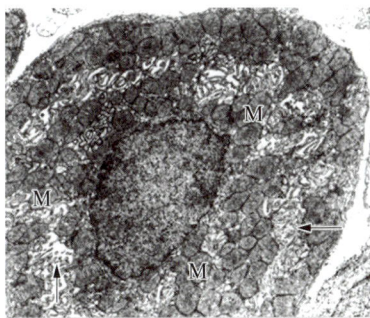

图 1-11 小鼠胃底腺壁细胞超微结构

注:↑示细胞内分泌小管;M 示线粒体。

盐酸不仅能够激活胃蛋白酶原,使其转变为胃蛋白酶,从而在酸性环境中对蛋白质进行初步分解,还能刺激肠道内分泌细胞分泌激素(如促胰液素等),进一步促进胰腺分泌。此外,盐酸还具有杀菌作用。壁细胞还分泌内因子(intrinsic factor)及组胺。内因子是一种糖蛋白,它与维生素 B_{12} 结合成复合物,防止维生素 B_{12} 被水解酶消化。该复合物到达回肠后,与上皮细胞上的特殊受体结合,使得上皮细胞能够吸收维生素 B_{12} 进入血液。内因子缺乏(如在萎缩性胃炎中)会导致维生素 B_{12} 吸收障碍,进而引发恶性贫血。

2) 主细胞(chief cell):又称胃酶细胞(zymogenic cell),主要分布于胃底腺的下半段,以

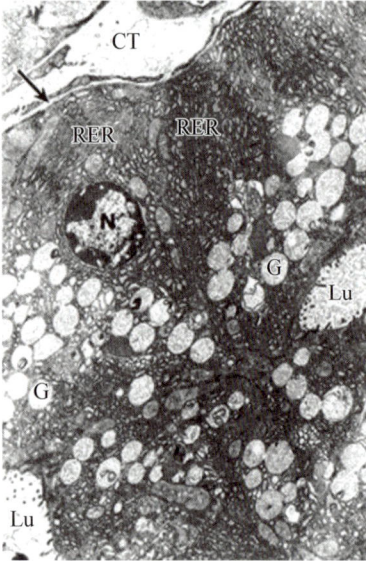

图 1-12　人胃底腺主细胞超微结构

注：↓示基膜；CT 示结缔组织；RER 示粗面内质网；N 示主细胞核；G 示酶原颗粒；Lu 示腺腔。

腺底部最多。细胞呈柱状、核圆、位于基底部，胞质基部呈强嗜碱性，核上方胞质中含酶原颗粒。在 HE 染色的普通切片上，颗粒多迅速溶解，故主细胞胞质呈空网状（图 1-10）。电镜下，主细胞具有典型的蛋白质分泌细胞的结构特点，细胞表面有短而不规则的微绒毛，基部胞质有大量粗面内质网，核上方有发达的高尔基复合体，顶部胞质中有许多圆形的酶原颗粒（图 1-12）。主细胞分泌胃蛋白酶原，经盐酸作用转变成有活性的胃蛋白酶。

3）颈黏液细胞（neck mucous cell）：位于腺颈部，常夹在壁细胞间，数量少，细胞形态不规则，核扁圆，居细胞底部，胞质中也有大量黏原颗粒，细胞分泌酸性糖蛋白，对黏膜具有保护作用。

4）干细胞（stem cell）：位于腺颈部和胃小凹底部，不断分裂增殖，分化为胃黏膜上皮细胞或胃腺的各种细胞。

5）内分泌细胞：后续讨论。

（2）贲门腺（cardiac gland）：位于近食管开口处，为单管或分支管状腺，主要分泌黏液和溶菌酶，也含有少量壁细胞。

（3）幽门腺（pyloric gland）：位于幽门部，腺腔大且分支多，以黏液性柱状细胞为主，也含少量内分泌细胞如 G 细胞，分泌胃泌素刺激胃酸分泌并促进胃肠道黏膜生长。

以上 3 种腺体（胃底腺、贲门腺和幽门腺）的分泌物混合后形成胃液。成人每天胃液的分泌量为 1.5～2.5 升。胃液 pH 通常为 0.9～1.5，主要成分包括盐酸和胃蛋白酶。胃黏膜表面覆盖的一层黏液对其具有重要的保护作用。如果缺乏这种黏液保护，在强酸性环境（pH 值低于 4）下，胃蛋白酶可能会开始消化自身的黏膜组织，从而导致损伤。此外，胃酸分泌过多也是引发胃溃疡的一个重要因素。

3. 黏膜肌层　胃黏膜的黏膜肌层由两层平滑肌组成：内环行和外纵行。

（二）黏膜下层、肌层和外膜

1. 黏膜下层　含有较粗的血管、淋巴管和神经。

2. 肌层　较厚，分为内斜、中环及外纵 3 层平滑肌，环行肌在贲门和幽门处增厚形成括约肌。

3. 外膜　为浆膜，保持胃外表面润滑，减少摩擦，有利于胃蠕动。

六、小肠

小肠是消化管进行消化和吸收的主要部位，十二指肠、空肠和回肠的管壁结构基本相似，均由黏膜、黏膜下层、肌层与浆膜 4 层组成（图 1-13）。各段小肠具有一些独特的结构特征。

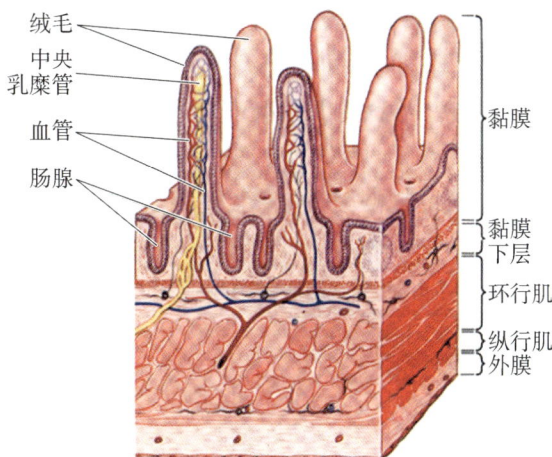

图 1-13　小肠结构模式图

（一）黏膜

在小肠腔面可以看到许多环行、半环行或螺旋状走行的皱襞，在十二指肠末段和空肠头段最为发达（图 1-14），而在回肠中段以下这些皱襞则基本消失。此外，黏膜表面还有许多细小的绒毛（villus），它们由上皮和固有层构成，形态呈指状、圆锥形或叶片状（图 1-14、1-15、1-16）。绒毛分布于整个小肠的内表面，数量为每平方毫米 10~40 个，十二指肠和空肠起始部的密度最大。绒毛长度为 300~500 μm，其中十二指肠的绒毛较短且扁平，呈叶片状；空肠的绒毛为圆锥形；而回肠的绒毛则细长，呈指状。皱襞和绒毛显著增加了小肠的表面积，使其扩大了 20~30 倍，总面积可达约 20 m^2。再加上小肠柱状细胞表面的微绒毛，进一步将表面积扩展了 300~500 倍，达到了 200~400 m^2。

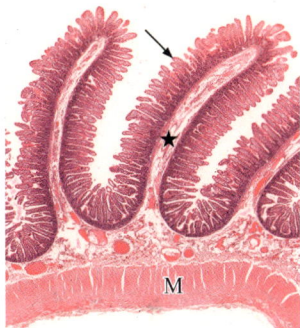

图 1-14　人空肠（HE 染色）

注：↓示绒毛；★示皱襞；M 示肌层。

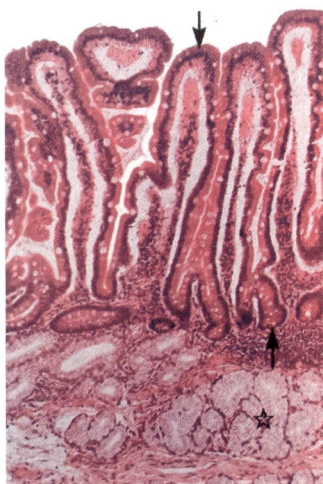

图 1-15　人十二指肠黏膜（HE 染色）

注：↓示绒毛；↑示肠腺；☆示黏膜下层内的十二指肠腺。

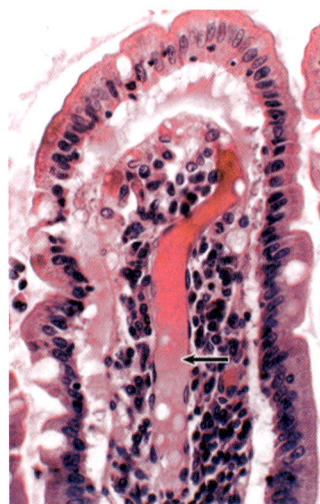

图 1-16　人十二指肠绒毛（HE 染色）

注：↑示中央乳糜管。

1. 上皮 小肠上皮为单层柱状上皮,由吸收细胞、杯状细胞和内分泌细胞组成。

(1) 吸收细胞(absorptive cell):吸收细胞是小肠上皮中数量最多的细胞,呈高柱状,其卵圆形细胞核位于基部。胞质内富含线粒体和滑面内质网,以支持细胞的能量代谢和物质转运。

1) 细胞连接与屏障功能:细胞的侧面在近管腔处形成连接复合体,包括紧密连接(tight junction)、中间连接(intermediate junction)和桥粒(desmosome)。紧密连接不仅维持上皮的完整性,还封闭细胞间隙,形成一道屏障,防止组织液通过细胞间隙渗漏至肠腔,并阻止肠腔内的抗原物质自由进入体内。

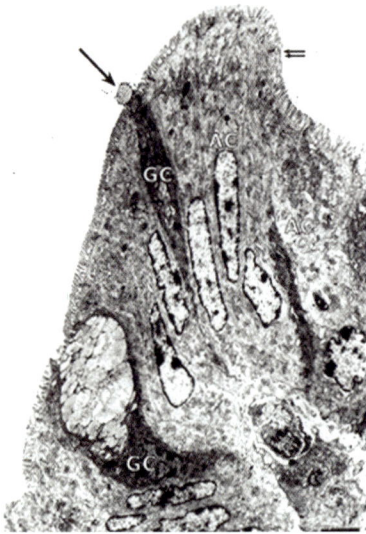

图 1-17 小鼠小肠上皮超微结构

注:↓示分泌后的杯状细胞;↓↓示吸收细胞微绒毛;GC 示杯状细胞;AC 示吸收细胞。

2) 绒毛与吸收功能:吸收细胞游离面具有明显的纹状缘(striated border),在电镜下可见其由密集的微绒毛组成,每个吸收细胞约有 3 000 根微绒毛(图 1-17)。小肠上皮表面的微绒毛密度可达 2×10^8 个/mm^2。微绒毛根部的胞质内含有终末网,为微绒毛提供结构支持。微绒毛表面覆盖较厚的细胞衣(cell coat;又称糖萼,glycocalyx),这是细胞膜中嵌入蛋白的外露部分,其中含有磷酸酶、胰淀粉酶、双糖酶和氨基肽酶,可进一步促进食物的分解和吸收。此外,微绒毛膜上还含有特殊受体,如回肠的内因子受体,可介导维生素 B_{12} 的吸收。

3) 营养物质的吸收机制。①糖类吸收:多糖和淀粉经唾液淀粉酶和胰淀粉酶水解成双糖,再由吸收细胞表面细胞衣中的双糖酶分解为单糖,随后被吸收。②蛋白质吸收:蛋白质经胃蛋白酶和胰蛋白酶水解为多肽,再通过细胞衣中的氨基肽酶分解为氨基酸,随后进入吸收细胞。③脂肪吸收:食物中的脂肪在胰脂肪酶的作用下分解为单酸甘油酯、脂肪酸和甘油,随后被小肠上皮细胞吸收。在滑面内质网内,单酸甘油酯和脂肪酸重新合成三酸甘油酯,并与粗面内质网合成的载脂蛋白结合,形成乳糜颗粒(chylomicrons)。乳糜颗粒经高尔基复合体处理后,从细胞侧面释放至细胞间隙,再通过基膜进入中央乳糜管,完成脂肪吸收。

(2) 杯状细胞(goblet cell):散在分布于吸收细胞之间,从十二指肠至回肠末端,其数量逐渐增多。这些细胞在小肠上皮中起到重要的润滑和保护作用。

在电镜下观察,杯状细胞的游离缘微绒毛短而稀疏。细胞核周围及基部胞质内含有较多的粗面内质网,线粒体分散在此区域,核上方的高尔基复合体发达,顶部胞质充满黏原颗粒(图 1-17)。杯状细胞主要功能是分泌黏液,这种黏液对肠道黏膜具有润滑和保护作用,帮助维持肠道健康并防止潜在有害物质对黏膜的损伤。

2. 固有层 结缔组织中有较多的淋巴细胞、浆细胞、巨噬细胞和嗜酸性粒细胞等。淋巴细胞可聚集形成淋巴组织,也可穿过黏膜肌进入黏膜下层。在回肠,许多淋巴小结聚集形成集合淋巴小结(aggregated lymphoid nodules)(图1-18)。患肠伤寒时,细菌常侵入该部淋巴组织,引起局部溃疡,甚至肠穿孔。绒毛中央的固有层中含有丰富的有孔毛细血管,利于物质吸收。每一小肠绒毛中轴的结缔组织内有1～2条纵行的毛细淋巴管,称中央乳糜管(central lacteal),其起始端为盲端,管壁由薄层内皮围成,无基膜,内皮细胞之间有较大的间隙,乳糜微粒等易进入管腔内(图1-15)。绒毛内还含有少量纵行的平滑肌纤维,可使绒毛收缩,利于物质吸收及淋巴与血液的运行。相邻绒毛根部之间的上皮内陷,伸入固有层中,形成肠腺(intestinal gland),又称肠隐窝(图1-15)。小肠上皮和腺体的分泌物称小肠液,成人每日的分泌量为1～3升,pH为6～7。

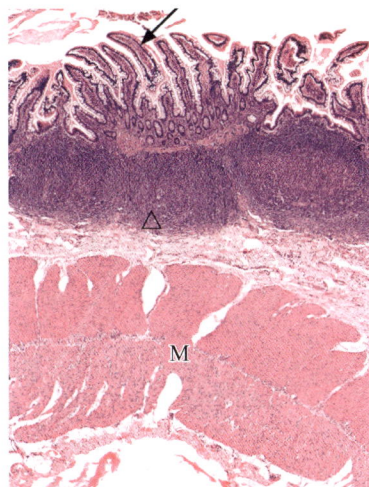

图1-18　人回肠(HE染色)

注:↓示绒毛;△示集合淋巴小结;M示肌层。

　　肠腺上皮内除有吸收细胞和杯状细胞外,还有潘氏细胞(Paneth cell)、干细胞和内分泌细胞。潘氏细胞又称帕内特细胞,位于肠腺基部,尤以回肠为多,常三五成群,细胞较大,呈圆锥形,核卵圆形位于基部,顶部胞质含粗大的嗜酸性颗粒,基部胞质嗜碱性(图1-19)。电镜下,胞质中含丰富的粗面内质网,发达的高尔基复合体及粗大的酶原颗粒。潘氏细胞能分泌溶菌酶和防御素(又称隐窝素)等物质。溶菌酶能溶解肠道细菌的细胞壁,有一定的灭菌作用。干细胞位于肠腺基部,分散在潘氏细胞之间,在光镜下不易与吸收细胞区分。干细胞可不断分裂并分化成吸收细胞及其他肠腺细胞。人的小肠上皮每3～5天更新一次。

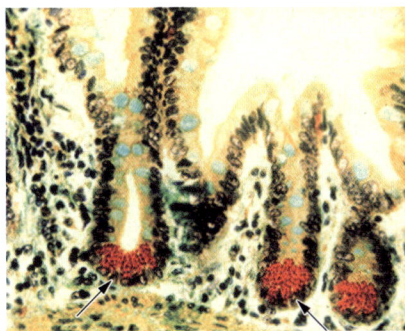

图1-19　人空肠肠腺潘氏细胞(焰红+坚牢绿染色)

注:↑示肠腺潘氏细胞。

3. 黏膜肌层　由内环和外纵两层平滑肌组成,黏膜肌层的收缩能够促进小肠的消化和吸收功能。

(二) 黏膜下层、肌层和外膜

小肠黏膜下层由疏松结缔组织构成,并含有丰富的淋巴细胞,可形成淋巴小结和集合淋

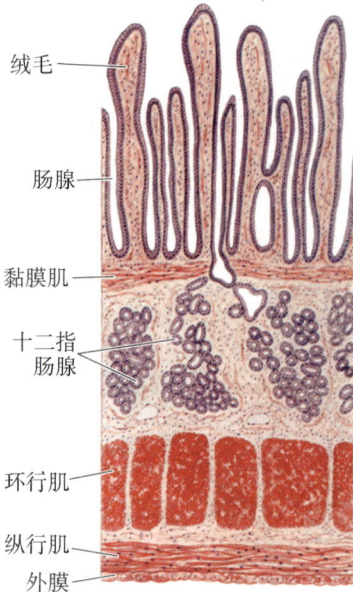

绒毛

肠腺

黏膜肌

十二指
肠腺

环行肌

纵行肌

外膜

图 1-20　十二指肠模式图

巴小结。十二指肠的黏膜下层含有十二指肠腺（duodenal gland），为复管泡状黏液腺。十二指肠腺的导管穿过黏膜肌层，开口于固有层肠腺底部（图 1-15、1-20）。这些腺体分泌富含碳酸氢盐的碱性黏液，可以保护黏膜免受胃液和胰液的侵蚀。

小肠肌层由内环和外纵两层平滑肌组成。这种结构有助于食物的混合与推进。小肠外膜，除了十二指肠中段的一部分为纤维膜外，其余部分均为浆膜。浆膜覆盖在小肠表面，保持其光滑，减少与其他器官之间的摩擦，有利于肠道蠕动。

七、大肠

大肠包括盲肠、阑尾、结肠、直肠和肛管，各段结构基本相似，管壁均可分为 4 层。其主要功能为吸收水分和电解质及形成粪便。

（一）盲肠、结肠和直肠

这部分大肠腔面有半月形皱襞，无绒毛。黏膜上皮由单层柱状细胞及大量散在的杯状细胞组成。杯状细胞分泌黏液，润滑黏膜。固有层内含有大量直管状肠腺，这些腺体比小肠腺更直且长（图 1-21）。腺上皮除柱状细胞和大量杯状细胞外，在腺底部还有少量干细胞及内分泌细胞，但没有潘氏细胞。大肠黏膜固有层也富含淋巴组织，淋巴小结通常可延伸至黏膜下层。

肌层包括内环和外纵两层。结肠的外纵肌集合成三条粗的纵带，称为结肠带，各带之间的纵行肌非常薄，常呈不连续状态。

外膜，在盲肠、横结肠和乙状结肠为浆膜；升结肠和降结肠的前壁为浆膜，后壁为纤维膜；直肠上 1/3 段的全部和中 1/3 段的前壁为浆膜，其余部分为纤维膜。

（二）肛管

在齿状线以上的肛管黏膜结构与直肠相似，但在肛管上段黏膜形成数条纵行皱襞。在齿状线处，黏膜上皮由单层柱状上皮转变为复层扁平上皮（图 1-22）。肛管黏膜下层的结缔组织内有丰富的静脉丛，如静脉淤血扩张则形成痔疮。肌层由内环行和外纵行两层平滑肌构成，内环肌增厚形成肛门内括约肌。近肛门处，外纵肌周围有骨骼肌形

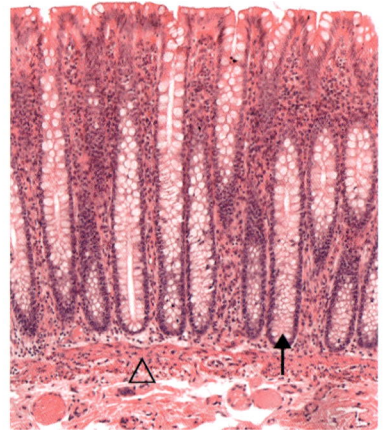

图 1-21　人结肠黏膜（HE 染色）

注：△示黏膜肌层；↑示肠腺。

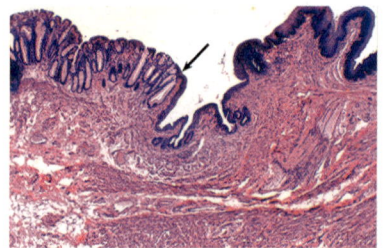

图 1-22　人直肠与肛管交界处（HE 染色）

注：↓示直肠与肛管交界。

成的肛门外括约肌。

(三) 阑尾

阑尾为盲肠的蚓蚓状突起,管腔窄小且形状不规则。其管壁结构与结肠相似,但较薄。阑尾的固有层和黏膜下层内富含淋巴组织,因此肠腺数量较少,且黏膜肌层不完整。肌层也相对较薄,分为内环和外纵两层。外膜为浆膜(图1-23)。阑尾是一个具有黏膜免疫功能的器官。

八、肠相关淋巴组织

消化道黏膜与摄入的食物直接接触,各种抗原物质如细菌、病毒、寄生虫卵等可随食物进入

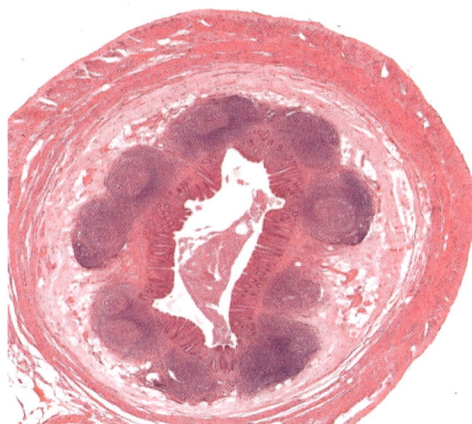

图1-23 人阑尾横切面(HE染色)

消化道。多数抗原被胃酸和酶破坏,或引发黏膜内淋巴组织产生免疫应答。这些淋巴组织包括黏膜内的弥散淋巴组织(如淋巴细胞、浆细胞和巨噬细胞等)、淋巴小结和集合淋巴小结,它们统称为肠相关淋巴组织(gut-associated lymphoid tissue,GALT),尤其在咽、回肠、阑尾等部位的淋巴组织丰富。

在肠集合淋巴小结处,局部黏膜表面呈圆顶状凸起,位于绒毛之间。此处上皮内有一种特殊细胞,其游离面有一些微皱褶和短小的微绒毛,因此被称为微皱褶细胞(microfold cell)或M细胞。M细胞基底面质膜内陷形成一个较大的穹窿状凹陷,形似钟罩,其内部含有淋巴细胞和巨噬细胞(图1-24)。M细胞在光镜下难以辨认,但在电镜下可以观察到其特征:M细胞与吸收细胞间有紧密连接。M细胞胞质较少,成薄膜状,因此也称为膜样上皮细胞。其胞质中含有大量吞饮小泡和较多的线粒体,但溶酶体较少。

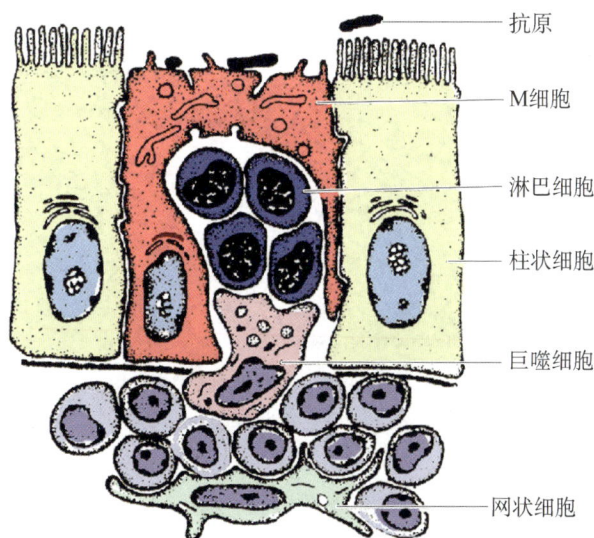

图1-24 M细胞超微结构模式图

M 细胞能够选择性地摄取肠腔内的抗原物质,并通过吞饮小泡将这些抗原转运给细胞深部凹陷内的淋巴细胞,刺激其中的 B 细胞增殖分化为浆细胞。这些浆细胞产生的免疫球蛋白 A(IgA),两分子 IgA 在通过上皮时与上皮细胞产生的分泌片(一种糖蛋白)结合,共同形成分泌性免疫球蛋白 A(secretory immunoglobulin A,SIgA)。SIgA 随后被吸收细胞吞入胞质并释放入肠腔。由于 SIgA 不易被消化酶破坏,它可以附着于上皮细胞表面的细胞衣上,与特异的抗原结合,从而抑制细菌增殖,中和毒素,降低抗原与上皮细胞的黏附,保护肠黏膜。部分增殖的淋巴细胞还可以通过血流或淋巴系统参与淋巴细胞再循环,到达呼吸道、泌尿道和生殖道的黏膜等部位,发挥类似的免疫效应。

九、胃肠道内分泌细胞

胃肠道内分泌细胞分散在胃肠道上皮和腺上皮内,主要分泌肽类和(或)胺类激素。这些细胞在胃幽门部和十二指肠上段尤其丰富。由于胃肠道黏膜面积巨大,这些细胞的总量甚至超过了其他内分泌腺细胞的总和。它们能够有选择性地被银或铬盐染色,因此也被称为嗜银细胞(argyrophilic cell)或嗜铬细胞(chromaffin cell)。这些细胞的分泌物统称为胃肠激素(gastrointestinal hormone),参与调节消化、吸收、分泌和物质代谢等活动。

胃肠道内分泌细胞大多单个夹于其他上皮细胞之间,形态呈圆锥形或扁圆形,基底部附着于基膜。电镜下观察,这些细胞最显著的特点是基部胞质内含有分泌颗粒,因此也称为基底颗粒细胞(basal granular cell)(图 1 - 25)。分泌颗粒的大小、形状及电子密度因细胞类型而异。根据细胞顶部是否暴露于管腔,胃肠道内分泌细胞可分为开放型与闭合型两类(图 1 - 26)。

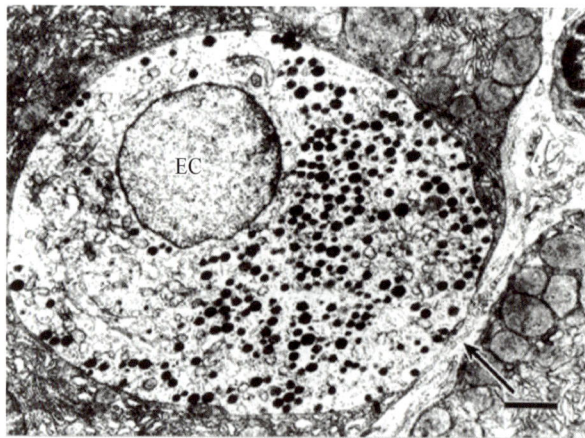

图 1 - 25 小鼠胃底部内分泌细胞超微结构

注:EC 示肠嗜铬细胞;↑示基膜。

1. 开放型细胞 这类细胞较高,顶部较细且露出于管腔表面,游离面有少量微绒毛。此型细胞受管腔内物质刺激后可释放某种激素。大多数胃肠道内分泌细胞属于此类。

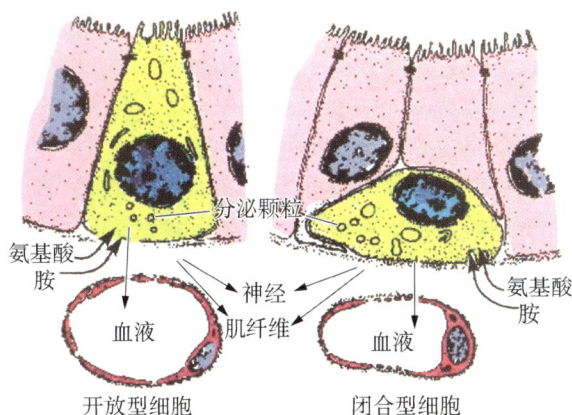

图 1-26 胃肠道内分泌细胞超微结构示意图

2. 闭合型细胞 这类细胞呈扁圆形,其顶部被相邻细胞覆盖而不直接暴露于管腔表面。此类细胞能感受局部微环境的变化、胃肠运动的机械刺激或受其他激素的调节而改变其内分泌状态。

胃肠道内分泌细胞的分泌物可通过以下 3 种方式发挥作用。①内分泌作用:激素释放到血液中,经血液循环到达靶细胞并发挥作用。②神经递质作用:分泌物作为神经递质传递信息,参与神经系统的调控。③旁分泌作用:分泌物到达上皮深部的结缔组织中,通过扩散方式作用于邻近的细胞或组织。

目前已知存在十余种胃肠内分泌细胞,它们在分布和结构上各有特点。某些细胞的分泌物及其作用已经较为明确,而其他一些细胞的分泌物及其生理和病理意义仍需进一步研究。以下是几种主要的胃肠内分泌细胞(表 1-1)。

表 1-1 胃肠道的主要内分泌细胞

细胞名称	分布部位	产物	主要作用
G 细胞(胃泌素细胞)(gastrin cell)	幽门,十二指肠	胃泌素(促胃酸激素)	促使胃腺分泌胃酸
S 细胞(促胰液素细胞)(secretin cell)	十二指肠,空肠	促胰液素	促进胰液和胆汁分泌中和胃酸
K 细胞(抑胃多肽细胞)(gastric inhibitory polypeptide cell)	十二指肠,空肠	抑胃多肽	抑制胃酸分泌与促进胰岛素分泌
EC 细胞(肠嗜铬细胞)(enterochromaffin cell)	胃,肠	5-羟色胺,血清素,内啡肽	增强胃肠运动和胆囊收缩,抑制胃和胰的分泌作用
D 细胞(生长抑素细胞)(somatostatin cell)	胃,肠	生长抑素	抑制胃酸和胰液分泌,抑制胰岛 A、B 细胞分泌
I 细胞(胆囊收缩素细胞)(cholecystokinin cell,ivy cell)	十二指肠,空肠	胆囊收缩素	促进胆汁与胰酶分泌
EC1 细胞(P 物质细胞)(P-substance cell)	胃,肠	P 物质	促进唾液分泌和肠蠕动

细胞名称	分布部位	产物	主要作用
D1 细胞（血管活性肠多肽细胞）（vasoactive intestinal polypeptide cell）	胃，肠	血管活性肠肽	血管扩张，离子和水的分泌
L 细胞（肠高血糖素细胞）（enteroglucagon cell）	小肠	肠高血糖素	促使胃肠肌层缓慢运动，使血糖升高
N 细胞（神经降压素细胞）（neurotensin-producing cell）	回肠	神经降压素	抑制胃酸分泌和胃运动
PP 细胞（胰多肽细胞）（pancreatic polypeptide cell）	胃，肠	胰多肽	抑制胃肠运动，减缓胆囊收缩

第二节　消　化　腺

消化腺可分为两大类：①位于消化管壁内部的小消化腺，如小唾液腺、胃腺及肠腺，直接参与相应部位的消化过程。②独立于消化管之外的大消化腺，包括大唾液腺、胰腺和肝，这些腺体的分泌物通过专门的导管系统被运送至消化管中，对食物进行进一步的消化处理。

一、大唾液腺

大唾液腺包括腮腺、下颌下腺、舌下腺各一对，位于口腔周围，分泌唾液，经导管排入口腔。

（一）大唾液腺的一般结构

大唾液腺是复管泡状腺，外覆薄层结缔组织被膜。被膜深入腺体实质，将腺体分成大小不等的小叶，导管、淋巴管和神经随之进入小叶内。腺体实质由分支的导管和末端的腺泡组成。

1. **腺泡（acinus）**　腺体的基本分泌单位，通常呈现为泡状或管泡状的结构，由单层的立方形或锥体形腺细胞构成。在腺细胞和基膜之间，存在一种特殊的细胞类型，称为肌上皮细胞（myoepithelial cell），这些细胞扁平且具有多个突起，能够通过其收缩功能帮助腺泡内的分泌物排出。

根据腺泡的形态结构和分泌物的性质，腺泡可以被分为 3 种基本类型（图 1 - 27）。

（1）浆液性腺泡（serous acini）：这类腺泡的腺细胞内含有丰富的粗面内质网和高尔基体。浆液性腺泡的分泌物通常是透明的，含有酶和其他蛋白质，例如唾液腺中的唾液淀粉酶。

（2）黏液性腺泡（mucous acini）：这类腺泡的腺细胞含有大量的黏液，主要由黏蛋白构成。黏液性腺泡分泌的物质稠厚而黏滑，有助于润滑和保护组织表面。

（3）混合性腺泡（mixed acini）：兼具浆液性和黏液性腺泡的特征，能同时分泌蛋白质和黏液，实现消化与保护的双重作用。其显著特征是半月（decussation）结构，表现为浆液性腺

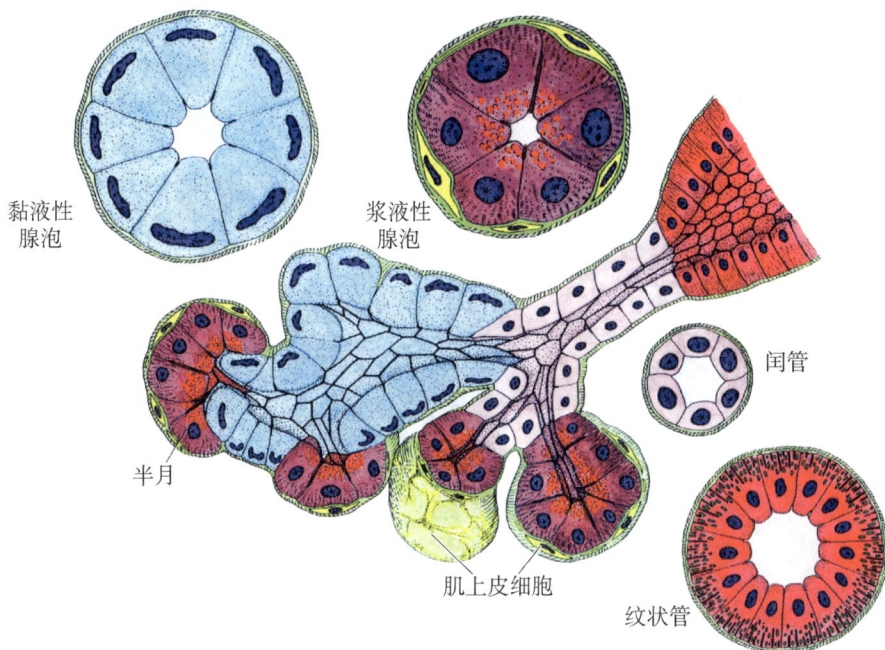

黏液性腺泡

浆液性腺泡

半月

肌上皮细胞

闰管

纹状管

图 1-27　唾液腺腺泡与导管模式图

细胞以半月形排列于腺泡边缘,而黏液性腺细胞则位于中心。腺泡半月的存在,可能与腺体分泌物的性质和分泌机制有关。

2. 导管　大唾液腺腺泡的分泌物通过导管排入口腔。导管反复分支,末端与腺泡相连。导管通常包括以下几种类型。

(1) 闰管(intercalated duct):导管的起始部分,直接与腺泡相连,管径细,管壁由单层扁平或立方上皮构成。

(2) 纹状管(striated duct):又称分泌管,与闰管相连,管壁由单层高柱状上皮构成,细胞核位于细胞顶部,胞质呈嗜酸性。细胞基部可见垂直的纵纹,电镜下表现为质膜内褶和纵行排列的线粒体,这种结构增加了细胞基部的表面积,有利于细胞与组织液间进行水和电解质的转运。

(3) 小叶间导管和总导管:纹状管汇合成小叶间导管,走行于小叶间结缔组织内。小叶间导管管径较大,其管壁起始段由单层柱状上皮构成,随后逐渐变为假复层柱状上皮。小叶间导管最终汇合成总导管,开口于口腔。

(二) 3 种大唾液腺的结构特点

3 种主要的大唾液腺——腮腺、下颌下腺和舌下腺,各自具有独特的结构特点,这些特点决定了它们分泌的唾液成分和功能。

1. 腮腺(parotid gland)　纯浆液性腺体,主要由浆液性腺泡构成,这些腺泡富含酶原颗粒,尤其是唾液淀粉酶。腺泡较大,闰管较长,纹状管较短。分泌的唾液以水和电解质为基础,富含唾液淀粉酶,有助于食物中淀粉的初步消化。

2. 下颌下腺(submandibular gland) 混合性腺体,包含浆液性、黏液性和混合性腺泡,其中浆液性腺泡占主导。闰管较短,纹状管发达(图1-28)。分泌物同时含有唾液淀粉酶和黏液。

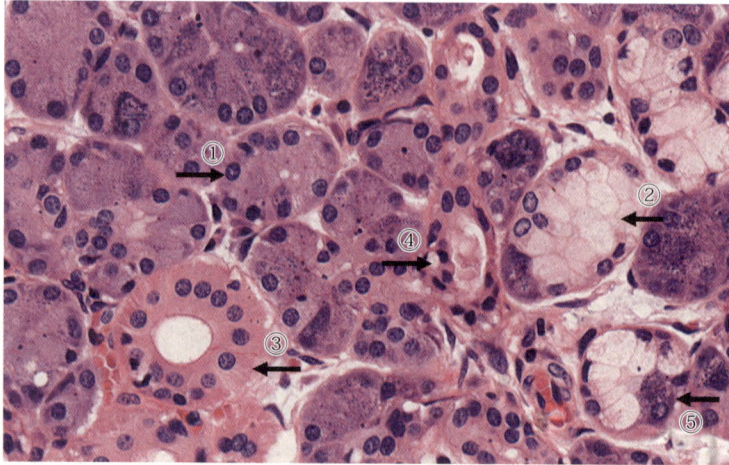

图1-28 下颌下腺光镜图像(HE染色)

注:①浆液性腺泡;②黏液性腺泡;③纹状管;④闰管;⑤半月。

3. 舌下腺(sublingual gland) 混合性腺体,但以黏液性腺泡为主,同时也含有混合性腺泡。腺泡中黏液性腺泡较多,闰管不发达,纹状管较短。分泌物以黏液为主。

唾液由大、小唾液腺分泌的混合液体组成,其中大约95%来自三大唾液腺。唾液中的水分和黏液起到润滑口腔的作用,唾液淀粉酶可以将食物中的淀粉分解为麦芽糖。唾液中的溶菌酶和干扰素等成分具有防御作用,能够抵抗细菌和病毒的入侵。唾液腺间质中的浆细胞分泌的IgA与腺细胞产生的分泌片结合,形成SIgA,随唾液排入口腔,具有免疫功能。下颌下腺还分泌多种生物活性物质,对多种组织和细胞的生理活动起着重要调节作用,如表皮生长因子,可促进口腔上皮的增殖和创面修复。

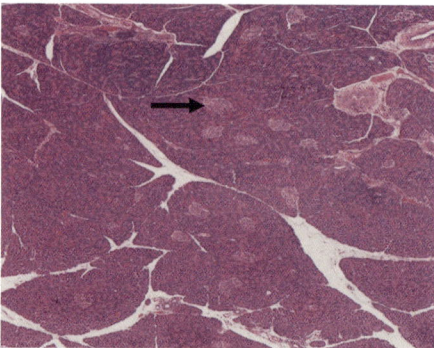

图1-29 胰腺实质光镜图像(HE染色)

注:↑示胰岛。

二、胰腺

胰腺实质由外分泌部(腺泡和导管)和内分泌部(胰岛)两部分组成(图1-29)。外分泌部构成腺体的大部分,分泌的胰液经导管排入十二指肠,在食物消化中起重要作用。胰岛分泌的激素进入血液或淋巴,主要调节糖代谢。

(一)胰腺的结构

胰腺表面覆有薄层结缔组织被膜,结缔组织伸入腺实质,将其分隔成许多界限不明显的小叶。

1. 外分泌部 胰腺外分泌部具有浆液性腺的

结构特征,为复管泡状腺,由腺泡与多级导管组成。小叶间结缔组织中有导管、血管、淋巴管和神经等。

(1)腺泡:腺体由一层锥体形的浆液性腺细胞组成,外有基膜,但无肌上皮细胞。腺细胞的核呈圆形,位于基部,基部胞质嗜碱性。这一嗜碱性反应在使用 RNA 酶处理标本后会消失,证实了细胞质中嗜碱性成分包含核糖核酸。电镜下可见基部胞质中密集排列着粗面内质网,能够合成多种酶蛋白。顶部胞质富含嗜酸性酶原颗粒,其含量因细胞的功能状态而异。消化活动旺盛时,腺细胞释放分泌物,颗粒减少甚至消失,随后重新形成。通过免疫细胞化学和免疫荧光法证明,酶原颗粒中含有多种酶,如胰蛋白酶原、胰脂肪酶、RNA 酶等。

胰腺腺泡的一个显著特征在于除了主要的腺细胞,腺泡腔内还可见到若干扁平或矮立方形的细胞,这些细胞染色较浅,拥有卵圆形或圆形的核,被称为泡心细胞(centroacinar cell)。泡心细胞本质上是伸展进入腺泡腔内的闰管上皮细胞(图1-30)。它们在结构上充当腺泡与导管系统之间的桥梁,起到关键的连接作用。在腺泡的分泌活动中,泡心细胞扮演着辅助角色,对整个腺泡的生理功能至关重要。

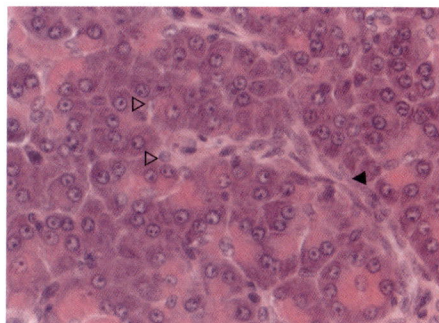

图 1-30　胰腺腺泡、泡心细胞及闰管光镜图像（HE 染色）

注:△示泡心细胞;▲示闰管。

(2)导管:由闰管、小叶内导管、小叶间导管和主导(胰)管构成。闰管较长,具有丰富的分支结构,其管壁由单层扁平或立方上皮细胞构成(图1-30)。闰管上皮细胞与泡心细胞共同负责分泌水分和电解质,以维持胰液的适当组成。胰腺缺乏典型的分泌管,闰管直接汇聚进入由单层立方上皮细胞围成的小叶内导管,随后流入由单层柱状上皮细胞构成的小叶间导管。这一系列导管最终汇集形成一条贯穿胰腺头部至尾部的主胰管。这条主胰管与胆总管汇合,共同开口于十二指肠,以确保胰液和胆汁的有效排放。主胰管的管壁由单层高柱状上皮细胞构成,通常伴有杯状细胞的存在,这些细胞负责分泌黏液,保护导管免受消化酶的侵蚀。

此外,在胰腺导管上皮细胞之间,偶尔可以观察到分散的胰岛细胞,主要包括 B 细胞和 A 细胞,它们分别负责合成和分泌胰岛素与胰高血糖素(glucagon),体现了胰腺内分泌功能与导管系统的密切联系。

(3)胰液:胰腺每天分泌大约 1 500 毫升的胰液,其 pH 为 7.8～8.4,主要成分包括大量的 $NaHCO_3$。这些碱性成分能有效中和从胃部进入十二指肠的胃酸,为小肠内的消化过程创造适宜的环境。胰液中富含各种消化酶,包括胰淀粉酶、胰脂肪酶、胰蛋白酶和胰糜蛋白酶原、DNA 酶、RNA 酶等,它们分别作用于食物中的碳水化合物、脂肪、蛋白质、核酸等成分,促进其消化吸收。值得注意的是,胰蛋白酶和胰糜蛋白酶以酶原形式分泌,即胰蛋白酶原和胰糜蛋白酶原,当它们进入小肠后,在肠激酶的作用下被激活,转化为具有生物活性的酶。

此外,胰腺外分泌细胞还分泌一种关键的保护性蛋白质,即胰蛋白酶抑制剂(trypsin

inhibitor），其主要功能是通过特异性结合到胰蛋白酶的活性中心，防止胰蛋白酶原在胰腺内异常激活。这种生理抑制机制对于维持胰腺组织的稳态至关重要。如果这种抑制系统因为某些疾病因素出现功能障碍，胰蛋白酶原可能在腺泡细胞内提前转化为胰蛋白酶，进而触发酶促级联反应，导致胰腺实质自溶和破坏，最终引发急性胰腺炎等一系列病理状况。

2. 内分泌部（胰岛） 胰岛（pancreatic islet）又称 islet of Langerhans，是散布于胰腺腺泡间的小岛状的内分泌细胞群，成人胰腺中可含有多达 100 万个这样的细胞团，约占胰腺总体积的 1.5%。胰尾部的胰岛密度更高。在 HE 染色的切片中，胰岛着色较浅，大小各异，小的可能仅由十几个细胞构成，而大的胰岛则可能包含数百个细胞（图 1-31）。这些细胞以团状或索状排列，其间穿插着丰富的有孔毛细血管，使得细胞分泌的激素能够迅速进入血液循环。

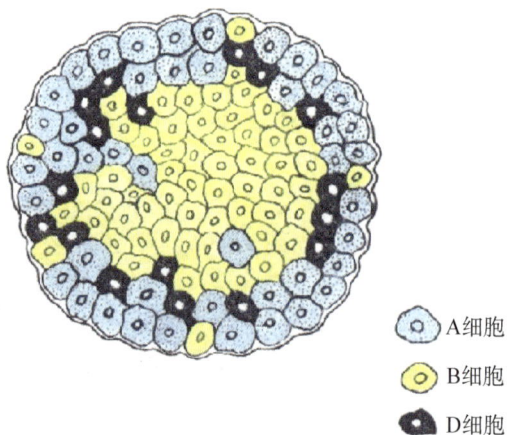

图 1-31 胰岛主要 3 种类型细胞分布模式图

A细胞
B细胞
D细胞

人类胰岛主要由 4 种细胞类型组成：A 细胞、B 细胞、D 细胞及 PP 细胞。然而在 HE 染色的切片中，这些细胞的种类不易区分。目前，研究人员常用免疫组织化学技术来识别和区分这些细胞，这种方法能够特异性地标记出胰岛内的不同内分泌细胞类型。

A 细胞（alpha 细胞，又称甲细胞）：这些细胞的胞体较大，呈多边形，数量相对较少，在胰岛细胞中的比例约为 20%，主要分布在胰岛的周边部（图 1-31、1-32）。在电镜下观察，A 细胞内的分泌颗粒体积较大，形态上表现为圆形或卵圆形，颗粒内部有一个致密的核芯，核芯与颗粒膜之间存在一个清晰的透明间隙（图 1-33）。通过免疫细胞化学染色技术证实，A 细胞负责分泌胰高血糖素，因此也被称为胰高血糖素细胞。胰高血糖素的主要功能是促进

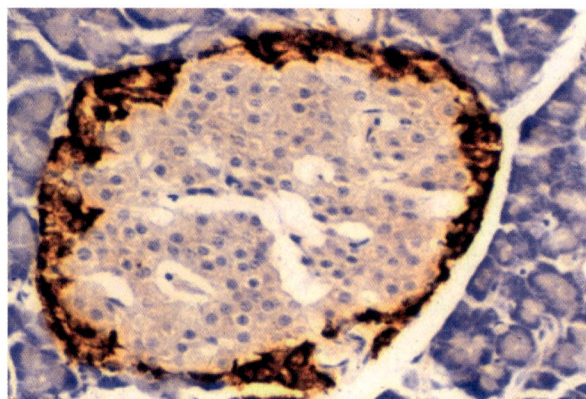

图 1-32 免疫组织化学染色示大鼠胰岛 A 细胞

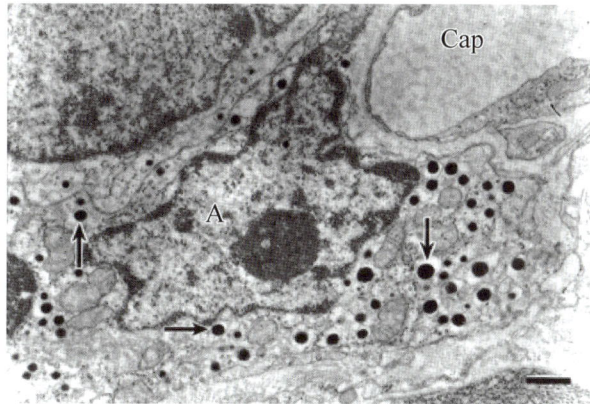

图 1 - 33　小鼠胰岛 A 细胞超微结构

注：A 示 A 细胞；↑示分泌颗粒；Cap 示毛细血管。

肝脏中糖原的分解，同时抑制糖原的合成，从而导致血糖水平的升高。在 A 细胞肿瘤的患者中，胰高血糖素的分泌量异常增加，导致血糖水平显著升高，超出肾脏的重吸收能力，多余的葡萄糖从尿液中排出，造成糖尿的现象。

B 细胞（beta 细胞，又称乙细胞）：细胞胞体相对较小，但数量众多，约占胰岛细胞总数的75％，主要集中在胰岛的中央区域（图 1 - 31、1 - 34）。在电镜下观察，B 细胞含有大小不一的分泌颗粒，其结构特征在不同物种中有所差异。在人类和啮齿类动物中，颗粒内部常见到杆状或不规则形状的晶状致密核芯，核芯与颗粒膜之间存在较宽的透明间隙（图 1 - 35）。免疫细胞化学染色结果显示，B 细胞负责分泌胰岛素（insulin），因此也被称为胰岛素细胞。胰岛素的主要功能促进血液中的葡萄糖进入细胞内，作为细胞代谢的主要能量来源，同时促进肝细胞从血液中摄取葡萄糖并合成糖原。因此，与胰高血糖素相反，胰岛素能够降低血糖水平。

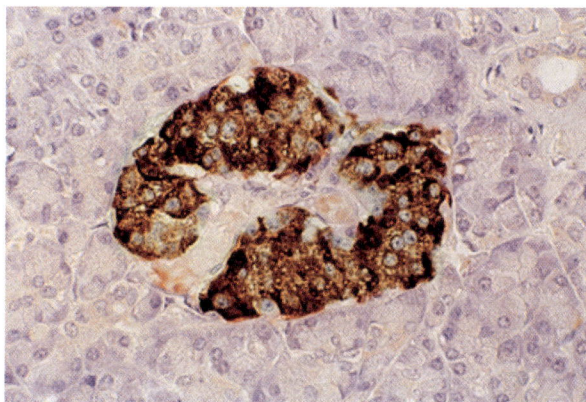

图 1 - 34　免疫组织化学染色示大鼠胰岛 B 细胞

在胰高血糖素和胰岛素的协同作用下，血糖水平得以维持在一个稳定的范围内。然而，如果胰岛发生病变导致 B 细胞功能退化，胰岛素的分泌量减少，就会引起血糖水平升高，并

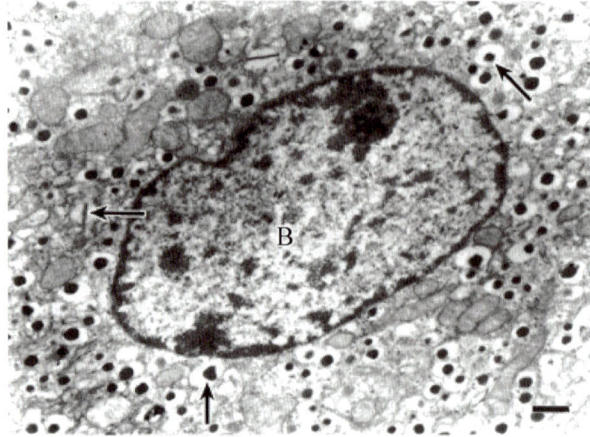

图 1-35 小鼠胰岛 B 细胞超微结构

注:B 示 B 细胞;↑示分泌颗粒。

可能从尿液中排出,导致糖尿病的发生。1 型糖尿病患者的胰岛 B 细胞遭受严重破坏,数量大幅减少,仅剩约 10%,胰岛素的分泌量显著下降。相比之下,2 型糖尿病更为常见,胰岛内的 B 细胞数量通常保持正常,没有明显的损伤迹象,但患者体内可能存在抗胰岛素抗体或抗胰岛素受体抗体,导致靶细胞上的胰岛素受体减少或受体后信号传导存在缺陷,使得细胞对胰岛素的反应变得不敏感。在胰岛 B 细胞肿瘤患者中,由于胰岛素分泌过量,可引起低血糖症。

D 细胞(delta 细胞,又称丁细胞):这类细胞在胰岛细胞中占比约 5%,它们散在于 A 细胞和 B 细胞之间。D 细胞形态多样,可以是圆形或梭形。在电镜下观察,D 细胞内的分泌颗粒较大,形态上呈现为圆形或卵圆形,颗粒内部含有电子密度较低的细小颗粒。D 细胞分泌的生长抑素(somatostatin)可以通过旁分泌的方式作用于邻近的 A 细胞和 B 细胞,抑制其分泌活动,在局部发挥调节作用,维持胰岛内细胞功能的平衡。

胰岛中还含有少量其他细胞。例如,PP 细胞分泌胰多肽(pancreatic polypeptide),可抑制胃肠运动和胆囊收缩;D1 细胞分泌血管活性肠肽(vasoactive intestinal peptide,VIP),能促进胰腺腺泡及 A、B 细胞的分泌;G 细胞分泌胃泌素(gastrin),可刺激胃酸分泌。

(二)胰腺的血管

胰腺的血液供应主要来源于腹腔动脉和胰十二指肠动脉的分支,这些分支沿途发出细小的分支,进入胰腺小叶内部,被称为小叶内动脉。小叶内的毛细血管环绕腺泡分布,或者深入胰岛内,属于有孔型毛细血管,这种结构有利于激素和营养物质的高效交换。胰腺的静脉血最终汇入门静脉,参与肝脏的代谢和解毒过程。

通过血管灌注技术和扫描电镜研究发现,胰岛与外分泌腺泡之间存在血管吻合,形成复杂的血液网络。胰腺的小叶内动脉发出 1～2 支入岛血管(afferent vessel of islet),进入胰岛后分支形成密集的有孔毛细血管网,分布于胰岛细胞之间。胰岛内的毛细血管最终汇聚成几条出岛血管,呈放射状离开胰岛,延伸至周围的外分泌部,再次分散形成环绕胰腺腺泡的毛细血管网,然后汇入小叶内静脉。这种特殊的血管网络被称为胰岛-腺泡门脉系统(insulo-acinar portal system)。这个系统使得胰岛细胞分泌的激素能够直接作用于外分泌部,对外分泌功能起到控制和调节的作用。通过此种血液循环方式的血液量占全胰腺血流量的15%～20%。

胰岛内的血流路径先经过 A 细胞和 D 细胞,再流向 B 细胞,故推测 B 细胞的分泌活动可能受到 A 细胞和 D 细胞分泌的激素影响。此外,胰岛附近的外分泌腺泡由于接收到胰岛分泌的高浓度激素,其腺泡体积通常更大,分泌活动也更为旺盛,表明局部激素浓度对腺泡的分泌功能有显著的调节作用。

(三)胰腺的神经

胰腺接受来自交感神经和副交感神经系统的双重支配,这两套神经分别源自内脏神经和迷走神经。神经纤维通常伴随着血管进入胰腺组织,形成血管周围神经丛,这种结构确保了神经信号能够与血液循环同步协调胰腺的生理功能。

胆碱能神经末梢在胰腺中发挥关键作用,它们释放的神经递质和调节肽能够刺激腺泡细胞,促使胰酶的释放。同时,胰岛细胞也受到副交感(胆碱能)神经和交感(肾上腺素能)神经的共同调节,紧邻胰岛细胞的神经纤维构成了所谓的神经-胰岛复合体(neuro-insular complex),这种结构使得胰岛能够迅速响应神经信号,调节激素的分泌,从而影响血糖水平和其他代谢过程。

三、肝与胆

肝与胆囊和胆管源自同一胚胎原基,即肝憩室。肝是人体最大的腺体,成人肝约占体重的 2%,肝细胞分泌的胆汁经胆管输入十二指肠,参与脂肪和脂溶性物质的消化吸收。肝的结构独特之处在于肝细胞的排列方式,它们并未形成如唾液腺或胰腺那样的经典腺泡结构,而是以独特的索状排列,构成了肝小叶的基本单位。肝内布满了丰富的血窦,肝动脉和门静脉的血液在此交汇,每个肝细胞都紧密邻近血窦,能够直接与血液进行物质交换。这种结构布局使得肝细胞能够高效地从血液中摄取营养物质,进行分解、合成、储存、转化等各种代谢活动,同时将代谢产物或合成物质分泌至血液或胆小管中,体现了肝的内分泌和外分泌双重功能。因此,肝脏常被誉为人体的"化工厂",负责多种生命必需的代谢过程。此外,肝内还有大量巨噬细胞及其他免疫细胞,可清除进入肝内的异物及有害物,构成机体的一道防御屏障。

(一)肝

肝表面覆以富含弹性纤维的致密结缔组织被膜,被膜表面大部分有浆膜覆盖。在肝门区域,结缔组织随着门静脉、肝动脉和肝管的分支深入肝实质,将实质分隔成许多肝小叶,肝小叶之间 3 种管道分支伴行的部位为门管区,是肝小叶间血管和管道的集中地带,对肝脏的血液供应和胆汁引流具有关键作用。

1. 肝小叶(hepatic lobule)　是肝的基本结构单位,呈多角棱柱体,长约 2 mm,宽约 1 mm,成人肝有 50 万～100 万个,肝小叶之间以少量结缔组织分隔(图 1 - 36)。在某些动物如猪中,肝小叶之间的结缔组织较多,因此肝小叶的界限比较清晰。相比之下,在人类的肝脏中,相邻肝小叶之间的结缔组织较少,相邻肝小叶常连成一片,分界不清(图1-37)。肝小叶中央有一条沿其长轴走行的中央静脉(central vein),中央静脉周围是大致呈放射状排列的肝细胞和肝血窦。正常肝内的结缔组织仅占肝体积的4%,主要分布在肝小叶之间,肝小叶则占肝体积的96%。

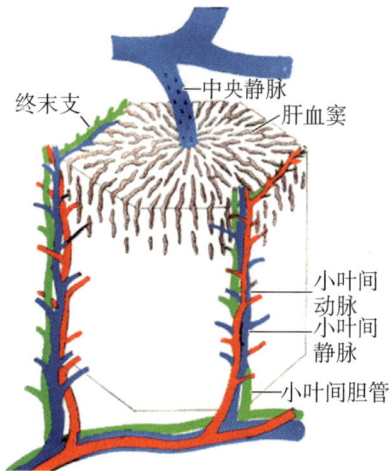

图1-36 肝小叶模式图

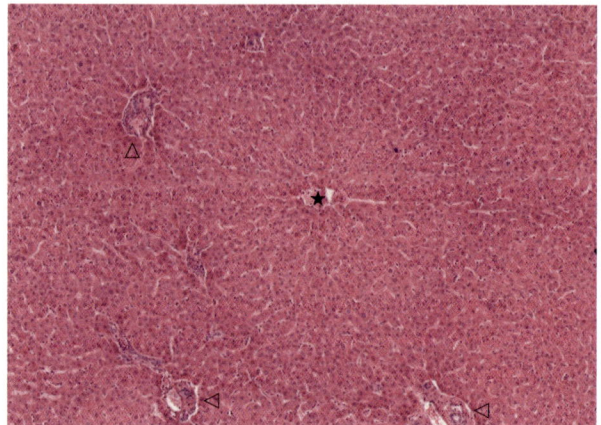

图1-37 人肝光镜图像(HE染色)

注:★示中央静脉;△示门管区。

肝细胞是构成肝小叶的主要成分,约占肝小叶体积的75%。肝细胞单层排列成凹凸不平的板状结构,称为肝板(hepatic plate),相邻肝板吻合连接,形成迷路样结构,其断面呈索状,称肝索(hepatic cord)(图1-38)。肝板之间为肝血窦,血窦经肝板上的孔互相通连,形成网状管道。在肝小叶周边的一层环行肝板称界板(limiting plate)。肝细胞相邻面的质膜局部凹陷,形成微细的小管,称胆小管,胆小管在肝板内也相互连接成网格状细管。这样,肝

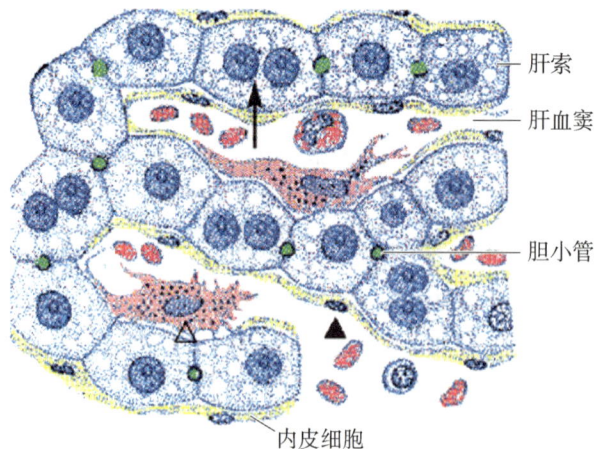

图1-38 肝索模式图

注:↑示双核肝细胞;△示肝巨噬细胞;▲示内皮细胞。

板、肝血窦和胆小管在肝小叶内形成各自独立而又密切相关的复杂网络。除肝细胞外，肝小叶内的其他细胞总称为血窦细胞（sinusoidal cell），包括内皮细胞、肝巨噬细胞、大颗粒淋巴细胞和贮脂细胞。

（1）肝细胞（hepatocyte）：肝细胞占肝内所有细胞的80%～90%。肝细胞体积较大，直径20～30 μm，呈多面体形。肝细胞高度分化，各种细胞器发达，细胞的功能复杂多样。肝细胞有3种不同功能面：面向肝血窦的血窦面、面向胆小管的胆小管面，以及与其他肝细胞接触的连接面。电镜下，血窦面和胆小管面上覆盖着大量的微绒毛，相邻肝细胞之间的连接面形成紧密连接、桥粒、缝隙连接等结构。一个肝细胞至少有2～3个血窦面，肝细胞与血窦内皮之间有一狭小的腔隙，称窦周隙（perisinusoidal space），这里是肝细胞与血液之间进行物质交换的关键场所。此外，有的肝细胞之间还有贯通的细胞间通道并与窦周隙相通（图1-39），促进物质的快速交换。

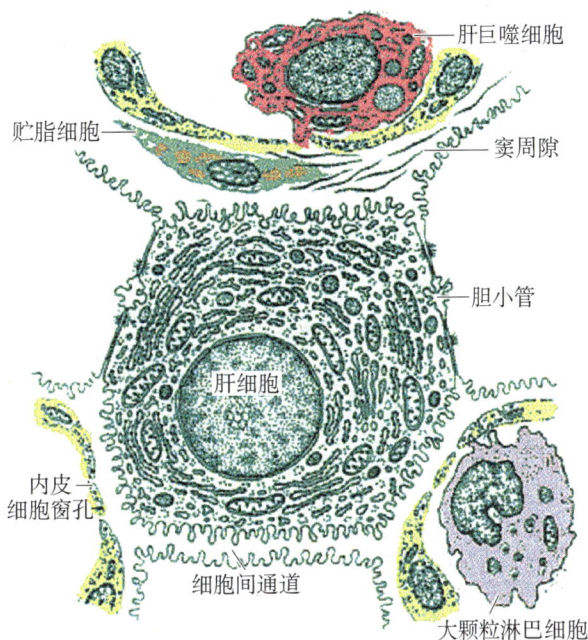

图1-39　肝细胞、肝血窦、窦周隙及胆小管关系模式图

肝细胞核大而圆，居中央，含有丰富的常染色质，染色较浅。核膜清晰，通常含有一个或多个核仁，约有25%的肝细胞有双核（图1-40），这是肝脏区别于其他器官的一个显著特征。成人肝细胞中，4倍体细胞占据了60%～70%，还有少量8倍体细胞，而2倍体细胞只占约

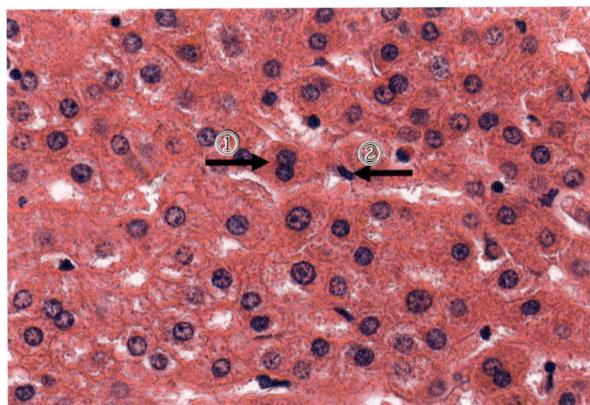

图1-40　人肝光镜图像（HE染色）

注：①双核肝细胞；②巨噬细胞。

25％。这种多倍体状态及较高的双核细胞比例,反映了肝细胞持续的活跃功能和强大的再生潜力。肝细胞胞质丰富,在 HE 染色切片中呈嗜酸性,并含有散在的嗜碱性物质。在电镜下观察,肝细胞的胞质内拥有高度发达且功能分区明确的膜性细胞器系统(图 1-41),这些细胞器在肝细胞的各种功能活动中发挥关键作用。

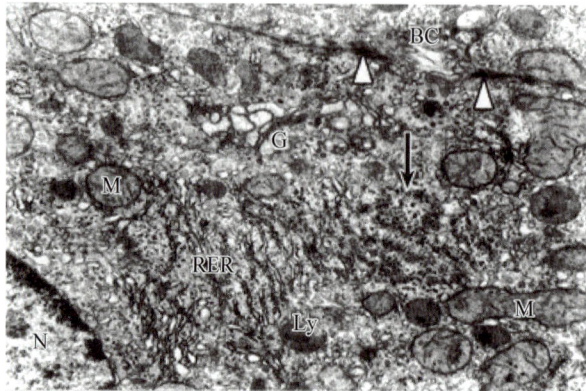

图 1-41 大鼠肝细胞超微结构

注:M 示线粒体;Ly 示溶酶体;BC 示胆小管;RER 示粗面内质网;△示紧密连接;↓示糖原颗粒。

粗面内质网(RER)在肝细胞中特别丰富,常常以层状结构排列,附着大量核糖体,是蛋白质合成的主要场所。肝细胞除合成结构蛋白外,还能合成和分泌多种血浆蛋白,如白蛋白、凝血蛋白、纤维蛋白原、脂蛋白、补体蛋白及许多载体蛋白(运铁蛋白、铜蓝蛋白、激素载体蛋白、Y 蛋白和 Z 蛋白等)。肝细胞能够迅速摄取氨基酸,并将其整合到新合成的蛋白质中。例如,加入标记氨基酸后,仅需 3~5 min 即可在内质网中检测到,50 min 后即可在分泌的白蛋白中发现。

滑面内质网(SER)含有多种酶系统,负责对肝细胞摄取的多种有机化合物进行有序的合成、分解、结合和转化反应。胆汁中的主要成分胆酸,在 SER 酶的作用下,由胆固醇转变而成。肝细胞从血液中摄取的胆红素,在 SER 的葡萄糖醛酸转移酶的作用下转变为水溶性的结合胆红素,经胆汁排出。肝细胞摄取的脂肪酸在 SER 上再度脂化为甘油三酯后,大部分与蛋白质结合形成低密度脂蛋白或高密度脂蛋白。一些类固醇激素和有害物质在 SER 酶的作用下被分解或转化,减少其毒性或便于排泄。某些化学物质,如巴比妥类药物和固醇类激素,可以诱导肝细胞内 SER 的增生和酶活性的提升。

部分由粗面内质网合成的蛋白质和脂蛋白转运至高尔基复合体,在这里进行加工后以分泌小泡的形式通过血窦面排出。靠近胆小管的高尔基复合体特别发达,与胆汁分泌密切相关。

此外,肝细胞富含线粒体、溶酶体和过氧化物酶体,以及糖原、脂滴、色素等内含物。糖原作为血糖的储备形式,受到胰岛素和胰高血糖素的调控;进食后糖原增加,饥饿时减少。正常情况下脂滴较少,但在某些肝脏疾病中可能会增多。随着年龄的增长,脂褐素也会逐渐积累。

（2）肝血窦（hepatic sinusoid）：是肝脏中独特的血管结构，位于肝板之间，通过肝板上的孔隙互相连接，形成一个开放式的网状管道系统。肝血窦的腔隙较大且形状不规则，血液从肝小叶的边缘经由这些血窦向中央流动，最终汇入中央静脉。内皮细胞、肝巨噬细胞和大颗粒淋巴细胞参与组成肝血窦，内皮细胞是构成肝血窦壁的主要细胞。

肝血窦内皮细胞扁而薄，胞核部分朝向管腔，而胞质中含有许多大小不等的窗孔，孔径范围 $0.1\sim2\,\mu m$，没有隔膜覆盖，小窗孔常聚集成群，形成筛样结构，窗孔的大小可随生理或病理状态的改变而发生变化。胞质内细胞器较少，但有大量吞饮小泡，表明肝血窦内皮细胞有很强的物质摄取和转运能力，能够内吞多种外源性和内源性颗粒及大分子物质。内皮细胞外侧无基膜，仅有散在的网状纤维，细胞间连接较为松弛，常有 $0.1\sim0.5\,\mu m$ 宽的间隙。上述的结构特征说明，肝血窦内皮细胞具有很大的通透性，除了乳糜微粒外，其他大分子物质都能自由通过，从而促进肝细胞与血液之间的物质交换。

肝巨噬细胞又称库普弗细胞（Kupffer cell），是肝血窦内的主要免疫细胞。细胞形态不规则，从胞体伸出许多板状和丝状伪足，附在内皮细胞上或穿过内皮窗孔和细胞间隙伸入窦周隙与肝细胞相接触，细胞表面有许多皱褶和微绒毛及较厚的细胞衣。胞质内溶酶体发达，常见吞噬体和残余体。肝巨噬细胞来自血液单核细胞，是体内组织中数量最多的巨噬细胞群体，与血液直接接触，具有强大的吞噬能力和免疫功能，是清除从胃肠道进入门静脉系统的细菌、病毒和异物的重要防线。肝巨噬细胞的表面存在多种特异性受体，参与识别、结合和吞噬目标。肝巨噬细胞还能监视、抑制和杀伤体内的肿瘤细胞，尤其是肝癌细胞。在受到某些物质如细菌、毒素和免疫调节剂的刺激时，肝巨噬细胞的免疫功能和抗肿瘤作用会显著增强，同时它们也负责清除体内老化、破损的红细胞和血小板。

大颗粒淋巴细胞（large granular lymphocyte，LGL），最初被误认为是内分泌细胞，后来被确认为一种自然杀伤细胞（NK cell），属于 LGL 类别。LGL 位于肝血窦内，直接与血液相接触，并附着在内皮细胞和肝巨噬细胞的表面。细胞近圆形，表面有短小伪足样突起，突起可穿过内皮进入窦周隙。核较大，一侧有齿状凹陷，偏于细胞一侧，胞质内细胞器较少，多位于核的凹陷侧。LGL 的主要特征是在核凹陷一侧的胞质内有较多膜包颗粒，颗粒呈圆形或椭圆形，直径 $0.2\sim0.5\,\mu m$，中央有致密核芯，颗粒具有嗜天青或嗜锇性。肝 LGL 具有 NK 细胞活性，能杀伤和溶解肿瘤细胞。当 LGL 与肿瘤细胞黏附后，会释放颗粒内的物质，如穿孔素、溶细胞素和组织蛋白酶等，导致肿瘤细胞发生坏死或凋亡。在肝脏发生肿瘤时，LGL 的数量显著增加。此外，肝 LGL 也能直接杀伤被病毒感染的肝细胞，在控制病毒感染中发挥关键作用。

（3）窦周隙（perisinusoidal space）：又称为 Disse 间隙，是指血窦内皮细胞与肝细胞之间的狭窄间隙，宽约 $0.4\,\mu m$，光镜下不易辨认。窦周隙中充满来自血窦的血浆，肝细胞血窦面的微绒毛伸入窦周隙，浸于血浆之中，此结构极大地扩展了肝细胞的表面积，促进肝细胞与血浆之间的高效物质交换。

窦周隙内散布着贮脂细胞（fat-storing cell）和网状纤维，后者由贮脂细胞分泌，起到支撑肝血窦内皮细胞的作用。贮脂细胞也被称为星形细胞(stellate cell),其形态不规则,有类似"星状"突起,附着在内皮细胞和肝细胞的表面。HE切片光镜观察不易鉴别,电镜下贮脂细胞的主要特征是胞质内含有许多大小不一的脂滴(图1-42)。

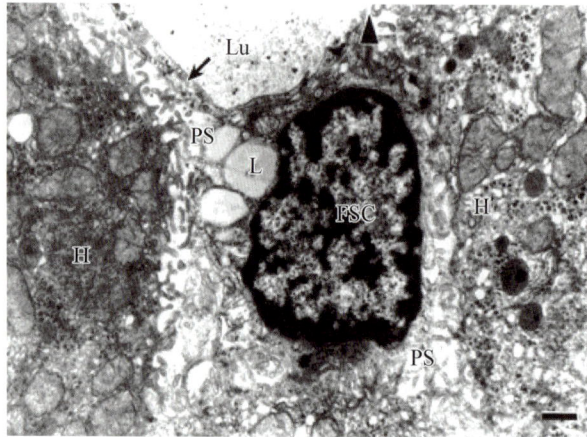

图1-42 大鼠肝贮脂细胞超微结构

注:FSC示贮脂细胞;L示溶脂滴;H示肝细胞;PS示窦周隙;
Lu示肝血窦腔;↓示内皮细胞。

贮脂细胞的主要功能是合成纤维和基质,并且储存维生素A。在健康的肝中,窦周隙内的网状纤维相对较少,然而在肝受损的情况下(如肝炎、肝中毒等),贮脂细胞会增生,同时分泌更多的纤维。当动物摄入过量的维生素A时,贮脂细胞的数量及其细胞内的脂滴显著增加,细胞体积也随之增大;反之,如果维生素A供应不足,贮脂细胞的体积会缩小,脂滴减少。人体所摄取的维生素A中,70%~85%会被贮存在肝内的贮脂细胞中。

贮脂细胞还类似于毛细血管外的周细胞,细胞的长突起附在内皮细胞上,突起内含有许多微丝,细胞还表达平滑肌特异性的结蛋白和α-肌动蛋白,表明贮脂细胞具有收缩的特性,在调节肝血窦的腔径及血流量中起重要作用。

贮脂细胞具有双重表型:在正常状态下,细胞为静止型,增殖率低,细胞结构以胞质内有大量脂滴(内含维生素A)为特征。而在肝纤维化过程中,贮脂细胞被某些物质激活,转化为肌成纤维细胞(myofibroblast)。此时,细胞增殖活跃,胞内粗面内质网和核糖体数量增多,微管、中间丝和肌动蛋白含量增加,而细胞内脂滴减少或消失。细胞合成细胞外基质功能增强,细胞周围胶原含量明显增多,这与肝纤维化的病理过程紧密相关。

(4) 胆小管(bile canaliculi):是由相邻肝细胞局部质膜凹陷形成的精细管道,直径0.5~1.0 μm,用银染法或ATP酶组化染色法可清楚显示其结构。在肝板内部,胆小管相互连接,形成一个复杂的网格状管道系统(图1-43)。电镜下,可见肝细胞形成的微绒毛伸入胆小管内,胆小管周围的肝细胞膜形成了一系列紧密连接和桥粒等细胞间连接复合体(图1-44),这些结构共同封闭了胆小管,确保胆汁只能沿着预定的路径流动,不会溢出至窦周隙中。

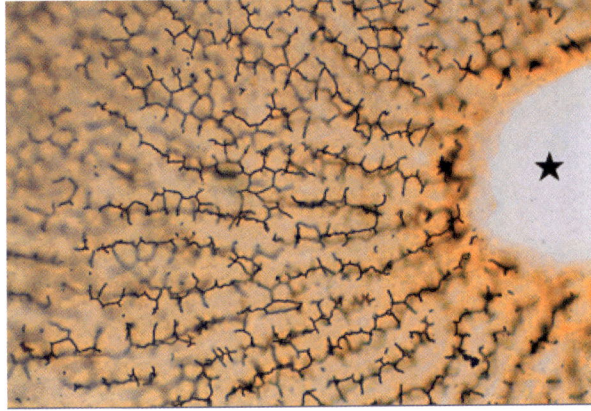

图 1 - 43　兔肝胆小管(镀银染色)

注:★示中央静脉。

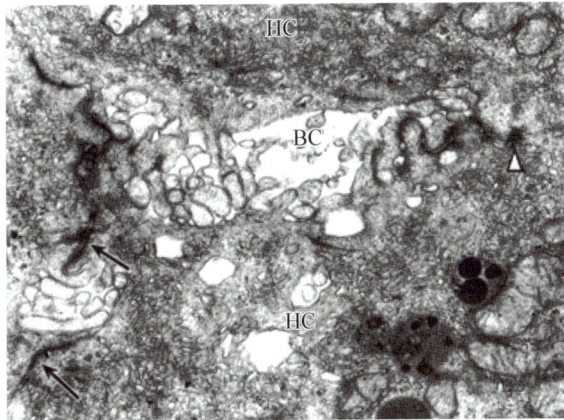

图 1 - 44　大鼠肝胆小管超微结构

注:HC 示肝细胞;BC 示胆小管;↑示紧密连接;△示桥粒。

在正常生理状态下,肝细胞合成的胆汁成分通过胆小管被排入更大型的胆管,最终汇集至胆总管并排入十二指肠。然而,当肝细胞遭受损伤、发生坏死或是胆道系统遭遇阻塞导致胆小管内压力增高时,胆小管的结构完整性可能遭到破坏。这种情况下,胆汁可能会溢出胆小管,渗透至窦周隙,甚至进一步进入肝血窦,造成血液中胆红素水平升高,从而引发黄疸等症状。

2. **门管区(portal triad/portal area)**　位于相邻肝小叶角缘的结缔组织内,包含着从肝门进出的门静脉、肝动脉、肝管及淋巴管和神经的分支。在组织切片中,门管区最显著的特点是 3 种主要管道的分支断面:小叶间静脉、小叶间动脉和小叶间胆管(图 1 - 45),每个肝小叶周围通常有 3～4 个门管区。小叶间静脉是门静脉的分支,管腔大而不规则,壁薄,内皮外仅有少量散在的平滑肌。小叶间动脉是肝动脉的分支,管径较细,腔小,管壁相对较厚,内皮外有几层环行平滑肌。小叶间胆管是肝管的分支,管壁由单层立方或低柱状上皮构成,细胞核圆形或卵圆形。

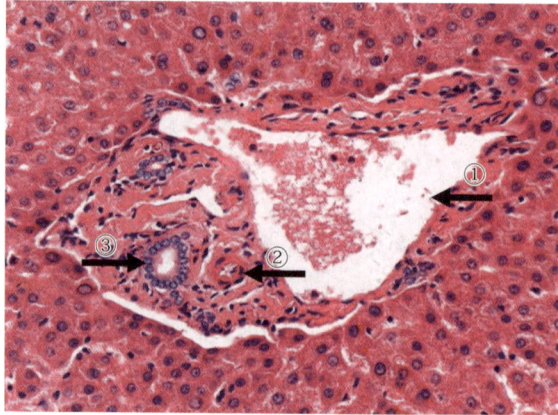

图 1 - 45　人肝门管区(HE 染色)

注:①小叶间静脉;②小叶间动脉;③小叶间胆管。

肝树突细胞(hepatic dendritic cell,HDC)源于骨髓,其前体细胞经血流迁入肝内,主要分布在门管区、胆管和中央静脉周围及被膜下。HDC 多为不成熟的树突细胞(DC)前体,无明显的树状突起,在特定的生长因子(如 GM - CSF)和微环境因素(如Ⅰ类胶原)的刺激下,未成熟的 HDC 前体可以分化为成熟的 HDC。HDC 除具有摄取、处理、呈递抗原作用和启动 T 细胞免疫应答功能外,还与异体肝移植独特的免疫耐受性有关,称为"肝移植免疫豁免"。

3. 肝内血液循环　肝由门静脉和肝动脉双重供血,故血供丰富。门静脉是肝的功能血管,占肝血供的 $66\%\sim75\%$,将从胃肠吸收的物质输入肝内进行代谢和转化。门静脉在肝门处分为左右两支,分别进入肝的左叶和右叶,随后逐级分支,在肝小叶间形成小叶间静脉。由小叶间静脉分出终末门微静脉(terminal portal venule),行于相邻两个肝小叶之间,终末门微静脉沿途分支形成入口微静脉(inlet venule),穿过界板与血窦相连,将门静脉血输入肝血窦内。肝动脉血含氧量高,是肝的营养血管,占肝血供的 $25\%\sim34\%$。肝动脉入肝后与门静脉伴行分支,但其分支较多,在门管区常见数个小叶间动脉断面。小叶间动脉最终分支形成终末肝微动脉(terminal hepatic arteriole),通入肝血窦。小叶间动脉还分支形成毛细血管网,负责为被膜、间质和胆管提供血液供应。因此,肝血窦内流淌的是门静脉和肝动脉的混合血液。血液从肝小叶周边流向中央,汇入中央静脉。中央静脉的内皮外无平滑肌,仅由少量结缔组织包围。若干中央静脉汇合成小叶下静脉,单独走行于小叶间结缔组织内,其管径较大,壁较厚,含较多的弹性纤维。小叶下静脉再汇合成 $2\sim3$ 支肝静脉,出肝后直接流入下腔静脉。

4. 肝的胆汁形成和排出途径　胆小管内的胆汁从肝小叶的中央流向周边,当胆汁到达肝小叶的边缘时,胆小管逐渐汇聚形成更长的管道,这些管道被称为闰管或赫令管(canal of Hering)。闰管非常细小,其管壁由单层立方上皮细胞构成,细胞着色浅。闰管随后离开肝小叶,进一步汇合形成小叶间胆管,小叶间胆管的直径较闰管大,继续沿肝脏内部向肝门的方向汇集。在向肝门汇集的过程中,小叶间胆管不断合并,最终形成左右肝管。左右肝管在肝门处汇合,形成肝总管(common hepatic duct),肝总管进一步与胆囊管(cystic duct)合并,形成胆总管(common bile duct),胆总管最终开口于十二指肠,将胆汁排入小肠,协助脂肪的消化和吸收。

5. 肝的神经　肝的神经支配相当复杂且精细。肝动脉和门静脉周围有丰富的交感及副交感神经丛，来自内脏神经、迷走神经和膈神经分支。这些神经纤维随血管的分支入肝，在门管区的血管外膜内形成神经丛。神经末梢穿透血管壁，直接与平滑肌细胞接触，从而能够调控血管的收缩和舒张，进而控制肝内的血流量。此外，在肝的被膜及小叶间的结缔组织内，还分布着感觉神经末梢，主要负责传递痛觉信号。在肝小叶内部，尽管神经纤维的密度相较于门管区有所减少，但依然存在神经纤维与肝细胞之间的联系。这些神经纤维的末梢与肝细胞紧密接触，提示它们可能在调控肝细胞功能、代谢或响应外界刺激方面发挥作用。

6. 肝的淋巴　肝被膜下及小叶间的血管周围分布着丰富的淋巴管，这些淋巴管相互连接，形成密集的淋巴丛。值得注意的是，肝小叶内部并不含有淋巴管，淋巴的生成和引流主要发生在小叶结构之外。肝的淋巴主要来自窦周隙的血浆，窦周隙的血浆从小叶中央流向周边，在小叶边缘沿血管周围间隙流至小叶间结缔组织内，继而被吸收入小叶间淋巴管内。肝产生的淋巴量较大，胸导管内淋巴的 $25\%\sim50\%$ 来自肝，而且淋巴内富含蛋白质，几乎与血浆接近。窦周隙内的血浆大分子物质经淋巴出肝，故淋巴管也是肝细胞分泌产物排出的途径之一。

7. 肝的再生　正常成体的肝细胞通常处于相对静息状态。当肝脏遭受损伤，如部分切除手术后，残余的肝细胞迅速启动并进入活跃的分裂增殖阶段，此过程受到精确的调控。以大鼠为例，如果切除其 2/3 的肝脏，术后大约 15 小时，约 30% 的肝细胞开始进入细胞周期，从 G0 期或长期停滞的 G1 期过渡到 S 期，即 DNA 合成期。24 小时后，会出现 DNA 合成的高峰，肝细胞的分裂高峰出现在术后 36 小时左右。在手术后的 2 天内，大部分肝细胞至少会分裂 1 次，有的甚至经历第 2 次分裂。之后，肝细胞持续分裂增殖，直至术后 1 周左右，残留的肝脏能够恢复到原来的体积并重建其正常结构。

肝大部切除后的再生过程中，肝内的非实质细胞（如贮脂细胞、内皮细胞等）的增殖反应通常比肝细胞晚 $1\sim3$ 天。在肝炎或肝中毒损伤后，肝细胞的结构受损程度、病程的延续性等因素会影响再生过程，此与肝大部切除后的再生机制存在显著差异。例如，在四氯化碳（CCl_4）或 D-半乳糖胺诱导的大鼠肝中毒模型中，肝细胞的增殖反应较慢，细胞分裂高峰出现在术后 72 小时，分裂指数大约是肝大部切除后的一半。肝病患者接受部分肝切除手术，其肝细胞仍具有再生能力，因具体病变情况差异，通常需要半年至一年时间恢复正常肝体积。

近年来，分子生物学技术的发展使科学家对肝再生机制有了更深入的理解。肝再生受机体整体状态和多种因子调控，包括促进和抑制肝细胞增殖的因子及某些激素。肝大部切除后，代谢剧变激发肝快速再生。研究发现，TNF、IL-6 等因子水平急剧变化，激活 NFκB 和 STAT3 信号通路，促使即早基因表达。肝细胞生长因子（HGF）是启动肝细胞 DNA 合成的主要因子，表皮生长因子（EGF）、TNF-α、IL-6、TGF-α、胰岛素、胰高血糖素、去甲肾上腺素、甲状腺素、前列腺素和性激素也促进肝细胞增殖。新生肝细胞产生的 TGF-α、aFGF、VEGF 通过旁分泌方式调节贮脂细胞和内皮细胞增殖，影响肝结构重建。当残留肝脏恢复至正常体积，肝细胞增殖停止。抑制肝细胞增生的因素包括 TGF-β 和肝细胞增殖抑制因子（HPI）。在肝大部切除后，肝外血源性及肝内血窦细胞产生的 TGF-β 增加，72 小时达峰值。HPI 仅在成熟肝细胞 G0 期表达，通过自分泌作用终止肝细胞增殖。

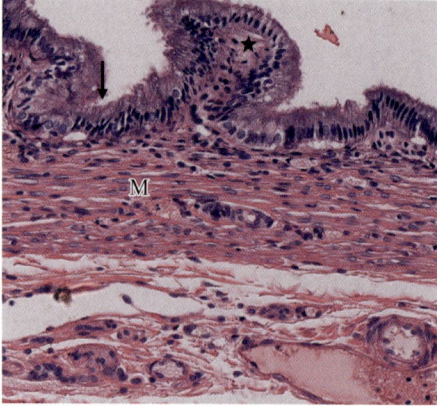

图 1-46 人胆囊光镜图像（HE 染色）

注：★示皱襞；↓示黏膜窦；M 示肌层。

（二）胆囊与胆管

1. 胆囊（gall bladder） 胆囊是位于肝下方的一个小型袋状器官，主要由底、体、颈 3 部分组成，其颈部通过胆囊管与胆道系统相连。胆囊壁由黏膜、肌层和外膜组成。黏膜形成许多高而分支的皱襞突入腔内，皱襞的数量及大小依胆囊的收缩和充盈状态而变化。黏膜由单层柱状上皮和薄层固有层组成，皱襞之间的上皮常凹入固有层内形成许多窦状凹陷，称黏膜窦（图 1-46）。窦状凹陷在胆囊扩张时会消失，而当胆囊收缩时，则可能成为细菌或异物滞留的场所，容易引发炎症。

胆囊的柱状上皮细胞表面覆有微绒毛，胞核位于基底部。核上区含有细胞器、小泡和少量的黏原颗粒，表明上皮细胞具有一定的分泌功能，但主要功能在于吸收。细胞侧面顶部有紧密连接、中间连接和桥粒组成的复合连接结构，下部则有许多指状突起，这些突起相互嵌合，加强了细胞间的连接。固有膜内血管较丰富，无腺体。肌层的平滑肌厚薄不一，胆囊底部较厚，颈部次之，体部最薄。平滑肌呈纵行和螺旋形排列。外膜较厚，大部为浆膜，少部分为纤维膜。胆囊管及胆囊颈部的黏膜有许多螺旋形或半月形皱襞，称螺旋瓣。黏膜的单层柱状上皮内可见少量杯状细胞，固有膜内有少量黏液腺，这些腺体在慢性炎症时会增多。

胆囊的主要功能是储存和浓缩胆汁，其容量为 40～60 mL。胆囊上皮通过主动吸收胆汁中的水分和无机盐（如钠离子、钙离子、氯离子和碳酸氢盐等），将这些物质从细胞一侧转运至细胞间隙，再通过基膜进入固有层的血管和淋巴管，这一过程导致胆汁浓缩至原始体积的 1/10～1/4。胆囊的分泌、吸收和收缩功能受到神经和体液因素的调控。在进食后，尤其是摄入高脂肪食物后，小肠中的神经内分泌细胞（Ⅰ细胞）会分泌胆囊收缩素，该激素能强烈促进胆囊收缩并使胆管括约肌放松，从而促使胆汁从胆囊中排出，进入小肠，辅助脂肪的消化和吸收。

2. 胆管 肝外胆管壁由黏膜、肌层和外膜组成，黏膜有纵行皱襞，上皮为单层柱状，有杯状细胞，固有膜内有黏液腺。肝管和胆总管上段的肌层薄，平滑肌分散；胆总管下段的肌层较厚，分内环、外纵两层。外膜为较厚的结缔组织。胆总管的下端与胰管汇合之前，环行平滑肌增厚，形成发达的胆总管括约肌（Boyden 括约肌）。在胆总管与胰导管汇合的壶腹处，环行平滑肌增厚，形成肝胰壶腹括约肌（Oddi 括约肌）。这两处括约肌的收缩与松弛状态对胆汁和胰液的排出起着关键的调控作用。在非进食状态下，胆总管括约肌处于收缩状态，防止胆汁直接流入十二指肠，使胆汁暂时贮存于胆囊中。进食后，特别是摄入脂肪食物时，胆囊收缩素被释放，促使胆总管括约肌和肝胰壶腹括约肌松弛，胆汁得以顺利流入十二指肠，参与食物的消化。然而，如果肝胰壶腹括约肌收缩过于强烈，可能会阻碍胆汁的正常流动，甚至导致胆汁逆流回胰腺，这种异常情况可引发急性胰腺炎。

第三节 消化系统的发生

一、原始消化管的形成和分化

人胚第 3 周末,随着头褶、尾褶及侧褶的形成,三胚层胚盘逐渐卷折成向腹侧弯曲的柱形胚体。此时,卵黄囊顶部的内胚层和脏壁中胚层被卷入胚体内,形成了纵行的原始消化管(primitive digestive tube),它分为前肠(foregut)、中肠(midgut)和后肠(hindgut)。前肠与后肠原先均为盲端,分别由口咽膜和泄殖腔膜封闭,不久后这两层膜破裂,使前肠和后肠与外界相通。中肠与卵黄囊相连,随着胚体的增长,卵黄囊相对变小,两者连接部分变成了细长的卵黄管(图 1 - 47)。

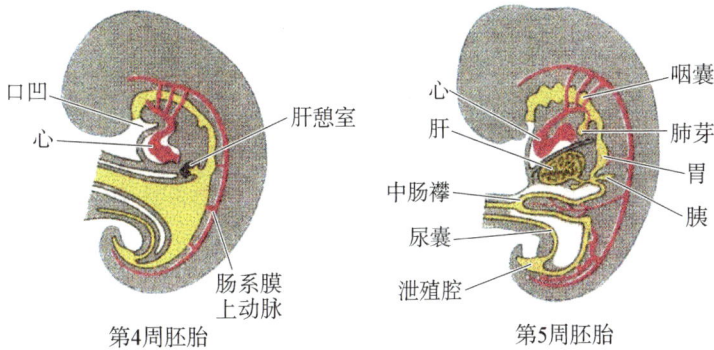

图 1 - 47 原始消化管的早期演变

前肠:包括了从口咽膜开始至胆总管开口处以上的十二指肠区域。这部分进一步分化为原始咽(包括咽囊及其衍生物)、食管、胃、肝、胆囊、胰腺及除鼻以外的呼吸道。

中肠:从中肠与卵黄囊相连的部分开始,延伸至胆总管开口以下的小肠区域,包括盲肠、阑尾、升结肠及右 2/3 横结肠。

后肠:包含左 1/3 横结肠、降结肠、乙状结肠、直肠及肛管上段。

在消化管的发育过程中,内胚层分化为消化道的上皮和腺体,而管壁的结缔组织和肌组织则由脏壁中胚层分化而来。这一过程不仅决定了消化系统的结构基础,也为后续的功能分化奠定了重要前提。

二、咽的发生和咽囊的演变

咽作为消化道与呼吸道的共同通道,其发生始于胚胎发育早期。在人胚第 3 周末至第 4 周期间,随着原始消化管的形成,前肠头部区域扩展形成了原始咽(primitive pharynx)。此时,原始咽部被一系列由内胚层向侧方生长形成的凹陷所分割,这些凹陷被称为咽囊

（pharyngeal pouch）。咽囊共有 5 对,依次从头部到尾部分布,每一对咽囊及其对应的外部鳃沟（branchial groove）之间的相互作用促进了多种重要结构的形成。

第一对咽囊:发育为中耳腔和咽鼓管,其外侧对应结构为第一鳃弓,参与面部骨骼及下颌骨的形成。

第二对咽囊:发育为腭扁桃体隐窝,是腭扁桃体的原基。

第三对咽囊:分为背侧和腹侧两部分,背侧部分形成胸腺,一个重要的淋巴器官;腹侧部分则参与甲状旁腺的形成,负责钙磷代谢调节。

第四对咽囊:主要分化为甲状旁腺。

第五对咽囊:通常认为不完全发育或退化,但在某些情况下可能与甲状腺的 C 细胞有关联。

咽囊的正常分化对于头颈部结构的正确形成至关重要。如果咽囊未能正常发育或者发生了异常分化,则可能导致一系列先天性疾病,如迪格奥尔格综合征（DiGeorge syndrome）,该病的特征之一就是由第三和第四咽囊发育缺陷导致的免疫系统问题和低钙血症。此外,咽部还涉及喉、气管等呼吸系统的起源,因此咽的发生过程不仅影响消化系统,也对呼吸系统的建立具有重要意义。

三、食管的发生

在人胚第 4 周时,食管较短。由于心脏位置下降及颈部伸长,食管随之增长。食管腔面的内胚层最初为单层柱状上皮,随后细胞增生导致上皮增厚,一度闭塞了管腔。大约在第 8 周,通过细胞凋亡等机制,管腔重新开放。

四、胃的发生

在人胚第 4 周末,在食管尾侧的原肠形成梭形膨大,即胃的原基。此时,胃通过背侧系膜与胚体的后壁相连,并通过腹侧系膜与前壁相接。胃的发育过程中,其背侧缘扩展形成胃大弯,而腹侧缘则缓慢生长形成胃小弯。随着肝的快速发育并固定于右侧横隔,这一过程推动了胃贲门部向左侧移动。与此同时,十二指肠被固定在腹后壁上,确定了胃幽门部的位置。这些变化共同作用,使得胃的长轴从原来的垂直方向转变为从左上方（贲门）斜向右下方（幽门）的走行路径（图 1 - 48）。

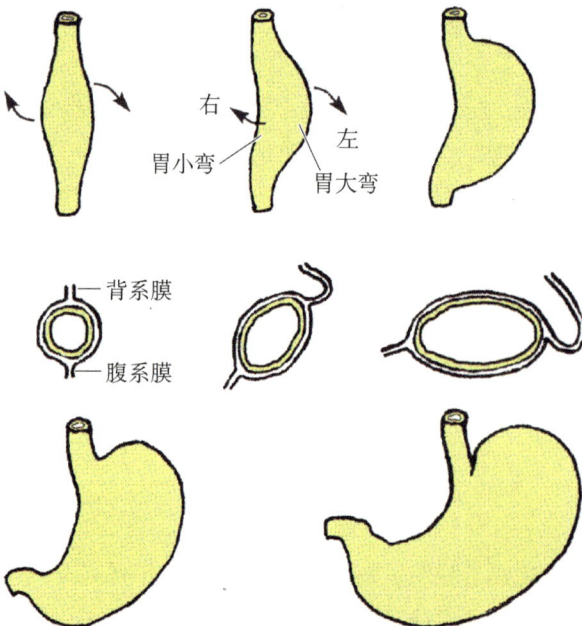

图 1 - 48　胃的发生

五、肠的发生

在胚胎发育至第 4 周时,胃尾侧开始形成十二指肠。这一阶段,十二指肠生长迅速,形成了一个凸向腹侧的"C"字形结构。随着胃的旋转,十二指肠转向右侧,并通过背系膜固定于右侧腹后壁。在此过程中,背系膜持续增长,而腹系膜则早期就全部退化消失。

进入第 5 周,十二指肠以下的中肠部分快速增长,突向腹侧形成"U"字形的袢状结构,即中肠袢(midgut loop)。中肠袢顶部与卵黄管相连,卵黄管以上的部分被称为头支,以下的部分为尾支。此时,中肠袢的腹系膜退化消失,而背系膜将中肠袢固定于腹后壁,其中包含有肠系膜上动脉。

到了第 6 周,中肠袢尾支近端出现一囊状突起,即盲肠突,它是盲肠和阑尾的原基,同时也是大肠和小肠的分界标志。中肠袢的快速发育及肝和中肾的不断增大,腹腔容积相对减小,导致腹腔暂时无法容纳全部的肠袢,使得肠袢突入脐带内的胚外体腔(也称脐腔),形成生理性脐疝。在此期间,肠袢在脐腔内继续增长并开始以肠系膜上动脉为中心进行 90°逆时针方向旋转(从胚胎腹面观察)(图 1-49),使头支转向右侧,尾支转向左侧。头支在脐腔内迅速增长,形成了盘曲的空肠和回肠大部分。

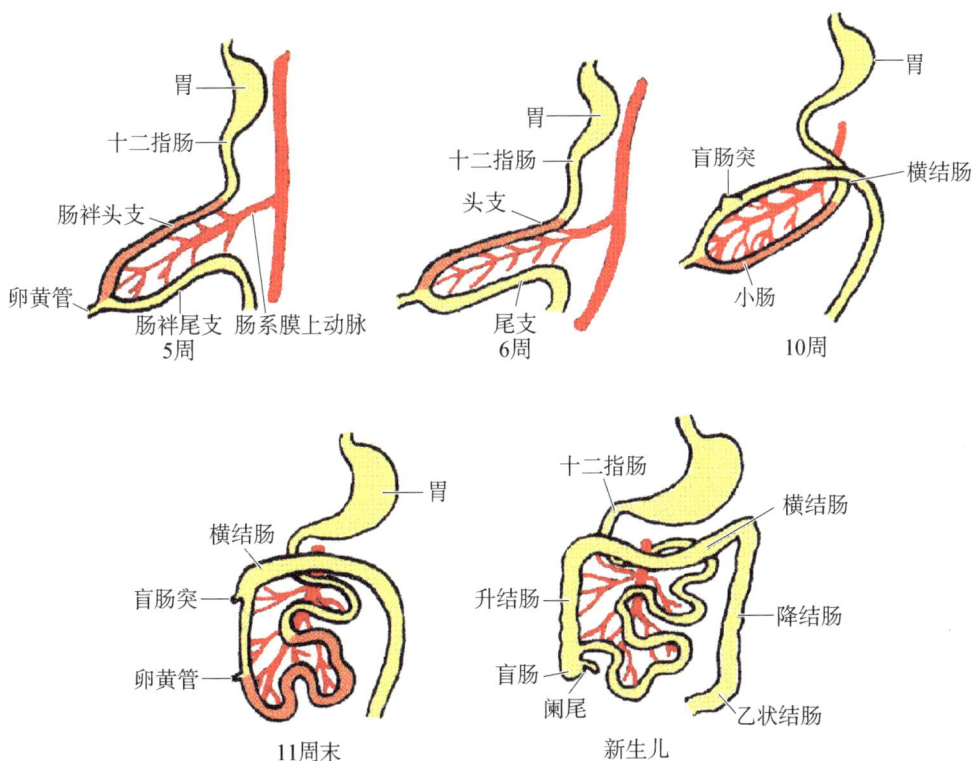

图 1-49　肠的发生

大约到第 10 周,随着腹腔逐渐增大,肠袢从中退回腹腔,并再次进行 180°逆时针旋转,总共旋转 270°,最终头支移至腹腔左下方,使得空肠和回肠盘曲于腹腔中部,脐腔随之闭锁。

盲肠突从肝脏右叶下方逐渐下降至右髂窝处,升结肠也随之形成。盲肠突远端段萎缩退化成为狭窄的小管,即阑尾;近端段膨大形成盲肠。当中肠袢退回腹腔时,后肠的大部分被推向左侧,形成了横结肠的左 1/3、降结肠和乙状结肠(图 1－49)。自第 6 周以后,卵黄管开始退化闭锁,最终完全消失。

六、直肠和肛管的发生

后肠末端的膨大部分被称为泄殖腔(cloaca),其腹侧壁与尿囊相连,而腔的末端则通过泄殖腔膜(cloacal membrane)与外界隔离。胚胎第 4～5 周,后肠与尿囊之间的间充质增生,形成一个镰刀状隔膜并突入泄殖腔内,这便是尿直肠隔(urorectal septum)。随着尿直肠隔向泄殖腔方向生长,最终它与泄殖腔膜相接,将泄殖腔纵向分为背侧的原始直肠和腹侧的尿生殖窦两部分。其中,原始直肠进一步分化为直肠和肛管上段,而尿生殖窦主要分化为膀胱和尿道(图 1－50)。同时,泄殖腔膜也被相应地分为背侧的肛膜(anal membrane)和腹侧的尿生殖膜(urogenital membrane)。肛膜外方的外胚层组织开始向内凹陷,形成肛凹(proctodeum)。

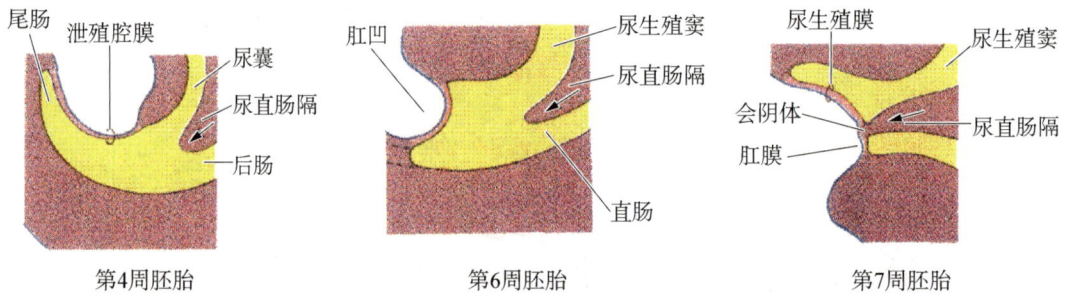

尾肠 泄殖腔膜	肛凹	尿生殖窦

第4周胚胎　　　　　　第6周胚胎　　　　　　第7周胚胎

图 1－50　泄殖腔的分割

肛管上段来自原始直肠的末端,肛管下段来自肛膜外方的肛凹。胚胎第 8 周,肛膜破裂,肠腔与外界相通。因此,肛管上 2/3 的上皮来自后肠的内胚层,肛管下 1/3 的上皮来自肛凹的外胚层,两者之间的分界线为肛管的齿状线。

七、消化管先天畸形

(一)消化管狭窄或闭锁

在消化管发育过程中,有时会出现上皮细胞暂时性的过度增生现象,这会导致管腔出现暂时性狭窄或闭锁。通常情况下,这些过度增生的细胞会逐渐退化并被吸收,使得上皮变薄,管腔重新开放。然而,如果某段消化管中的过度增生上皮细胞未能正常退化,则可能导致该段消化管狭窄或完全不通,形成先天性消化管狭窄或闭锁(图 1－51)。这种情况尤其常见于食管和十二指肠。胎儿若发生食管闭锁,将阻碍羊水的吞咽,可能导致羊水过多。

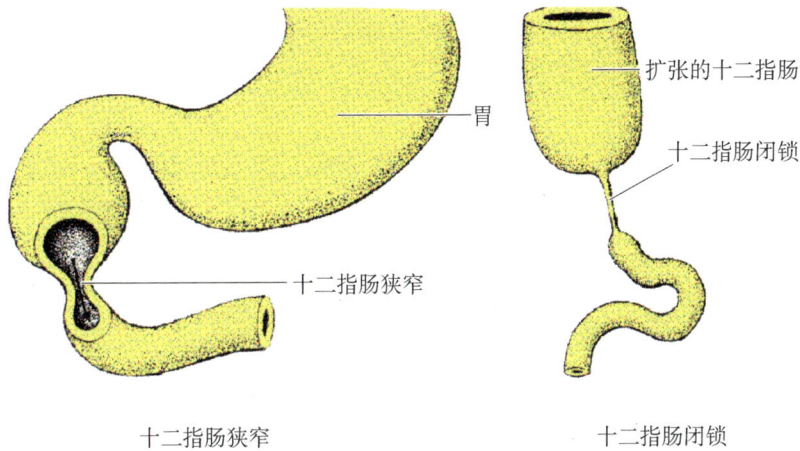

十二指肠狭窄 十二指肠闭锁

图 1-51 消化管狭窄或闭锁

（二）先天性脐疝（congenital umbilical hernia）

在消化管发育的过程中，肠管一度进入脐腔，形成生理性的脐疝。如果出生后肠管仍留在脐腔内未退回腹腔，或者脐腔未能消失，肠管容易再次突入而形成先天性脐疝。

（三）卵黄管瘘（vitelline fistula）

当卵黄管全长保持开放并与脐部相连时，可导致回肠内的粪便通过脐部溢出，这种情况称为卵黄管瘘或脐粪瘘（图 1-52）。

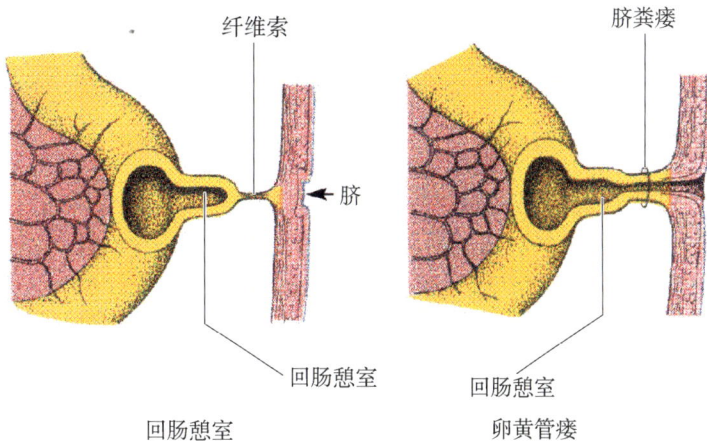

图 1-52 卵黄管发育异常

（四）回肠憩室

又称梅克尔憩室（Meckel diverticulum），较为常见。由于卵黄管近侧端退化不全，在距回盲部 40～50 cm 处的回肠壁上残留一长 3～5 cm 的盲囊（图 1-52）。有的盲囊顶部还有一纤维索连于脐。一般无症状，但当发生回肠憩室炎时，即可出现症状。

（五）肛门闭锁（imperforate anus）

因肛膜未破或直肠与肛凹未接通而致，两者间隔有厚层结缔组织（图 1 - 53）。常伴有直肠阴道瘘或直肠尿道瘘。又称无肛症（aproctia）。

（六）直肠瘘

由于泄殖腔分隔不全及直肠下端与肛门不发育而产生瘘管，如直肠阴道瘘和直肠尿道瘘等常伴有肛门畸形（图 1 - 53）。

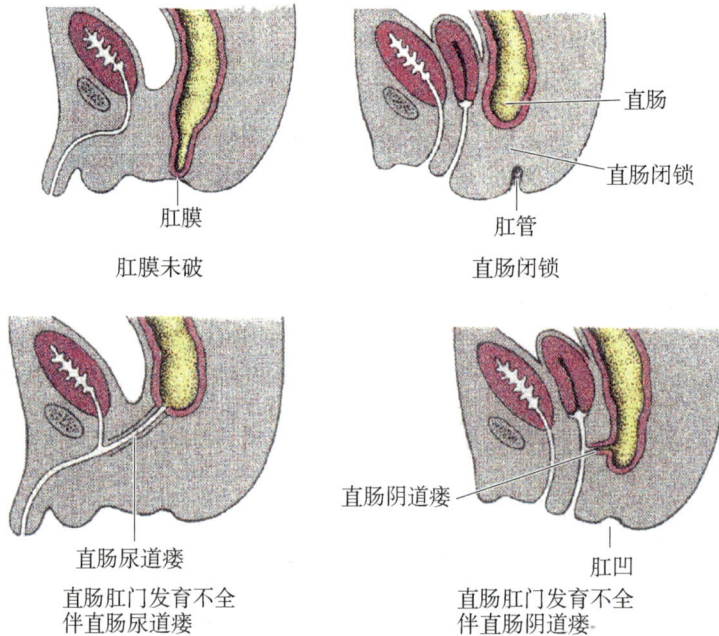

肛膜

肛膜未破

直肠

直肠闭锁

肛管

直肠闭锁

直肠尿道瘘

直肠肛门发育不全
伴直肠尿道瘘

直肠阴道瘘

肛凹

直肠肛门发育不全
伴直肠阴道瘘

图 1 - 53　肛门畸形

（七）肠袢转位异常

当肠袢从脐腔退回腹腔时，应发生逆时针方向旋转 180°。如果未发生旋转，或转位不全，或反向转位，就会形成各种各样的消化管异位，并常伴有肝、脾、胰，甚至心、肺的异位。

（八）先天性巨结肠（congenital megacolon）

由于某段结肠壁内的肌间神经丛发育不良，缺少副交感神经节细胞，此段肠管的肌肉失去收缩力，造成上段肠内容物贮留，使肠腔极度扩大而成。

八、胰腺的发生

胰腺起源于两个原基，即背胰芽（dorsal pancreatic bud）和腹胰芽（ventral pancreatic bud）。胚胎第 4 周末，在前肠末端腹侧靠近肝憩室（肝的原基）的尾侧，内胚层上皮增生，向肠壁外突出形成腹胰芽。背胰芽由腹胰芽对侧的内胚层上皮细胞增生，突出肠壁而成，位置稍高，体积较大（图 1 - 54）。背、腹胰芽的上皮细胞不断增生，形成的细胞索反复分支，其末端形成腺泡，而与原始消化管上皮相连的分支形成各级导管，于是背、腹两个胰芽分化成了背胰（dorsal pancreas）和腹胰（ventral pancreas）。

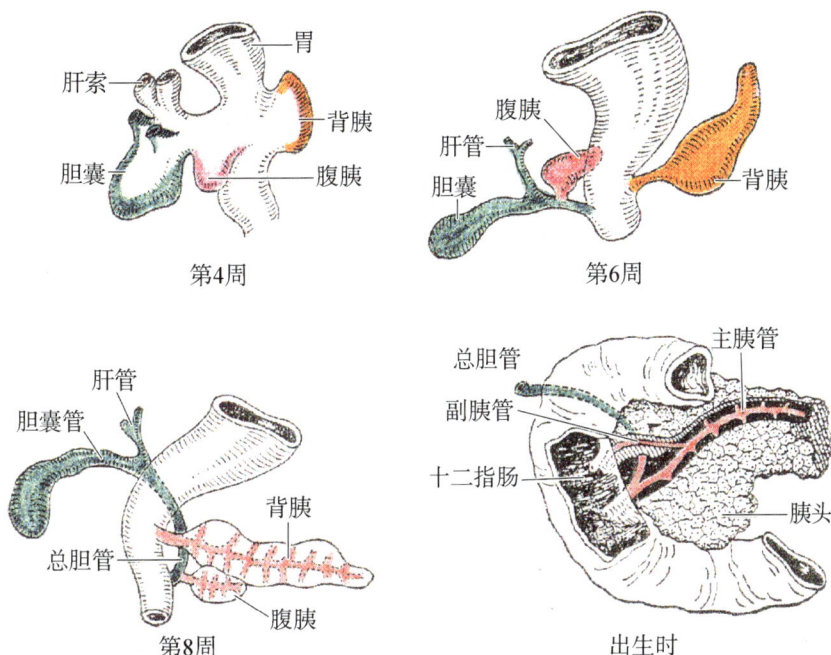

图 1-54 肝、胆及胰腺的发生模式图

在背胰和腹胰的中轴线上各有一条贯穿腺体全长的总导管，分别称为背胰管和腹胰管。由于胃和十二指肠的向右旋转（顺时针方向）和肠壁的不均等生长，致使腹胰和腹胰管的开口转至背侧，并与背胰融合，形成一个单一的胰腺（图 1-54）。腹胰形成胰头的下部，背胰形成胰头上部、胰体和胰尾。腹胰管与背胰管的远侧段通连，形成胰腺的主胰导管，它与胆总管汇合后共同开口于十二指肠乳头。背胰管的近侧段或退化或保留形成副胰导管，开口于十二指肠副乳头（位于主胰管开口上方 2 cm 处）。

胰腺的实质来源于原始消化管的内胚层。胰腺导管上皮内的未分化细胞，即胚胎早期的干细胞，可分化成胰腺细胞和胰岛细胞。最初，上皮细胞排列呈条索状，并分支形成胰管系统，细胞索的末端细胞增生成团，胚胎第 2～3 月时分化为胰的各级导管及腺泡。第 3 个月末，胰腺的小导管的部分上皮细胞仍可增生，逐渐与上皮细胞分离，向管壁外突出，聚集成团，最终脱离管壁，形成独立的胰岛（图 1-55）。到胚胎第 4 个月，胰岛内已分化形成 A 细胞和 B 细胞，细胞排列成不规则的条索状，其间有丰富的毛细血管，形成典型的内分泌腺结构。第 4～5 个月时，B 细胞开始合成胰岛素，继而 A 细胞也开始合成胰高血糖素，提示胰岛对血糖的调节作用比胎肝对糖原的调节功能出现得更早。患糖尿病的孕妇往往会引起死胎、胎儿早熟或胎儿超重等，并且几乎所有糖尿病孕妇所产婴儿的胰岛的体积异常增大，数量增多；表明母体的高血糖可影响胎儿胰岛的发育。

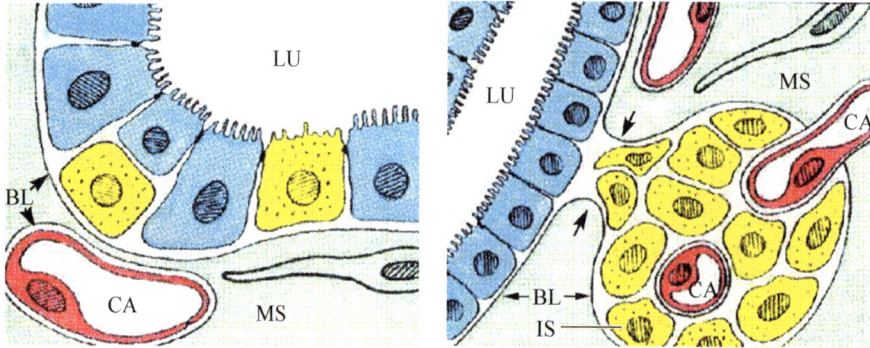

图 1-55 胰岛形成模式图

注:BL 示基膜;CA 示毛细血管;IS 示胰岛;LU 示胰腺导管腔;MS 示间充质。

九、肝与胆的发生

(一) 肝憩室的发生与演变

人胚第 3 周,在前肠尾部靠近卵黄囊处的腹侧内胚层细胞开始增殖并向腹侧生长,形成一个囊状突起,称为肝憩室(hepatic diverticulum)。这个肝憩室迅速生长并延伸进入心脏与卵黄囊之间的间充质区域,即原始横隔(primitive septum transversum)内。

随着肝憩室的增长,其末端分化为两个分支:头支和尾支。头支是肝的原基,进一步发育成为肝实质、肝内胆管及肝管;而较小的尾支则发育成为胆囊和胆囊管。连接这两个分支与原始消化管的部分最终分化为胆总管(图 1-54)。头支血供丰富,生长迅速,到第 5 周时,肝脏已经显著增大,并突入腹腔,占据了腹腔的大部分空间。围绕着肝的原始横隔间充质逐渐分化成为肝的被膜。

随着肝脏的持续发育,腹腔也不断增大,这使得肝与横隔之间的间充质变得非常薄,并形成了重要的解剖结构,如镰状韧带(位于腹前壁与肝之间)、肝胃韧带及十二指肠韧带(分别位于肝与消化管之间)。尾支的远端膨大形成胆囊,近端细长部分则成为胆囊管。肝憩室的基部演变成胆总管,最初开口于十二指肠的腹侧壁,但随着十二指肠的发育和旋转,该开口转向背侧壁。

(二) 肝的组织发生

肝憩室初为单层柱状上皮和薄层间充质构成的盲囊。随后,头支上皮细胞迅速增殖,在原始横隔内反复分支形成肝细胞索(简称肝索)。这些肝索相互连接成网,分割经过横隔内的左右卵黄静脉和脐静脉,形成许多吻合的毛细血管,并与横隔间充质发生的毛细血管共同发育为肝血窦,分布于肝索之间。第 5~6 周时,肝索内的肝细胞间出现小腔,即为原始胆小管;至第 6~9 周,肝内胆管树逐渐形成。胎儿第 9 周时,中央静脉开始形成,肝索与肝血窦围绕中央静脉形成肝小叶,随着胎龄增长,肝小叶数量不断增加。胎儿第 3 个月后,肝索相连形成肝板,但胎儿后期肝板仍较厚,由 3~5 层肝细胞组成,直至出生后 2~5 岁才逐渐变为单层细胞肝板。

早期胎肝细胞具有丰富的细胞器,尤其是血窦面和胆小管面微绒毛发达,分泌功能活跃。胎儿早期的肝细胞即可合成并分泌多种血浆蛋白,如在胎儿第 16～24 周所有肝细胞均能合成甲胎蛋白;第 24 周后仅中央静脉附近的肝细胞继续产生甲胎蛋白,而白蛋白合成则逐渐增多。胎儿第 4 个月起,肝细胞开始分泌胆汁,并且从第 3 个月起肝细胞内开始出现糖原颗粒,胎儿后期显著增加。滑面内质网在胎儿期较少见,但在出生后在外环境因素影响下逐渐发育增多,并具备生物转化功能。

胎肝还具有重要的造血功能。人胚第 6 周,卵黄囊血岛的造血干细胞迁入肝,分布在肝细胞团索之间并增殖分化形成造血组织灶。此阶段以红细胞系为主,至第 7 周,肝血窦内已有大量有核红细胞(图 1-56)。第 4～6 个月胎儿肝造血旺盛,此时造血组织约占肝重的 1/3,除大量红细胞系外,还有少量粒细胞系和巨核细胞系的细胞。临床上考虑利用流产胎儿肝的造血干细胞移植治疗某些血液病。然而,胎肝的造血功能在胎儿后期逐渐减弱,新生儿肝内仍可见少许造血组织灶。

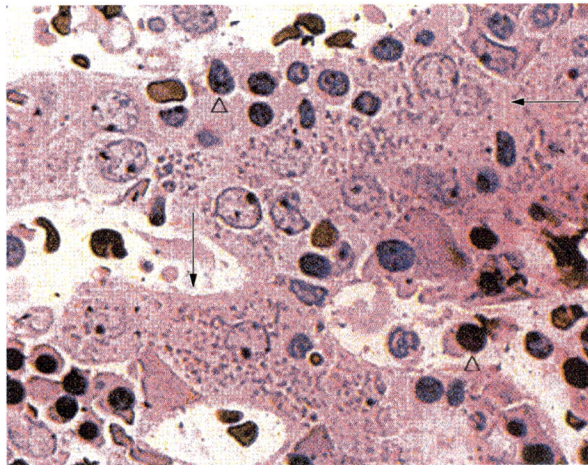

图 1-56　5 个月胎儿肝光镜图像(HE 染色)
注:↑示肝细胞索;△示造血组织细胞。

(三) 胆囊的组织发生

肝憩室的尾支远端膨大形成囊状结构,并伸入胃腹系膜内,最终分化为胆囊。胆囊初期并无腔室,在胚胎第 8 周末才开始出现腔室,其内壁由内胚层分化而来的单层柱状上皮覆盖。胃腹系膜内的间充质则分化为胆囊的结缔组织和肌层。

胆囊管和肝外胆管最初也是由内胚层形成的实心细胞索。随着发育进程,这些细胞索经过管腔重建,在胚胎第 7 周时逐渐形成管腔。这种逐步发展的过程确保了胆囊及其相关管道系统的正常形态和功能基础。

十、胰腺及肝胆先天畸形

(一) 胰腺先天畸形

胰腺先天畸形种类繁多,常见的类型包括胰腺分裂、环状胰腺及异位胰腺。每种情况都有其独特的病理特征和临床表现。

1. 胰腺分裂(pancreas divisum) 这是最常见的胰腺先天性异常,特点是胚胎发育过程中主胰管与副胰管未能正常融合。这种情况下,大部分胰液通过较小的副胰管排出,而主要的导管系统则排泄量较少,可能导致胰液排泄不畅,引发一系列症状如腹痛、胰腺炎等。

2. 环状胰腺(annular pancreas) 这是一种较为罕见但严重的先天性异常,其中部分胰腺组织围绕十二指肠形成一个环形结构。这种情况可能会压迫十二指肠,导致新生儿或儿童期出现肠梗阻的症状,表现为呕吐、进食困难等。在某些情况下,环状胰腺可能不会引起明显的症状,直到成年后才被发现。

3. 异位胰腺(heterotopic pancreas) 也被称为迷路胰腺或副胰腺,指的是在胃、空肠、回肠、结肠或食管等非正常位置出现了胰腺组织。这些"迷走"的胰腺组织虽然通常没有功能,但在某些情况下,它们可以引起局部炎症、出血或机械性梗阻等问题。

(二)肝胆先天畸形

1. 肝分叶异常 肝分叶异常包括左叶发育不全、异常分叶及缺方叶等情况。此外,还可能出现肝异常增生现象,例如右叶向下延伸形成舌状叶(Reidel 肝)。这种舌状叶可能粘连于结肠肝曲,甚至延伸至脐部或右髂嵴,在临床上容易被误诊为肿瘤或肾下垂。尽管存在这些结构上的变异,通常情况下肝分叶异常并不影响肝脏的功能。

2. 先天性胆道闭锁 先天性胆道闭锁是新生儿阻塞性黄疸的主要原因之一。在这种情况下,胆管在发育过程中未能成功重建管腔,导致闭锁。最常见的形式是肝外胆道闭锁,这种情况需要早期诊断和治疗以防止进一步的并发症。

3. 无胆囊 当肝憩室的尾支发育不全时,可能导致无胆囊的情况。这种情况常常伴有胆总管缺失或者肝外胆道闭锁等其他畸形。无胆囊的个体需要特别注意饮食管理,并可能需要医疗干预来处理相关的消化问题。

4. 双胆囊 双胆囊是指不仅存在两个独立的胆囊,还有两条胆囊管。这两条胆囊管可以分别开口于胆总管,也可以合并成一个开口。在某些情况下,双胆囊可能共享一个颈部或共用一条胆囊管。另外,有些胆囊虽然外形看起来正常,但内部由纵隔将其分为两个腔室,这也被视为一种双胆囊的形式。双胆囊的存在可能会引起胆囊炎或其他胆道疾病的风险增加。

参考文献

[1] 成令忠,王一飞,钟翠平.组织胚胎学——人体发育和功能组织学[M].上海:上海科学技术文献出版社,2003.

[2] 李和,李继承.组织学与胚胎学[M].3 版.北京:人民卫生出版社,2015.

(秦松,张丽红,郑华)

第二章　消化系统的生理功能

第一节　消化系统功能概述

在新陈代谢过程中,人体需要从外界环境摄取各种营养物质,为机体的生长发育提供原料,并为机体活动提供能量。有些营养物质结构复杂,分子量大,难溶于水,必须经过消化系统的分解和处理,转变为结构简单的小分子物质如葡萄糖、氨基酸、甘油和脂肪酸等,才能被胃肠道黏膜吸收,进入血液和淋巴,从而被机体组织细胞利用。食物中的营养物质在胃肠道内被分解为小分子物质的过程称为消化(digestion),消化后产生的小分子物质透过胃肠道黏膜进入血液和淋巴的过程称为吸收(absorption)。

消化包括机械性消化(mechanical digestion)和化学性消化(chemical digestion)两种方式或过程,需要胃肠道和与之相连的大、小消化腺的密切配合。食物经牙齿的切割、咀嚼后,经咽、食管进入胃肠道,被胃肠道肌肉的收缩活动进一步研磨、搅拌并与消化液充分混合,这种消化方式称为机械性消化。胃肠道壁内有多种小分泌腺,且数量众多,它们和唾液腺、胰腺和肝脏等与胃肠道相连的大消化腺可分泌含有各类消化酶的消化液,将食物中的营养物质分解成可被吸收的小分子物质,这种消化方式称为化学性消化。这两种消化方式紧密联系,相互配合,使得食物中的营养成分在小肠中就已被分解为可吸收的小分子形式,且大部分在此被吸收。食物残渣进入大肠后,其中的一些水分和无机盐可被进一步吸收,其余在细菌的发酵和腐败作用下最终形成粪便被排出体外。

一、消化道平滑肌的生理特性

消化道平滑肌最重要的功能是通过节律性收缩和舒张,对食物进行机械性消化并将其向前推进。同时,通过使食物与消化酶充分接触,促进食物的化学性消化和消化产物的吸收。在整个消化道的肌肉组织中,除了口腔、咽和食管上段以及肛门外括约肌属骨骼肌外,其余均为平滑肌。这些平滑肌具有肌肉组织的共同特性,如兴奋性、传导性和收缩性,还有一些与其功能相适应的特点。

(一) 消化道平滑肌的一般生理特性

1. 兴奋性低、收缩缓慢　与骨骼肌相比,消化道平滑肌的兴奋性较低,收缩的潜伏期、收缩期和舒张期均比骨骼肌长,且变异较大。

2. 收缩具有一定的自动节律性　离体后的平滑肌在适宜的人工液体环境内,仍能进行节律性的收缩,但收缩的频率、幅度较低,且其节律性也远不如心肌规则。

3. 收缩具有紧张性　消化道平滑肌经常处于轻度、持续的紧张性收缩状态,这对于维持胃肠道脏器的形态和位置、保持胃肠道管腔内一定的基础压力具有重要意义,同时也是消化道平滑肌各种运动形式的基础。

4. 富有伸展性　消化道平滑肌具有很大的伸展性,这使其作为中空的容纳器官(特别是胃)有可能容纳几倍于自身原始体积的食物而不发生压力的明显升高。

5. 对不同刺激有不同的敏感性　消化道平滑肌对消化道内容物的机械牵拉、温度和化学性刺激特别敏感,这有助于促进机械性消化并促使内容物向前推进或排空。但消化道平滑肌对针刺、刀割和电刺激相对不敏感。

(二) 消化道平滑肌的电生理特性

与骨骼肌和心肌类似,消化道平滑肌属于可兴奋组织的一种。在各种理化因素的刺激下,平滑肌细胞膜电位去极化产生动作电位的过程中,可通过兴奋-收缩耦联引起收缩。

1. 静息电位　消化道平滑肌细胞的静息膜电位(resting membrane potential, RMP)不稳定,存在一定的波动,实测值为$-60\sim-50$ mV。它的形成机制主要是细胞内 K^+ 外流和生电性钠泵的活动。此外,少量 Na^+、Cl^-、Ca^{2+} 的跨膜流动也参与静息电位的形成。

2. 慢波电位　安静状态下,消化道平滑肌细胞在静息电位的基础上会自发产生周期性的去极化和复极化电位波动,其频率较慢,称为慢波(slow wave)。不同部位的慢波频率存在一定差异,如胃为 3 次/分,十二指肠为 $11\sim12$ 次/分,从十二指肠开始逐渐下降,至回肠末端为 $8\sim9$ 次/分。由于慢波频率决定平滑肌的收缩节律,又称基本电节律(basic electrical rhythm, BER)。慢波的波动幅度为 $5\sim15$ mV,持续时间数秒至十几秒。

研究发现,慢波起源于胃肠道的 Cajal 间质细胞(interstitial Cajal cell, ICC)。这是一类分布于胃肠道自主神经末梢和平滑肌细胞之间的特殊细胞,兼有平滑肌细胞和成纤维细胞的特性,但既不属于神经细胞,也不属于平滑肌细胞。根据分布位置的不同,ICC 可以分为肌层间 ICC(myenteric ICC, ICC - MY)、肌内 ICC(intramuscular ICC, ICC - IM)、深肌丛 ICC(deep muscular plexus ICC, ICC - DMP)和黏膜下 ICC(submucosal ICC, ICC - SM)等多种类型。肌层间 ICC 分布在环形肌和纵行肌之间,与肌间神经丛重叠,被认为是慢波电位和自发性节律性收缩活动的起搏细胞(pacemaker cell)。慢波的产生与 ICC 细胞膜上一种称为 anoctamin - 1(ANO1)蛋白的钙激活的氯通道(calcium-activated chloride channel, CaCC)有关。当 ICC 胞质内 Ca^{2+} 浓度升高时,ANO1 Cl^- 通道被激活,Cl^- 外流引发膜去极化,参与 ICC - MY 起搏电流的形成。肌内 ICC 分布于平滑肌细胞之间,胞体有多个突起,可与平滑肌细胞形成缝隙连接,使兴奋很快传递到平滑肌,从而诱发平滑肌的节律性电活动。

在正常情况下,慢波的频率和幅度受自主神经和体液因素的调节。迷走神经活动增强时,慢波的频率增加;交感神经活动增强时,慢波的幅度则减小。胃动素(motilin)、促胃液素(gastrin)、血管活性肠肽(vasoactive intestinal peptide, VIP)等物质可通过作用于 ICC 调控胃肠运动。

3. 动作电位　消化道平滑肌细胞的动作电位是在慢波的基础上产生的,常叠加于慢波的峰顶上,单个或成簇出现。动作电位的时程较慢波短,为 $10 \sim 20$ ms,故又称为快波,频率为每秒 $1 \sim 10$ 次,并且慢波电位的幅度越高,动作电位的频率也越高,而幅度较低,为 $60 \sim 70$ mV。

消化道平滑肌受到各种理化因素的刺激后,膜电位在慢波电位的基础上进一步去极化,当达到阈电位水平时,细胞膜上的 Ca^{2+} 通道开放,大量 Ca^{2+} 内流,从而产生动作电位。目前认为,平滑肌细胞缺乏快 Na^+ 通道,但存在一种开放和关闭速度较慢的 $Ca^{2+} - Na^+$ 通道,允许 Ca^{2+} 和少量 Na^+ 内流,从而使细胞去极化,产生动作电位的去极化相。大量 Ca^{2+} 内流引起平滑肌收缩,且动作电位频率越高,平滑肌收缩的幅度和张力越大。平滑肌细胞动作电位的复极化主要是由 K^+ 通道开放导致的 K^+ 外流引起的。

慢波、动作电位和平滑肌收缩是一个紧密联系的过程。ICC 是胃肠道平滑肌产生慢波电位的起搏细胞,在慢波电位的基础上产生动作电位,进而引起胃肠道平滑肌的收缩。每个慢波电位上动作电位的数目越多,平滑肌收缩能力就越强。虽然慢波电位有时也能引起肌肉收缩,但很少见,肌肉收缩幅度也很小(图 2 - 1)。目前认为,平滑肌细胞存在两个阈值,即机械阈(mechanical threshold)和电阈(electrical threshold)。当慢波去极化达到或超过机械阈时,细胞内 Ca^{2+} 增加,可引发细胞收缩,但不一定产生动作电位;当慢波去极化达到或超过电阈时,即可引发动作电位,大量 Ca^{2+} 进入细胞内,收缩进一步增强。因此,慢波被认为是平滑肌收缩的起步电位,控制平滑肌的收缩节律,决定消化道平滑肌蠕动的节律、方向和速度。

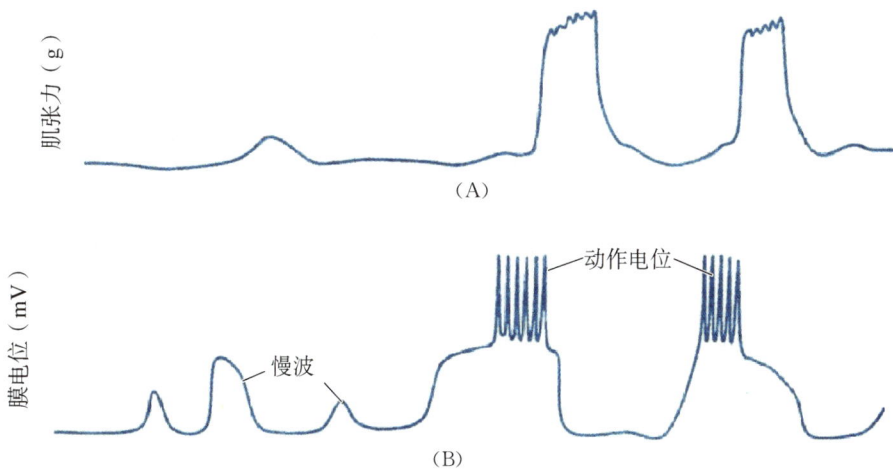

图 2 - 1 消化道平滑肌的电活动及对应的肌张力模式图

注:(A)为平滑肌的张力变化曲线,当慢波去极化达到或超过机械阈时,平滑肌收缩;(B)为平滑肌细胞的膜电位变化曲线,当慢波去极化达到或超过电阈时,引发动作电位,平滑肌收缩增强,且动作电位数目越多,收缩的张力也越大。

引自:陆利民,王锦. 生理学[M]. 上海:复旦大学出版社,2016.

二、消化腺的分泌功能

消化道内广泛存在许多不同种类的消化腺,包括遍布胃肠道黏膜的小分泌腺,如胃腺、小肠腺和大肠腺,以及与消化道相通的大消化腺,如唾液腺、胰腺和肝脏。这些腺体每天分泌的消化液总量达 $6 \sim 8$ L。消化液内含有各种消化酶、水、无机盐和黏液等其他有机物。大部分消化液成分如水分、无机盐和消化后的消化酶分解产物又通过胃肠道黏膜重吸收回到血液,少量随粪便排出体外。

消化液中具有消化活性的成分,其合成和分泌过程包括腺细胞从血液中摄取原料,合成分泌物后以酶原颗粒等形式存储于囊泡中,在适当条件下将分泌物排出等一系列主动过程。腺细胞膜上存在多种类型受体,它们与相应的配体结合后可引起细胞内一系列生化反应,最终导致分泌物的释放。消化液的分泌受神经和体液因素的调节,如迷走神经兴奋刺激分泌,而交感神经兴奋则抑制分泌,各种胃肠激素通过血液循环或旁分泌等途径调节消化液分泌。

消化液的主要功能包括:①各种消化酶分解食物中的营养物质,将它们转变为可吸收的小分子物质;②为各种消化酶提供适宜的 pH 环境;③消化液中大量的水分可稀释食物,降低消化道内容物的渗透压,有利于消化产物的吸收;④消化液中的黏液、抗体等能保护消化道黏膜,防止物理性和化学性损伤,抵御病原微生物的侵害。

三、消化道的神经支配及其作用

消化道的功能活动受到神经系统的支配和调节。这些神经系统包括来自中枢神经系统的外来神经系统和存在于胃肠道壁内的内在神经系统,两者协调配合,共同完成对消化道功能活动的调节。

(一)外来神经

消化道肌肉大部分为平滑肌,接受自主神经系统的交感和副交感神经的双重支配,其中副交感神经的作用是主要的;少部分为横纹肌,接受躯体神经支配,如口腔、咽、食管上段的肌肉受脑神经支配,肛门外括约肌受阴部神经支配。

1. **交感神经** 支配胃肠道的交感神经节前神经元位于胸腰段(T5~L2)脊髓中央灰质侧角,它们发出的节前纤维在椎旁神经节(交感链神经节)或椎前神经节(腹腔神经节和肠系膜神经节)换元,节后纤维主要终止于内在神经丛的神经元,也有少量纤维支配胃肠道平滑肌、血管平滑肌和胃肠道的腺细胞。交感神经节后纤维末梢释放的递质主要为去甲肾上腺素。交感神经兴奋时,胃肠道及消化腺的血管收缩,血流量减少,对胃肠道内在神经元的活动、消化道平滑肌的运动和腺体分泌起抑制作用,但对消化道括约肌起兴奋作用,使食管下段、胃幽门及肛门内括约肌收缩。

2. **副交感神经** 支配消化道的副交感神经包括起源于延髓迷走神经运动背核和疑核的迷走神经和起源于脊髓骶部(S2~S4)中央灰质侧角的盆神经。迷走神经出颅后,沿途发出分支支配消化道的大部分部位,包括食管、胃、小肠、大肠的前半部分(盲肠、阑尾、升结肠和横结肠),以及肝脏、胆囊和胰腺等消化腺。盆神经主要支配大肠远端,即降结肠、乙状结肠、直肠和肛门内括约肌等。消化道副交感节前纤维进入胃肠道后终止于壁内的节后神经元,节后纤维支配胃肠道的平滑肌细胞、消化腺细胞及部分胃肠的内分泌细胞。大部分节后纤维末梢释放的递质为乙酰胆碱,对胃肠道活动起兴奋作用,能够加强胃肠道平滑肌的运动,促进消化腺的分泌和胃肠激素的释放,但对消化道括约肌起抑制作用。此外,有少量副交感节后纤维末梢释放的递质是肽类物质,如血管活性肠肽、P 物质、脑啡肽等,参与胃的容受性舒张、胃肠运动、腺体分泌等过程。

（二）内在神经丛

胃肠道除接受外来的自主神经系统的支配外，还受到内在神经系统的调控。内在神经系统分布在从食管中段到肛门的绝大部分消化道壁内，称为肠神经系统（enteric nervous system）或壁内神经丛（intramural plexus）。它是由两组神经元及其纤维交织而成的神经网络，分为肌间神经丛（myenteric plexus 或 Auerbach plexus）和黏膜下神经丛（submucosal plexus 或 Meissner plexus）。

1. 肌间神经丛　肌间神经丛位于胃肠道肌层纵行肌和环形肌之间，含有运动神经元、感觉神经元及中间神经元，形成从食管至肛门内括约肌的连续神经网络。运动神经元主要以兴奋性神经元为主，末梢释放乙酰胆碱、P 物质和缓激肽等递质，也有少量抑制性神经元，末梢释放 NO、血管活性肠肽、去甲肾上腺素等递质。肌间神经丛兴奋时，可增加胃肠道平滑肌的紧张性，提高胃肠道节律性收缩的频率和强度，以及加快胃肠蠕动的速度。

2. 黏膜下神经丛　黏膜下神经丛主要位于小肠和大肠黏膜下及黏膜肌层的深层，也含有运动神经元、感觉神经元及中间神经元。它在胃部较稀疏，在食管中则缺乏。黏膜下神经丛的运动神经元末梢主要释放乙酰胆碱和血管活性肠肽，它们作用于腺细胞和上皮细胞及黏膜下的血管，兴奋时可调节部分肠道的分泌、吸收和收缩活动。

上述两个神经丛之间通过神经纤维互相联系，形成一个内在的神经网络系统，其感觉神经元感受消化道内机械、化学和温度等刺激；中间神经元将感觉传入纤维与运动神经元连接起来；运动神经元则支配消化道的平滑肌、腺体和血管的活动，从而能够相对独立地完成局部反射活动。肠神经系统也接受外来自主神经的调控及胃肠激素的影响（图 2-2）。

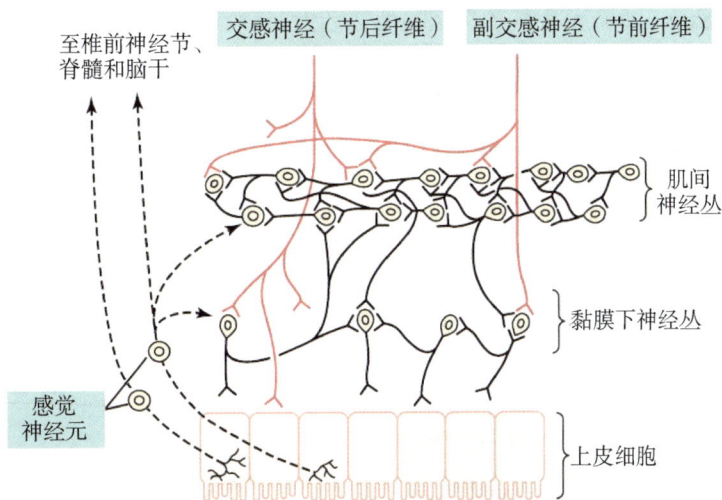

图 2-2　消化道壁内神经丛与外来神经关系示意图

引自：陆利民，王锦. 生理学[M]. 上海：复旦大学出版社，2016.

四、消化系统的内分泌功能

消化系统除了消化功能,还具有重要的内分泌功能。胃肠道黏膜及胰腺组织内存在数十种内分泌细胞。这些细胞都能摄取胺类的前体,继而脱羧产生肽类或活性胺,因而统称为胺前体摄取和脱羧(amine precursor uptake decarboxylation, APUD)细胞,简称 APUD 细胞。它们分泌的内分泌激素统称为胃肠激素,释放后作用于相应的靶细胞产生生物学效应。历史上第一个被发现的胃肠激素是促胰液素(secretin)。由于胃肠道黏膜中的 APUD 细胞总数远超体内其他内分泌细胞的总和,故消化道被认为是体内最大、最复杂的内分泌器官。

胃肠道内分泌细胞散在分布于胃肠道黏膜上皮细胞之间,在不同位置分布不均,细胞种类也各异。根据形态学特征及与胃肠腔的关系,这些内分泌细胞可分为开放型和闭合型两类。开放型细胞呈锥形,顶端有微绒毛突起伸入胃肠道管腔,直接感受胃肠道内食物成分和 pH 的刺激,引起细胞的分泌活动。例如,胃窦黏膜内的 G 细胞能感受蛋白质分解产物的刺激,释放促胃液素;十二指肠黏膜内的 S 细胞能感受酸的刺激,释放促胰液素;十二指肠黏膜内的 I 细胞能感受脂类物质的刺激,释放缩胆囊素(cholecystokinin,CCK)。胃肠道内的内分泌细胞大多属于开放型细胞。闭合型细胞较少,呈圆形、卵圆形或锥形,位于基膜上,镶嵌在相邻的黏膜细胞之间,不直接接触胃肠腔,顶端无微绒毛,其分泌受神经和周围体液环境的调节。闭合型细胞主要分布于胃底和胃体的泌酸区。

胃肠激素大多数是肽类激素,目前发现的数量超过 40 种,如促胃液素、缩胆囊素、生长抑素(somatostatin)、血管活性肠肽、促胰液素及 P 物质等,有小部分为胺类,如 5 -羟色胺。一部分胃肠激素除了存在于胃肠道内,也存在于中枢神经系统中,而原来认为只存在于中枢神经系统的神经肽也在消化道中被发现,因而这些具有双重分布特征的肽类物质又称为脑-肠肽(brain-gut peptide)。脑-肠肽具有广泛的生物活性,其双重分布提示脑和胃肠之间存在密切的协调关系。目前已知的脑-肠肽有 20 多种,如促胃液素、缩胆囊素、胃动素、生长抑素、血管活性肠肽、脑啡肽和 P 物质等。

在消化道功能调节中起重要作用的激素主要有以下 4 种(表 2 - 1)。

表 2 - 1 4 种主要胃肠激素及其分泌细胞的分布、生理作用及引起释放的因素

激素名称	在消化道的分布		主要生理作用		引起释放的因素
	部位	细胞	促进作用	抑制作用	
促胃液素	胃窦、十二指肠	G 细胞	胃液分泌;胃肠运动;胃肠上皮生长;幽门括约肌收缩	胃排空	迷走神经兴奋、胃扩张、蛋白质分解产物
缩胆囊素	十二指肠、空肠	I 细胞	胰液(酶)分泌;胆囊收缩;小肠和结肠运动;胰腺外分泌部生长	胃排空Oddi 括约肌收缩	蛋白质分解产物、脂肪酸

续表

激素名称	在消化道的分布		主要生理作用		引起释放的因素
	部位	细胞	促进作用	抑制作用	
促胰液素	十二指肠、空肠	S 细胞	胰液、胆汁中水和 HCO_3^- 分泌；幽门括约肌收缩；胰腺外分泌部生长	胃酸分泌；胃肠运动；胃排空	盐酸、脂肪酸
抑胃肽	十二指肠、空肠	K 细胞	胰岛素分泌	胃液分泌；胃排空	脂肪酸、葡萄糖、氨基酸

（一）胃肠激素的作用途径

1. 内分泌（endocrine）途径　胃肠激素释放后进入血液循环，运输至远距离的靶细胞或靶组织发挥作用，称为经典的内分泌途径或远距分泌（telecrine）。促胃液素、促胰液素、缩胆囊素和抑胃肽（gastric inhibitory peptide，GIP）等都是通过这一途径发挥作用的。

2. 旁分泌（paracrine）途径　胃肠激素释放后通过细胞外液扩散至邻近的靶细胞，在局部发挥作用的途径。如胃窦部 D 细胞释放的生长抑素，可能是通过该途径发挥作用的。

3. 神经内分泌（neuroendocrine）途径　一些肠神经系统神经元合成的调节肽，释放后进入血液循环，运输到靶器官发挥作用的途径。这些细胞称为神经内分泌细胞，能够合成和释放 P 物质、缩胆囊素、促胃液素等肽类物质。

4. 神经分泌（neurocrine）途径　肠神经系统神经末梢释放神经递质，经过突触间隙，选择性作用于突触后膜上的受体，继而发挥作用的途径。如肠神经系统内的神经分泌细胞，刺激后释放 P 物质、生长抑素和铃蟾肽（bombesin）等肽类递质。

5. 管腔分泌（solinocrine）途径　胃肠激素释放后，沿着细胞之间的缝隙扩散，进入胃肠腔发挥作用的途径。如促胃液素、促胰液素、血管活性肠肽、P 物质等物质。

6. 自分泌（autocrine）途径　有些胃肠激素分泌后，通过组织间液作用于分泌该激素的细胞自身或邻近同类细胞的途径。

（二）胃肠激素的生理作用

胃肠激素的生理作用极为广泛，主要调节胃肠道功能，对其他器官的生理功能也有一定的影响。其调节主要表现在以下 3 个方面。

1. 调节胃肠道消化腺的分泌和胃肠道运动　这是胃肠激素的主要作用，不同胃肠激素对不同组织、细胞产生的调节作用各不相同。

2. 营养性作用　一些胃肠激素具有刺激胃肠道组织的代谢和促进生长的作用，例如促胃液素有刺激胃黏膜和十二指肠黏膜上皮生长的作用，缩胆囊素具有促进胰腺外分泌组织生长的作用。

3. 调节其他激素的释放　有些胃肠激素能调节其他激素的释放。例如，进食后，食物对胃肠道刺激引起抑胃肽分泌，抑胃肽有很强的刺激胰岛素分泌的作用，使胰岛素分泌在血糖浓度尚未升高前就已经开始增加，这对防止餐后血糖升高具有重要的生理意义。抑胃肽的这种作用被认为是一种前馈调节。

4. 参与机体免疫功能的调节　肠黏膜固有层及上皮细胞层内含有丰富的淋巴细胞。许多胃肠激素对免疫细胞的增生，炎症介质与细胞因子的产生与释放，免疫球蛋白的生成，白细胞的趋化和吞噬作用等能产生广泛的影响。同时，许多免疫细胞也能分泌肽类胃肠激素，如巨噬细胞可分泌 P 物质、生长抑素等；淋巴细胞能分泌 β-内啡肽等物质。肠神经系统和肠黏膜免疫系统之间还可以通过 P 物质、降钙素基因相关肽等神经肽产生相互作用。

第二节　口腔内消化和吞咽

消化过程从食物进入口腔就开始了。食物在口腔内通过牙齿的切割、磋磨被粉碎，同时咀嚼运动和舌的搅拌相互配合，将食物与唾液（saliva）混合形成食团，以便于吞咽。唾液中含有淀粉酶，在口腔内开始分解食物中的糖类。一般食物在口腔停留的时间较短，为 15～20 秒。

一、唾液的性质、成分和作用

（一）唾液的性质和成分

唾液是由唾液腺分泌到口腔里的混合液。人有 3 对大唾液腺，即腮腺、颌下腺和舌下腺，以及很多分散在口腔黏膜的小唾液腺。唾液的分泌量为每天 1～1.5 L，pH 6.7～7.1，是一种无色无味、低渗的黏稠液体。唾液中的水分约占 99%，包含众多有机物和无机物成分。有机物主要有黏蛋白、唾液淀粉酶（salivary amylase）、溶菌酶、免疫球蛋白、乳铁蛋白、氨基酸、尿素、尿酸等。无机物有 Na^+、K^+、Ca^{2+}、Cl^-、HCO_3^-、硫氰酸盐等，还有少量的气体分子，如 O_2、N_2、NH_3 和 CO_2。此外，进入人体内的一些重金属（如铅、汞）、狂犬病毒也可经唾液腺分泌进入唾液中。

唾液中的离子浓度和渗透压随唾液分泌速度的快慢不同而发生变化。在最大分泌率时，Na^+、K^+、Ca^{2+}、Cl^-、HCO_3^- 等离子浓度与血浆中的浓度相近，渗透压也接近血浆渗透压。分泌速度降低时，唾液中 Na^+ 和 Cl^- 的浓度降低，渗透压也随之降低，最低可达 $50\,mOsm/(kg \cdot H_2O)$。唾液中离子浓度随分泌速率变化是由唾液腺导管上皮细胞对 Na^+、Cl^- 等离子重吸收，并分泌 K^+、HCO_3^- 等多种离子造成的。唾液中 K^+ 浓度总是高于血浆，表明 K^+ 的分泌是一个主动过程。

（二）唾液的作用

1. 湿润、溶解作用　唾液可湿润、溶解食物，以利于吞咽，并有助于味觉的产生。

2. 消化淀粉　唾液中含有的淀粉酶可将食物中的淀粉分解为麦芽糖，因此淀粉类食物在口腔中长时间咀嚼后会产生甜味。唾液淀粉酶的最适 pH 为 7.0，当 pH 低于 4.5 时则完全失活，因而食团被吞入胃后，在未被胃液完全浸泡前仍可发挥作用。

3. **清洁作用**　唾液可清除口腔内的食物残渣、进入口腔的异物和脱落的黏膜上皮细胞。

4. **抵御微生物和抗感染作用**　唾液中的溶菌酶、免疫球蛋白等具有杀灭口腔中的细菌、病毒等作用。因某些疾病导致唾液分泌减少时,口腔黏膜易发生溃疡和感染。

5. **排泄作用**　分泌唾液是机体的排泄途径之一,进入体内的重金属(如铅、汞)、某些药物和一些病毒如狂犬病毒等可经唾液排出。

二、唾液的分泌及其调节

空腹时仅有少量的唾液分泌,称为基础分泌,分泌速度约 $0.5\ mL/min$,对保持口腔和咽部黏膜湿润很重要。进食后唾液分泌速度明显增快,最高可达 $5\ mL/min$,其调节完全属于神经调节,包括非条件反射和条件反射。

非条件反射性唾液分泌过程中,首先由食物刺激口腔、舌、咽部黏膜的机械性、温热性和化学性感受器,使之兴奋,冲动沿第 V、VII、IX、X 对脑神经传入到延髓的泌涎核,该核团为唾液分泌的基本中枢,然后通过第 VII、IX 对脑神经的传出纤维到达唾液腺,引起唾液分泌。这些传出神经包括副交感神经和交感神经,其中以副交感神经为主。副交感神经兴奋时,末梢释放乙酰胆碱(acetylcholine,ACh),作用于 M 受体,使腺细胞分泌功能加强,腺体血管扩张,最终唾液腺分泌稀薄的唾液,量多但固体成分少。阿托品可通过阻断 M 受体抑制唾液分泌。交感神经末梢释放的递质为去甲肾上腺素,作用于 β-肾上腺素能受体,使唾液腺分泌少量黏稠的唾液。刺激交感神经引起的唾液分泌远弱于刺激副交感神经引起的唾液分泌。另外,在吞咽刺激性食物或恶心时,食物对食管、胃和十二指肠上部的刺激也能通过神经反射引起唾液分泌,其主要生理意义在于稀释或中和刺激性物质。

在进食之前和进食过程中,对食物的联想,与食物有关的语言描述,食物的形状、颜色、气味,以及进食环境的刺激等,都能引起唾液的分泌,称为条件反射性唾液分泌。"望梅止渴"就是一个典型的例子。条件反射性唾液分泌是在下丘脑和大脑皮层嗅觉、味觉感受区等高级中枢参与下实现的。

三、咀嚼和吞咽

(一) 咀嚼

食物进入口腔后,咀嚼肌按照一定顺序节律性收缩所组成的复杂动作称为咀嚼(mastication)。咀嚼肌包括咬肌、颞肌、二腹肌和内外翼状肌等骨骼肌,可做随意运动。当食物刺激口腔内感受器和咀嚼肌本体感受器时,冲动传入延髓相应中枢,反射性引起节律性的咀嚼运动。

咀嚼是对口腔内食物的机械加工过程,使大块食物被切割、磨碎,并与唾液混合形成食团(bolus),使唾液淀粉酶与食物充分接触产生化学性消化,也有利于吞咽。咀嚼加强了食物对口腔内各类感受器的刺激,反射性引起胃、胰、肝和胆囊活动的加强及胰岛素等物质的分泌,为后续的消化和吸收过程准备有利条件。

(二)吞咽

吞咽(deglutition)是指液体或固体食团从口腔进入胃内的过程,由一系列复杂的反射活动组成。根据食团所经过的解剖部位,可将吞咽过程分为以下3期。

1. 口腔期 食团从口腔进入咽的时期。主要通过舌肌的运动把食团由舌背推向软腭后方进而进入咽部,属于大脑皮层影响下的随意动作。

2. 咽期 食团由咽到食管上段的时期,通过一系列快速又协调的反射动作实现。当食团刺激咽部的触觉感受器后,冲动上传到位于延髓和脑桥下端网状结构的吞咽中枢,立刻发动一系列反射动作,即软腭上举,咽后壁向前突出,封闭鼻咽通路;声带内收,舌向后,喉头上移并向前紧贴会厌,封闭咽与气管的通路,呼吸暂时停止;同时由于喉头上移,食管上括约肌舒张使得食管上口张开,食团被推入食管上段。

3. 食管期 食团由食管上端进入胃的时期,主要由食管平滑肌的蠕动(peristalsis)实现。蠕动是一种通过平滑肌的顺序收缩将食团向前推进的波形运动。在食团的前方为舒张波,后方为收缩波,从而推动食团向前移动(图2-3)。蠕动是胃肠道平滑肌普遍存在的一种运动形式。

食管内上下两端的压力比食管中段的内压高。在咽与食管的交界处,环咽肌的舒缩活动对吞咽起括约肌的作用,故称为咽食管括约肌或食管上括约肌(upper esophageal sphincter,UES),其作用为防止吸气时空气进入食管,或防止进食时食物从食管反流到咽下部从而被吸入呼吸道。食管下端近胃贲门处也存在一个高压带,长3～5 cm,其内压比胃内压高5～10 mmHg,称为食管下括约肌(lower esophageal sphincter,LES)。食管下括约肌是一个功能性结构,具有防止胃内容物反流的作用,在解剖上并不存在真实的括约肌。当食团进入食管后,刺激食管壁上的机械感受器,反射性引起食管下括约肌舒张,食物进入胃内。此后又闭合恢复高压状态。当食管下括约肌功能不全时,易出现胃内容物反流,胃酸刺激食管黏膜诱发食管炎。当食管下2/3部的肌间神经丛受损时,可导致食管下括约肌不能松弛,出现吞咽困难、胸骨下疼痛、食物反流等症状,称为食管失弛缓症。

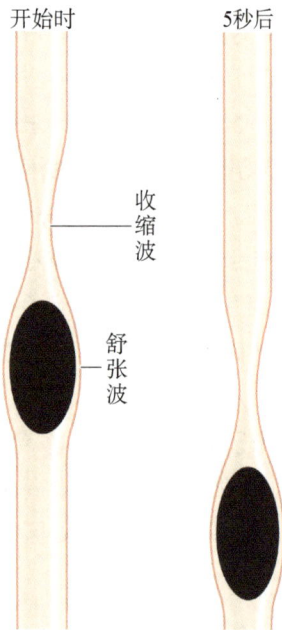

图2-3 食管蠕动模式图

引自:陆利民,王锦. 生理学[M]. 上海:复旦大学出版社,2016.

食管下括约肌受迷走神经兴奋性和抑制性纤维的双重支配。食物刺激食管壁,反射性引起抑制性纤维末梢释放血管活性肠肽和一氧化氮,引起食管下括约肌舒张。食团入胃后,迷走神经的兴奋性纤维兴奋,末梢释放乙酰胆碱,使食管下括约肌收缩。食管下括约肌的活动还受体液因素的影响,如食团入胃后,刺激幽门部胃黏膜释放促胃液素,引起其收缩;而促胰液素、缩胆囊素等则使其舒张。

第三节 胃 内 消 化

胃是消化道中最膨大的部分,有贮存和初步消化食物的功能。成年人胃的容量一般为1～2 L。入胃后的食团与胃液混合,部分成分被溶解,食物中的蛋白质被胃蛋白酶初步分解,同时在胃运动的研磨下形成食糜(chyme)状态,逐次、少量地通过幽门向十二指肠推进。

一、胃液

(一) 胃液的性质、成分和作用

胃液(gastric juice)是一种无色的酸性液体,pH 为 0.9～1.5。正常成年人每日分泌量为1.5～2.5 L。胃液中除占 91%～97% 的水分外,主要溶质成分有盐酸(hydrochloric acid)、胃蛋白酶原、黏液和内因子,以及 Na^+、K^+、HCO_3^- 等无机物。

胃液是由胃壁黏膜层内多种外分泌腺细胞分泌的混合消化液。胃壁的黏膜层内含有3 种外分泌腺:①贲门腺,位于胃与食管连接处,为宽 1～4 cm 的环状区,为黏液腺;②泌酸腺(图 2-4),分布于胃底的大部及胃体的全部,腺体含有壁细胞(parietal cell)、主细胞(chief cell)和颈黏液细胞(neck mucous cell),分别分泌盐酸、胃蛋白酶原和黏液,壁细胞还能分泌内因子;③幽门腺,位于胃幽门部,为黏液腺。此外,分布于胃黏膜所有区域的上皮细胞,能分泌黏稠的黏液。胃黏膜内还含有多种内分泌细胞,如胃窦部的 G细胞,分泌促胃液素;胃窦部的 D 细胞,分泌生长抑素;泌酸区的肠嗜铬样细胞,分泌组胺(histamine)。

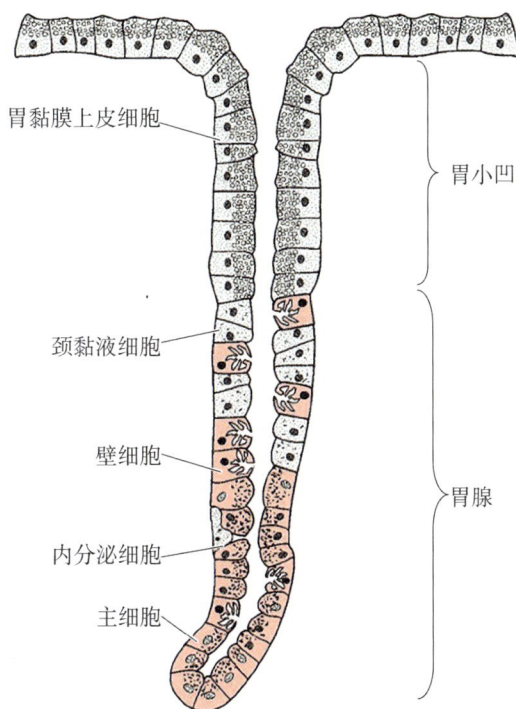

图 2-4 胃泌酸腺模式图

引自:陆利民,王锦.生理学[M].上海:复旦大学出版社,2016.

胃黏膜上皮细胞
胃小凹
颈黏液细胞
壁细胞
胃腺
内分泌细胞
主细胞

1. 盐酸 也称胃酸(gastric acid),由胃黏膜泌酸腺的壁细胞分泌。胃酸包括游离酸及与蛋白质结合的结合酸两种形式,大部分为游离酸,两者在胃液中的总浓度称为胃液的总酸度,为 150～170 mmol/L。在没有任何食物刺激的情况下,胃排空后 6 小时的胃酸分泌量称为基础胃酸分泌,为 0～5 mmol/h。在食物或药物(如促胃液素、组胺)的刺激下,胃酸分泌量明显增加,正常成人可达 20～25 mmol/h。

胃酸分泌量与壁细胞的数目和功能状态呈正相关。壁细胞又称泌酸细胞(oxyntic cell),数目可达 10 亿个。在基础分泌状态下,壁细胞的分泌小管多不与胃底腺腔相通,小管与细胞顶端膜的微绒毛短而稀疏;进食后,分泌小管开放,微绒毛增多并且变长,填充在分泌小管管腔内,可使细胞游离面扩大数倍。壁细胞内含有大量线粒体,其他细胞器则较少。

胃液中 H^+ 的最大浓度可比血浆中高 3×10^6 倍,因此壁细胞分泌 H^+ 是逆着巨大的浓度梯度进行的,需要消耗大量能量,是一个主动过程。研究表明,H^+ 的分泌是依靠壁细胞顶端膜上的一种质子泵(proton pump)实现的。这种质子泵为 H^+-K^+-ATP 酶,具有催化 ATP 水解、转运 H^+ 和 K^+ 的功能,镶嵌于壁细胞的分泌小管膜上。临床上常用质子泵抑制剂如奥美拉唑(omeprazole)治疗胃酸分泌过多。

壁细胞分泌盐酸的基本过程如图 2-5 所示。H^+ 来源于壁细胞内水的解离,Cl^- 来自血浆。细胞内的 H^+ 被分泌小管膜上的质子泵主动转运到分泌小管中,然后进入胃腔。质子泵每水解一分子 ATP 释放的能量,能驱动一个 H^+ 从胞质进入分泌小管,同时驱动一个 K^+ 从分泌小管进入壁细胞内。壁细胞主动分泌 H^+ 的同时,顶端膜中的 K^+ 通道和 Cl^- 通道也开放。进入细胞内的 K^+ 经 K^+ 通道回到分泌小管腔内,细胞内的 Cl^- 通过 Cl^- 通道进入分泌小管腔内,与 H^+ 形成 HCl。需要时,HCl 由分泌小管腔进入胃腔。分泌 H^+ 后生成的 OH^- 在碳酸酐酶(carbonic anhydrase,CA)的催化下与胞内 CO_2 结合,形成 HCO_3^-,HCO_3^- 在壁细胞基底侧膜上通过 Cl^--HCO_3^- 反向转运体被转运出细胞,经细胞间隙进入血液,Cl^- 则被转运入细胞内。此外,壁细胞基底侧膜上的钠泵将细胞内的 Na^+ 泵出,同时将 K^+ 泵入细胞,以补充由顶端膜丢失的部分 K^+。因此,在消化期,胃酸大量分泌的同时有大量 HCO_3^- 进入血液,使血液暂时碱化,形成餐后碱潮(postprandial alkaline tide)。

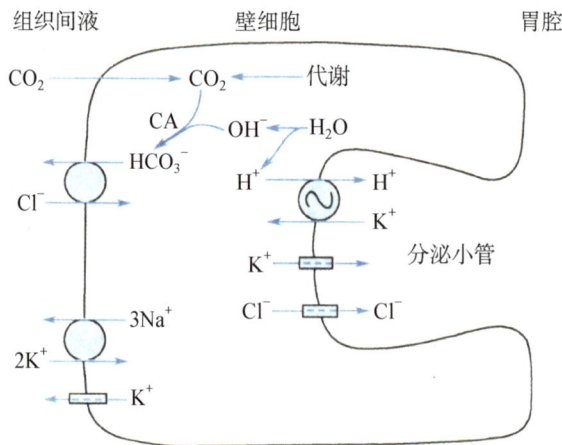

图 2-5 壁细胞分泌盐酸的基本过程模式图
引自:陆利民,王锦.生理学[M].上海:复旦大学出版社,2016.

胃酸具有多种生理作用。它能够激活胃蛋白酶原,使之转变成有活性的胃蛋白酶;为胃蛋白酶提供适宜的酸性环境,并使食物中的蛋白质变性,促进蛋白质的消化。盐酸可以抑制和杀灭随食物进入胃内的细菌。盐酸随食糜进入小肠后，刺激小肠黏膜内的 S 细胞和 I 细胞分泌促胰液素和缩胆囊素，进而引起胰液、胆汁和小肠液的分泌。盐酸造成的酸性环境还有利于小肠对铁和钙的吸收。但是盐酸分泌过多，对胃和十二指肠黏膜具有侵蚀作用，可诱发或加重胃溃疡、十二指肠溃疡等疾病。如果胃酸分泌过少，则可引起腹胀、腹泻等消化不良症状。

2. 胃蛋白酶原（pepsinogen） 主要由胃泌酸腺的主细胞合成和分泌；颈黏液细胞、贲门腺和幽门腺的黏液细胞以及十二指肠近端的腺体也能少量分泌。胃蛋白酶原合成后没有活性，储存在细胞内。进食、迷走神经兴奋或促胃液素等刺激均能促进其释放。进入胃腔内的胃蛋白酶原在盐酸作用下被水解掉一小段多肽，转变为有活性的胃蛋白酶（pepsin）。激活的胃蛋白酶对胃蛋白酶原也有激活作用，即自身激活（正反馈）。在没有食物需要消化时，胃蛋白酶保持酶原形式是机体的一种保护机制，可防止过量的胃蛋白酶对胃壁的自身消化。

胃蛋白酶的作用是对食物中的蛋白质进行初步分解，主要产物是胨和胨，以及少量的多肽和氨基酸。胃蛋白酶只有在酸性较强的环境中才能发挥作用，其最适 pH 为 $1.8 \sim 3.5$。当 $pH > 5.0$ 时，胃蛋白酶便会丧失活性。

3. 内因子（intrinsic factor） 是由壁细胞在分泌盐酸的同时分泌的一种糖蛋白，分子量约为 55 000。内因子有两个活性部位：一个活性部位与进入胃内的维生素 B_{12} 结合，形成内因子-维生素 B_{12} 复合物，可保护维生素 B_{12} 免遭肠内水解酶的破坏；当该复合物随小肠内容物运送至回肠远端后，另一活性部位与回肠黏膜细胞膜上的相应受体结合，从而促进维生素 B_{12} 的吸收。促进胃酸分泌的各种刺激，如迷走神经兴奋、组胺、促胃液素等，均可使内因子分泌增多。胃黏膜萎缩或胃腺细胞破坏可导致内因子分泌不足，此时维生素 B_{12} 的吸收就会发生障碍，从而影响红细胞内 DNA 的合成，引起巨幼红细胞性贫血。

4. 黏液和 HCO_3^- 胃液中含有大量的黏液（mucus），它们由胃黏膜表面的上皮细胞，泌酸腺、贲门腺和幽门腺的黏液细胞共同分泌，其主要成分为糖蛋白。黏液具有较高的黏滞性和形成凝胶的特性，分泌后覆盖于胃黏膜表面，形成约 0.5 mm 厚的保护层，起润滑作用，减少粗糙食物对胃黏膜的机械损伤。胃黏膜内的非泌酸细胞能分泌 HCO_3^-，组织液中的 HCO_3^- 也能少量渗入胃腔，它与黏液形成一个抗胃黏膜损伤的屏障，称为黏液-碳酸氢盐屏障（mucus - bicarbonate barrier）（图 2 - 6）。这个屏障能有效保护胃黏膜免受胃内盐酸和胃蛋白酶的损伤。黏液因其高度黏稠的特性可显著减缓胃液中 H^+ 扩散到黏膜上皮细胞表面，H^+ 与从黏液层底部向上扩散的 HCO_3^- 中和，从而在黏液层中形成一个 pH 梯度：靠近胃腔侧 pH 约为 2.0，越靠近上皮细胞侧越接近中性。因此，胃黏膜表面的黏液层可有效防止胃内的 H^+ 对胃黏膜的直接侵蚀作用及胃蛋白酶对胃黏膜的消化作用。

除了黏液-碳酸氢盐屏障外，胃黏膜还存在其他保护机制。胃黏膜相邻的上皮细胞顶端膜之间存在的紧密连接（tight junction），形成胃黏膜屏障（gastric mucosal barrier），阻止胃腔内的 H^+ 进入黏膜层内。胃黏膜还能合成和释放某些前列腺素（如 PGE_2、PGI_2）和表皮生长因子（epidermal growth factor，EGF），它们能抑制胃酸、胃蛋白酶原的分泌，刺激黏液和碳酸氢盐分泌，使胃黏膜微血管扩张，增加胃黏膜血流量，因此有助于维持胃黏膜的完整性

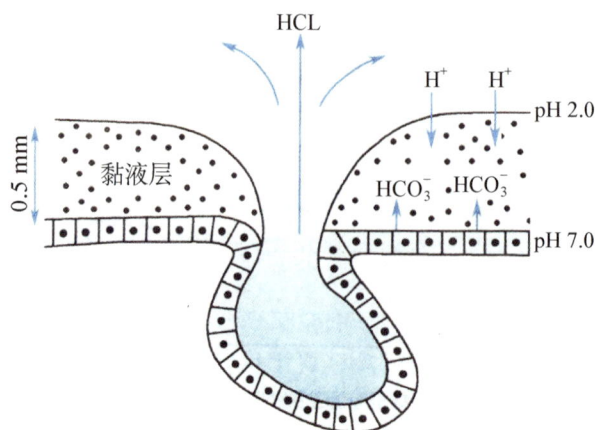

图 2 - 6　胃黏液-碳酸氢盐屏障模式图

引自:陆利民,王锦. 生理学[M]. 上海:复旦大学出版社,2016

和促进受损胃黏膜的修复。此外,胃黏膜上皮通过干细胞分化、生长、迁移和脱落不断更新,从而维持胃黏膜屏障的完整性。

　　大量饮酒,大量服用吲哚美辛、阿司匹林等药物,以及幽门螺杆菌感染等,均可削弱或破坏胃黏膜的保护机制,损伤胃黏膜,引起胃炎或胃溃疡。乙醇和阿司匹林类药物不但可以抑制黏液及碳酸氢盐的分泌,破坏黏液-碳酸氢盐屏障,还能抑制胃黏膜合成前列腺素,降低细胞保护作用。幽门螺杆菌感染被认为是消化性溃疡发生的主要原因。这种细菌具有鞭毛和弯曲结构,能在黏液层中快速运动并到达胃黏膜上皮细胞表面,并能产生大量尿素酶,将尿素分解为氨和 CO_2。氨能中和胃酸,进一步使细菌周围环境呈中性或接近于中性,这使该细菌得以在酸度很高的胃内生存。尿素酶和氨的积聚能损伤胃黏液层和黏膜细胞,破坏黏液-碳酸氢盐屏障和胃黏膜屏障,致使 H^+ 向黏膜扩散,从而导致消化性溃疡的发生。

(二) 消化期胃液分泌的分期

　　在空腹或消化间期,胃液仅有少量分泌,称为基础胃液分泌。进食后,在各种神经和体液因素的调节下,胃液分泌显著增多,称为消化期胃液分泌。通常根据食物对消化道不同部位的刺激,将消化期胃液分泌分为头期(cephalic phase)、胃期(gastric phase)和肠期(intestinal phase)3 个时相(图 2 - 7)。实际上,这 3 个时期几乎同时开始并互相重叠。

　　1. 头期胃液分泌　头期胃液分泌主要是头面部感受器感受食物刺激后,通过神经反射引起的胃液分泌。该期胃液分泌的特点是持续时间长(可持续 2～4 小时),分泌量大,占整个消化期分泌量的 30% 左右,酸度和胃蛋白酶的含量均很高,消化力强。头期胃液分泌受情绪和食欲的影响较大。心情愉悦时头期胃液分泌多,而在情绪抑郁或惊恐状态下,该期分泌被明显抑制。与不可口的食物相比,美味食物引起的头期胃液分泌明显增多。

　　引起头期胃液分泌的机制包括条件反射和非条件反射。食物的条件刺激因素如其气味、颜色、形象、与烹调或就餐有关的声音等刺激头面部感受器,经由相关脑神经传入中枢引

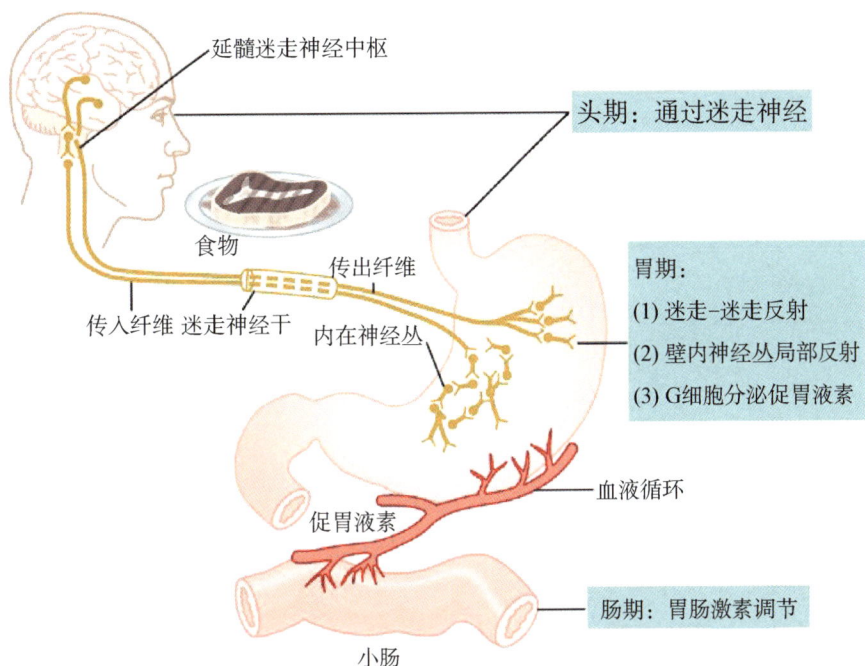

图2-7　消化期胃液分泌的3个时相及其调节

引自:陆利民,王锦.生理学[M].上海:复旦大学出版社,2016.

起的胃液分泌属于条件反射。人类还可以通过对可口食物的想象引起胃液分泌,这也是一种条件反射。非条件反射是在咀嚼和吞咽食物时,刺激了口腔和咽部等处的化学和机械感受器,经由第V、Ⅶ、Ⅸ、Ⅹ对脑神经传入中枢而引起的反射。反射中枢位于延髓、下丘脑、边缘系统和大脑皮质。迷走神经是这些反射共同的传出神经,其末梢主要支配胃腺和胃窦部的G细胞。迷走神经兴奋后,一方面通过其末梢释放乙酰胆碱,直接促进胃液分泌;另一方面,部分纤维末梢释放递质促胃液素释放肽(gastrin - releasing peptide,GRP),又称蛙皮素或铃蟾肽,作用于G细胞膜上的相应受体,引起促胃液素释放,从而间接促进胃液分泌(图2-8)。在头期胃液分泌中,迷走神经的直接促进作用更为重要,但促胃液素也发挥一定的生理作用。

头期胃液分泌可以用著名的假饲(sham feeding)实验加以证实。先给犬造一个食管瘘和一个胃瘘;犬进食后,食物全部从食管瘘处流出,并未进入胃内(故称为假饲),但此时仍有胃液从胃瘘流出。当支配胃的迷走神经分支被切断后,假饲则不再引起胃液分泌。

2. 胃期胃液分泌　胃期胃液分泌是指食物入胃后,刺激胃壁上的机械和化学感受器,通过神经和体液因素进一步促进胃液大量分泌。此期胃液分泌量占整个消化期分泌量的60%左右,酸度和胃蛋白酶的含量也很高,但消化力不如头期。

引起胃期胃液分泌的主要机制是:①食物扩张胃,刺激胃底、胃体部的机械感受器,冲动沿迷走神经传入纤维传至中枢,再通过迷走神经传出纤维引起胃液分泌,这一反射属于迷走-

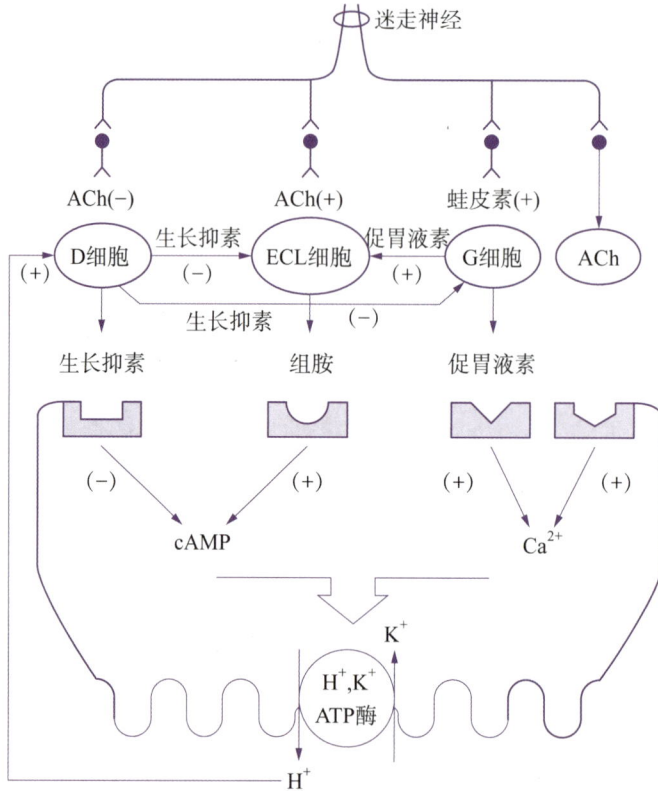

图 2-8 乙酰胆碱、组胺、促胃液素和生长抑素对壁细胞分泌胃酸的作用机制示意图

注:(十)促进作用,(一)抑制作用。

引自:陆利民,王锦. 生理学[M]. 上海:复旦大学出版社,2016.

迷走反射(vago-vagal reflex);②食物扩张刺激胃底、胃体部感受器,也可以通过壁内神经丛的局部反射,直接或通过促胃液素间接引起胃液分泌;③胃扩张刺激幽门部的感受器,通过壁内神经丛作用于幽门部 G 细胞,引起促胃液素释放;④食物的某些化学成分,主要是蛋白质、肽类和氨基酸,可直接作用于 G 细胞,使之释放促胃液素。淀粉和脂肪及其分解产物也有刺激胃液分泌的作用,但不如蛋白质、肽类和氨基酸的作用强。此外,一些富含咖啡因、乙醇或 Ca^{2+} 的饮食也能引起胃液大量分泌。在实验中,如果把食糜直接由胃瘘放入犬的主胃内,可引起大量的胃液分泌,并持续数小时,从而证明胃期胃液分泌的存在。

3. 肠期胃液分泌 食物成分进入小肠后,直接刺激肠壁的机械感受器和化学感受器,引起胃液分泌轻度增加,称为肠期胃液分泌。该期分泌的胃液量不大,只占整个消化期分泌量的 10%,酸度不高,消化力也不强,可能跟小肠内同时存在许多抑制胃液分泌的调节因素有关。

实验中,将食糜、肉的提取物或蛋白胨液由瘘管直接注入十二指肠内,也可引起胃液分泌增加,说明食物离开胃以后,还有继续刺激胃液分泌的作用。切断支配胃的神经后,这种作用仍然存在,说明肠期胃液分泌中体液调节机制是主要的,而神经调节可能不是很重要。食物进入小肠后,通过机械扩张刺激和消化产物的化学性刺激,使小肠黏膜释放一种或几种胃肠激素,如促胃液素、肠泌酸素(entero-oxyntin)等,通过血液途径作用于胃,促进胃液分泌。在胃窦被切除的患者中发现,进食后血浆促胃液素水平仍有升高,说明十二指肠释放的促胃液素是引起肠期胃液分泌的因素之一。

(三) 胃液分泌的调节

胃液分泌主要接受神经和体液因素的调节,神经调节主要是通过迷走神经的活动,体液调节主要通过胃肠激素或生物活性物质如促胃液素、组胺等实现。

1. 促进胃液分泌的主要因素

(1)迷走神经:迷走神经传出纤维直接支配胃黏膜泌酸腺中的壁细胞,兴奋后神经末梢释放乙酰胆碱(ACh),与壁细胞膜上的 M_3 型胆碱能受体结合,刺激壁细胞分泌盐酸,该作用可被 M 受体拮抗剂阿托品(atropine)阻断;有些纤维支配胃泌酸区黏膜内的肠嗜铬样(enterochromaffin-like,ECL)细胞,末梢释放 ACh,通过 M 型胆碱能受体使 ECL 细胞释放组胺,间接引起壁细胞分泌胃酸;也有部分纤维支配幽门部 G 细胞,通过释放促胃液素释放肽(GRP),使 G 细胞分泌促胃液素,再通过其促进壁细胞分泌胃酸。另外,迷走神经有部分传出纤维支配胃和小肠黏膜中的 D 细胞,释放的递质也是 ACh,其作用是减少 D 细胞释放生长抑素,从而减弱生长抑素对 G 细胞释放促胃液素的抑制作用,实质上促进了促胃液素的作用(图 2-8)。

(2)促胃液素:促胃液素是由胃窦及上段小肠黏膜的 G 细胞分泌的一种胃肠激素,释放后进入循环血液,通过多种途径促进胃液分泌。促胃液素被运送到壁细胞后,与膜上的促胃液素受体/缩胆囊素 B(CCK_B)受体结合,强烈刺激壁细胞分泌胃酸。促胃液素也能作用于 ECL 细胞,促进 ECL 细胞分泌组胺,间接促进壁细胞分泌胃酸(图 2-8)。这一间接作用可能比它直接刺激壁细胞分泌胃酸更为重要。同时,促胃液素的分泌和作用受其他胃肠激素的影响,例如生长抑素、促胰液素、抑胃肽、胰高血糖素和血管活性肠肽等均可抑制促胃液素的分泌。胃酸对促胃液素的分泌具有负反馈调节作用,当胃液 pH 降到 2~5 以下时,促胃液素的分泌即被抑制。

(3)组胺:在胃黏膜上,组胺由胃泌酸区黏膜中的 ECL 细胞分泌。它通过局部扩散到达邻近的壁细胞,与壁细胞膜上的组胺 H_2 受体结合,刺激胃酸分泌。ECL 细胞膜上具有促胃液素/CCK_B 受体和 M_3 型胆碱能受体,可分别被促胃液素和乙酰胆碱激活,刺激组胺释放,进而促进胃酸分泌。ECL 细胞膜上还存在生长抑素 2 型受体(SSTR-2),D 细胞分泌的生长抑素与其结合后,抑制组胺的释放,进而抑制胃酸分泌。研究发现,在分离的壁细胞上,ACh、促胃液素和组胺都可作用于相应的受体引起胃酸分泌,但当联合使用促胃液素和组胺,或者联合使用 ACh 和组胺,其对胃酸分泌的总体作用,相比于这两个组合中的两种物质单独使用引起的作用的代数和要大得多,说明组胺对促胃液素和 ACh 有协同加强作用(图 2-8)。组胺 H_2 受体拮抗剂如西咪替丁(cimetidine)不但能有效抑制组胺引起的胃酸分泌,还可通过削弱促胃液素和 ACh 的泌酸效应减少胃酸分泌。

除了胃酸,上述能够引起壁细胞分泌胃酸的因素均能促进主细胞分泌胃蛋白酶原和促进黏液细胞分泌黏液。由十二指肠黏膜中的内分泌细胞分泌的促胰液素和缩胆囊素也能刺激胃蛋白酶原的分泌。

2. 抑制胃液分泌的主要因素

(1) 盐酸：进食后，随着胃液的分泌，胃腔内过多的盐酸反过来对胃腺的活动又产生抑制作用，这是一种典型的负反馈调节。当胃窦内 pH 降至 1.2～1.5 时，胃酸的分泌就会被抑制，其机制包括两个方面：①盐酸直接抑制胃窦部 G 细胞，减少促胃液素释放；②刺激胃黏膜中 D 细胞释放生长抑素，间接抑制促胃液素和胃酸分泌。这种负反馈机制有助于防止胃酸过度分泌，从而保护胃黏膜。

胃酸随食糜进入十二指肠后，当十二指肠内 pH 降到 2.5 以下时，也能反馈抑制胃酸的分泌，其机制可能是盐酸刺激小肠黏膜释放促胰液素和球抑胃素（bulbogastrone）。促胰液素通过血液循环作用于胃窦 G 细胞，减少促胃液素释放。球抑胃素是十二指肠球部释放的一种肽类激素，具有抑制胃酸分泌的作用，但目前对其化学结构和成分尚未研究清楚。

(2) 脂肪：脂肪及其分解产物随食糜进入小肠后，可刺激小肠黏膜分泌多种胃肠激素，如促胰液素、缩胆囊素、肠抑胃肽、胰高血糖素和血管活性肠肽等，这些物质具有抑制胃液分泌和胃运动的作用，统称为肠抑胃素（enterogastrone）。20 世纪 30 年代，我国生理学家林可胜首次发现，将从小肠黏膜中提取出的一种物质注射入静脉后，可使胃液分泌量、酸度和消化力均降低，并抑制胃的运动，因此把这种物质命名为肠抑胃素。但迄今仍未能提纯这种物质，故目前认为，肠抑胃素不是一个单独的激素，而是包含上述数种具有抑胃作用的胃肠激素的总称。

(3) 高张溶液：高张食糜进入十二指肠后，可使肠腔内溶液处于高张状态。高张溶液对胃液分泌具有抑制作用，其可能的机制包括刺激小肠黏膜内的渗透压感受器，通过肠-胃反射（entero-gastric reflex）抑制胃液分泌和刺激小肠黏膜释放一种或几种胃肠激素，通过血液循环抑制胃液分泌。

3. 影响胃液分泌的其他因素 很多其他胃肠激素和生物活性物质也参与胃液分泌的调节，这些物质的作用及其作用途径各不相同。

(1) 生长抑素：它对胃酸分泌有很强的抑制作用，通过旁分泌方式作用于壁细胞、ECL 细胞和 G 细胞上的生长抑素 2 型受体（SSTR-2），抑制细胞内腺苷酸环化酶活性，降低胞质内的 cAMP 水平，从而抑制壁细胞分泌盐酸，抑制 G 细胞分泌促胃液素，以及抑制 ECL 细胞释放组胺等，通过多种途径使胃酸分泌减少。

(2) 缩胆囊素：它是由小肠黏膜 I 细胞分泌的一种胃肠激素。根据其结合受体的不同，CCK 对胃酸分泌产生不同的作用。CCK 受体可分为 CCK_A 和 CCK_B 两种类型，它们都能结合 CCK 和促胃液素，但亲和力不同，CCK_B 受体对两者具有同等的亲和力，而 CCK_A 对 CCK 的亲和力则大得多，是对促胃液素亲和力的 3 倍左右。因此，CCK 一方面可以通过与壁细胞上的促胃液素/CCK_B 受体结合来促进胃酸分泌，同时又对促胃液素促进胃酸分泌具有竞争性抑制作用。此外，CCK 还可通过 D 细胞上的 CCK_A 受体引起生长抑素释放而抑制胃酸分泌。在整体情况下，CCK 对胃酸的分泌主要表现为抑制效应。

(3) 铃蟾肽：铃蟾肽曾名蛙皮素，是从欧洲铃蟾皮肤中提取出来的一种生物活性多肽，后来在哺乳动物中发现与之有相似功能的肽,即促胃液素释放肽(GRP)。铃蟾肽可由胃壁内非胆碱能神经元分泌,也可由支配胃窦部 G 细胞的迷走神经末梢释放。胃黏膜内很多细胞包括壁细胞、G 细胞和 D 细胞的细胞膜上都存在 GRP 受体。铃蟾肽具有强烈刺激胃窦部 G 细胞分泌促胃液素的作用。给正常人静脉注射 GRP 后,血清促胃液素水平明显升高,基础和餐后胃酸分泌量随之增加。

(4)血管活性肠肽:它存在于中枢神经和肠神经系统中,是一种抑制性神经递质,但它对胃液的分泌具有兴奋和抑制的双重作用。它对进食、组胺和促胃液素等刺激引起的胃酸分泌有抑制作用,并能使 D 细胞分泌生长抑素;同时,它又能刺激壁细胞内 cAMP 增加,从而促进胃酸分泌。

(5)表皮生长因子:它具有抑制胃酸分泌的作用,其机制与细胞内 cAMP 的生成被抑制有关。但这种抑酸作用可能仅在胃上皮受损时才表现出来,从而有利于胃黏膜的修复。

(6)缬酪肽(valosin):缬酪肽是从猪小肠中分离出来的一种胃肠肽,对基础胃酸分泌有刺激作用,且这一作用不依赖于促胃液素的分泌。

(7)促胰液素:它有促进胰液分泌的作用,也有明显的抑制促胃液素和胃酸分泌的作用。

(8)抑胃肽(gastric inhibitory peptide,GIP):它可以抑制组胺和胰岛素性低血糖引起的胃酸分泌,该作用通过释放生长抑素介导。大剂量抑胃肽还能抑制胃蛋白酶原的释放。

(9)其他胃肠激素:还有其他一些胃肠激素也参与胃液分泌的调节,如内源性阿片样物质、神经肽 Y 等具有促进胃酸分泌的作用,而 P 物质、降钙素基因相关肽、肠高血糖素等则可抑制胃酸分泌。

二、胃的运动

进食后,胃壁平滑肌进行节律性舒缩运动,对进入胃内的食物进行机械性消化,通过对食糜和胃液的搅拌促进化学性消化。根据胃壁肌层的结构和功能特点,可将胃分为头区和尾区。头区包括胃底和胃体的上 1/3,它们的运动较弱,主要通过平滑肌的舒张接纳和储存来自食管的食物。尾区包括胃体的下 2/3、胃窦和幽门,该区的平滑肌由外向内可明显地区分为纵行肌层、环形肌层和斜行肌层,故运动较强,主要功能是混合、磨碎食物,使食物与胃液充分混合形成食糜,并将食糜逐步排入十二指肠。

在非消化期(消化间期),胃的运动形式与消化期存在明显区别,其功能主要是清除胃内的残留物。

(一)消化期的胃运动

1. 运动形式及其调节

(1)紧张性收缩:胃壁平滑肌经常处于一定程度的缓慢持续收缩状态,称为紧张性收缩(tonic contraction)。紧张性收缩是胃肠道共有的运动形式之一,也是其他运动形式的基础。这种运动使胃保持一定的形状和位置,防止胃下垂,也使胃腔内保持一定的压力。空腹时紧张性收缩就已存在,进食后头区的紧张性收缩加强,对胃内容物起一种持续的压缩作用,有利于胃液渗入食团中,并逐渐压迫内容物向远端胃推进,而不搅拌胃内容物。

（2）容受性舒张：咀嚼和吞咽时，食物对口腔、咽、食管等处感受器的刺激可反射性引起胃底和胃体（头区为主）平滑肌的舒张，称为胃的容受性舒张（receptive relaxation）。容受性舒张使胃的容量大大增加，以备大量食物涌入胃内，而胃内压力却无显著升高。正常人空腹时的胃容量仅约 50 mL，进食后可增加到 1.5 L。胃容受性舒张是通过迷走-迷走反射实现的，传入神经是迷走神经，中枢位于延髓迷走神经背核和疑核，传出神经是抑制性迷走神经，节后纤维末梢释放的递质可能是某种肽类物质（如血管活性肠肽）或一氧化氮。

（3）蠕动：空腹时基本不出现胃蠕动。食物进入胃内约 5 分钟后，蠕动开始出现，它起始于胃中部，呈环形的收缩圈，初起时幅度较小，胃壁仅有轻微凹陷，然后有节律地向幽门方向推进，幅度逐渐增大，扩布的速度也加快，每次蠕动约需 1 分钟到达幽门。蠕动波的频率约 3次/分，因此，在前一个蠕动波还在进行时，后一个蠕动波就已开始，常被形容为"一波未平，一波又起"（图 2-9）。胃蠕动是胃向十二指肠排放食糜的动力，当蠕动波到达幽门时，幽门括约肌处于舒张状态，便可将少量食糜（1～2 mL）排入十二指肠；反之，如果幽门括约肌收缩，幽门处于关闭状态，食糜将被反向推回至近侧胃窦或胃体，从而使食糜在胃内被进一步磨碎。因此，胃蠕动的生理意义在于：①磨碎、搅拌胃内的固体食物，使胃内容物与胃液充分混合而形成糊状的食糜，也有利于食糜接受胃液的化学性消化；②将食糜逐步推入十二指肠。

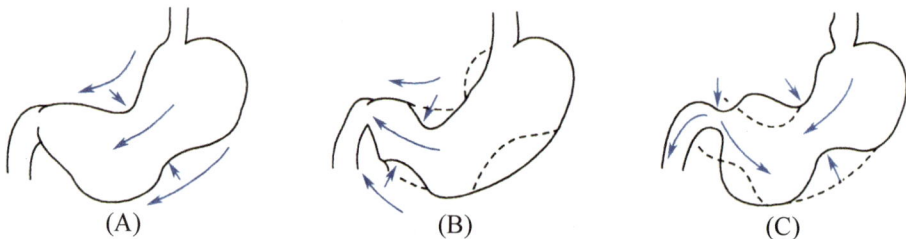

图 2-9　胃的蠕动示意图

注：（A）蠕动起始于胃的中部，向幽门方向推进；（B）胃蠕动可将少量食糜推入十二指肠；（C）终末胃窦处强有力的蠕动波可将部分食糜反向推回，同时在胃的中部又有一个新的蠕动波产生。

引自：陆利民，王锦. 生理学[M]. 上海：复旦大学出版社，2016.

胃的蠕动频率受胃壁平滑肌慢波节律的控制。人的慢波频率为 3 次/分，蠕动波频率与慢波完全一致。慢波起源于胃大弯近端 1/3 和中 1/3 连接处，沿纵行肌向幽门方向传播，并以电紧张的形式向邻近环形肌扩布。慢波呈环形向胃远端扩布，扩布速度逐渐加快，到终末胃窦处速度可达 4 cm/s，且胃大弯处的速度比胃小弯处稍快，因此能同时到达幽门处。应用细胞内微电极技术记录到的慢波电位多表现为 3 个时相：初期为快速的去极化相，是由电压门控钙通道和电压门控 K^+ 通道激活产生的；第二时相为平台相，是由内向的 Ca^{2+} 电流和外向的钾电流达到平衡产生的；第三时相为复极相，电压门控 Ca^{2+} 通道失活，Ca^{2+} 介导的 K^+ 通道开放，由此产生较快的复极化。在慢波期间，当去极化超过机械阈（也称收缩阈）时，胃平滑肌便出现收缩。去极化的幅度越大，去极化在阈值以上持续时间越长，平滑肌的收缩就越强。

胃的蠕动受到神经和体液因素的调节。支配远端胃的迷走神经节后纤维为兴奋性的胆碱能纤维，兴奋时其末梢释放乙酰胆碱，使胃慢波的频率和扩布速度加快，胃蠕动加强。交感神经的作用则相反,兴奋时胃的收缩频率和收缩强度均下降。需要注意的是,正常情况下交感神经对胃运动的影响较小。许多胃肠激素也影响胃的运动。例如,促胃液素和胃动素均可使胃慢波的频率增加,胃蠕动加强,胃窦收缩增强,从而促进胃排空;而生长抑素、胰高血糖素、促胰液素、抑胃肽等则使胃蠕动减弱。

2. 胃排空 食物入胃后约 5 分钟就开始有部分食糜被排入十二指肠。食糜由胃排入十二指肠的过程称为胃排空(gastric emptying)。混合性食物从胃内完全排空通常需要 4～6 小时。胃排空的速度与食物的物理性状和化学组成有密切关系。一般来说,小颗粒食物比大块食物排空快;稀的流质食物比黏稠的或固体的食物排空快;等渗液体比非等渗液体排空快。在三大营养物质中,糖类食物的排空最快,蛋白质类食物次之,脂类食物排空最慢。

胃排空的顺利进行有赖于胃、胃十二指肠连接处和近端十二指肠协调的舒缩活动。排空前,胃窦、幽门和近端十二指肠(十二指肠前段约 5 cm)处于舒张状态。随着蠕动波的到来,胃窦收缩,食糜被推入幽门,幽门括约肌松弛,1～2 mL 食糜被排入十二指肠,随之幽门关闭,紧接着近端十二指肠收缩,将食糜推向远端十二指肠和空肠,进行小肠内消化。然后胃窦、幽门和近端十二指肠又处于舒张状态,开始新一轮的胃排空过程。

胃排空的动力来自胃壁平滑肌的收缩,造成胃内压高于十二指肠内压,当这种压力差足以克服食糜通过幽门的阻力时,食糜就被排入十二指肠。因此,凡能促进胃平滑肌运动的因素都能加快胃排空,相反,抑制胃平滑肌运动的因素均可延缓胃排空。

(1) 促进胃排空的因素:食物对胃壁的机械牵张刺激可通过迷走-迷走反射和壁内神经丛局部反射使胃的运动增强,从而促进胃排空。胃迷走神经切断术后的患者,由于其胃的收缩减弱,对固体食物的排空减慢。此外,食物对胃的扩张刺激和食物中的某些化学成分(主要是蛋白质消化产物)可引起胃幽门部 G 细胞释放促胃液素,从而增强胃的运动,但同时也能增强幽门括约肌的收缩,所以促胃液素总的效应是延缓胃排空。

(2) 抑制胃排空的因素:当食糜进入十二指肠后,食糜中的盐酸、脂肪和高渗性以及对肠壁的机械牵张刺激均可刺激十二指肠壁的感受器,通过神经反射抑制胃运动,使胃排空减慢,这种反射称为肠-胃反射。肠-胃反射对酸刺激特别敏感,当十二指肠内 pH 降到 3.5～4.0 时,反射即可引起,从而阻止酸性食糜进入十二指肠。此外,食糜中的酸和脂肪还可以刺激小肠上段黏膜释放促胰液素、抑胃肽等物质,抑制胃运动,延缓胃排空。

上述十二指肠内抑制胃运动的因素并不是持续存在的。随着酸被肠内碱性消化液中和,渗透压降低及食物的消化产物被吸收,它们对胃排空的抑制便逐渐消失,胃运动又变强,于是胃排空再次发生,另一部分食糜被排入十二指肠。如此重复,直到胃内食糜被完全排空。由此可见,胃内因素促进胃排空,十二指肠内因素抑制胃排空,两者互相消长,使胃排空间断进行,同时与上段小肠内的消化和吸收过程相适应。

(二) 消化间期的胃运动

在消化间期(非消化期)或禁食状态下,胃壁平滑肌除了紧张性收缩外,还存在一种特殊的运动形式,称为移行性复合运动(migrating motor complex,MMC)。这种运动的特点在于胃平滑肌由较长的静息期逐渐过渡到强力收缩,并周期性出现。每一周期的 MMC 持续

90~120 分钟,分为 4 个时相(图 2 - 10)。Ⅰ相为静息期,只能记录到慢波电位,没有平滑肌的收缩,持续 45~60 分钟。Ⅱ相可在慢波电位的基础上记录到散在的峰电位,平滑肌出现不规则的收缩,持续 30~45 分钟。Ⅲ相时每个慢波电位上都出现成簇的动作电位,引发胃平滑肌产生规则性的强力收缩,持续 5~10 分钟,然后收缩停止,进入Ⅳ相。Ⅳ相是过渡期,逐渐过渡到下一周期的Ⅰ相,持续约 5 分钟。胃 MMC 起始于胃体上部,并向肠道方向传播,其收缩波 90 分钟后可到达回肠末端。

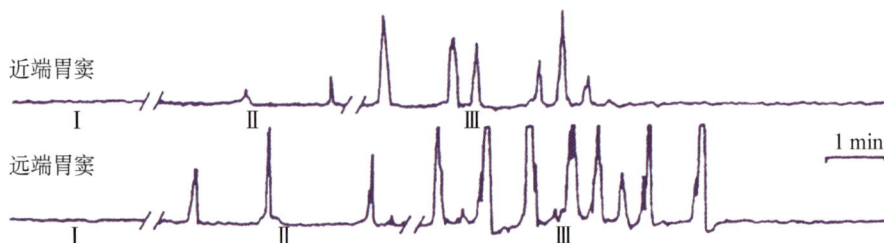

图 2 - 10　消化间期胃的移行性复合运动(MMC)示意图

注:未显示Ⅳ相

引自:朱大年,王庭槐. 生理学[M]. 8 版. 北京:人民卫生出版社,2013.

　　消化间期胃 MMC 使胃保持一定的运动状态,Ⅲ相的强力收缩起到了"清道夫"的作用,可将消化间期的胃内容物,包括前次进食后残留的不易消化的食物残渣和细菌、吞下的唾液、胃黏膜分泌的少量黏液和脱落的细胞碎片等清除干净。

　　胃 MMC 的产生及调控机制还不完全清楚。研究表明,Ⅰ相的产生可能与支配胃壁的神经末梢释放 NO 有关,Ⅲ相的形成可能与肠道黏膜细胞分泌的一种胃肠激素胃动素有关。

(三) 呕吐

　　呕吐(vomiting)是一种将胃内容物,有时甚至包括肠内容物,从口腔强力排出体外的动作。呕吐前常有恶心、流涎、呼吸急促、心跳加快不规则等表现。呕吐时先深呼吸,紧接着声门和鼻咽通道关闭,胃窦部、膈肌和腹壁肌强烈收缩,胃上部和食管下端舒张,将胃内容物经食管从口腔快速呕出。剧烈呕吐时,十二指肠和空肠上段也强烈收缩,使十二指肠内容物倒流入胃,随胃内容物一起呕出,故呕吐物中有时混有胆汁和小肠液。

　　呕吐是一个复杂的反射活动,各种机械、化学刺激作用于舌根、咽部、胃、小肠、大肠、胆总管、泌尿生殖器官、视觉和前庭器官(如晕车时)等处的感受器,冲动沿迷走神经、交感神经、舌咽神经中的感觉纤维传入中枢,到达位于延髓网状结构背外侧缘的呕吐中枢,传出冲动经迷走神经、交感神经、膈神经和脊神经到达胃、小肠、膈肌和腹肌等,引发这些部位的肌肉收缩,产生呕吐。另外,颅内压增高时可直接刺激呕吐中枢,引起喷射性呕吐。在延髓呕吐中枢附近,还存在一个特殊的化学感受区,一些内源性催吐物和某些中枢催吐药(如阿扑吗啡)均可刺激此区域,从而引起呕吐。

　　呕吐是一种防御反射,可将进入胃肠道的有害物质排出体外,故具有保护意义,但频繁、剧烈的呕吐也会影响进食和正常的消化活动,并使机体丢失大量消化液,造成水、电解质和酸碱平衡的紊乱。

第四节 小肠内消化

食糜由胃进入十二指肠后,开始小肠内消化过程,包括胰液(pancreatic juice)、胆汁和小肠液的化学性消化和小肠运动的机械性消化。在这里,食物的消化过程基本完成,消化产生的营养物质也大部分被吸收,因此小肠是消化与吸收最重要的部位。剩余未被消化的食物残渣进入大肠。食物在小肠内停留的时间与其性质有关,混合性食物一般在小肠内停留3～8小时。

一、胰液的分泌

胰腺是一个兼有内分泌和外分泌双重功能的腺体。胰腺的内分泌部为胰岛,能分泌多种激素,参与糖代谢的调节。胰腺的外分泌部由腺泡和导管组成,分泌的消化液称为胰液,具有很强的消化能力。在非消化期,胰液的分泌量很少,进食可引起胰液大量分泌,经胰腺导管排入十二指肠内。

(一)胰液的性质、成分和作用

胰液是一种无色无臭的液体,pH为7.8～8.4,是体内碱性最强的液体之一,渗透压与血浆大致相等,成人每日分泌量为1～2L。胰液的成分除了水之外,还包括多种重要的消化酶和一些无机物。

胰液中的无机物包括 Na^+、K^+、Ca^{2+}、Cl^- 和 HCO_3^- 等离子,其中 HCO_3^- 的含量很高,最高可达血浆中浓度的5倍,这也是胰液呈碱性的主要原因。HCO_3^- 主要由胰腺导管上皮细胞分泌,其浓度随胰液分泌速率变化,在一定范围内,胰液分泌速率越高,HCO_3^- 的浓度也越高。胰液中 HCO_3^- 的主要作用是中和进入十二指肠的胃酸,使肠黏膜免受强酸的侵蚀,同时保持小肠内的碱性环境,为小肠内多种消化酶提供适宜的pH环境(pH 7～8)。胰液中还含有大量 Cl^-,其浓度也随胰液分泌速率变化,当胰液分泌增多时,Cl^- 浓度下降。胰液中 Na^+、K^+、Ca^{2+} 的浓度与其在血浆中的浓度非常接近,且不随胰液分泌速率变化。

胰液中的有机物主要是各种消化酶及一些非酶蛋白质如免疫球蛋白和黏蛋白,由胰腺腺泡细胞合成和分泌。胰液中的消化酶种类最多也最齐全,除了含有消化蛋白质、脂肪和淀粉的各种酶外,还有消化核酸的DNA酶和RNA酶。

1. 消化蛋白质的酶 胰液中含有胰蛋白酶原(trypsinogen)、糜蛋白酶原(chymotrypsinogen)和羧肽酶原(procarboxypeptidase),以及少量的弹性蛋白酶原(proelastase)。这些酶刚分泌时都是以无活性的酶原形式存在的,进入小肠后被不同物质激活。胰蛋白酶原由小肠黏膜分泌的肠激酶(enterokinase)激活,转变为有活性的胰蛋白酶(trypsin)。胰蛋白酶也可激活胰蛋白酶原(正反馈),还能激活糜蛋白酶原、羧肽酶原和弹性蛋白酶原,使它们分别转化为有活性的糜蛋白酶、羧肽酶和弹性蛋白酶。胰蛋白酶和糜蛋白酶的作用相似,能将蛋白质水解为朊和胨,当它们协同作用于蛋白质时,可将蛋白质进一步分解为小分子多肽和氨基酸。糜蛋白酶还有较强的凝乳作用。活化的羧肽酶可水解肽链羧基端肽键,释放出具有自由羧基的氨基酸。活化的弹性蛋白酶主要水解丙氨酸、异亮氨酸、缬氨酸的羧基侧链,还能水解弹力蛋白。

正常情况下,胰液中的蛋白水解酶不会消化胰腺本身,因为它们都是以无活性的酶原形式分泌的。另外,胰腺的腺泡细胞还能分泌少量的胰蛋白酶抑制物(trypsin inhibitor),它在pH 3~7的环境中与胰蛋白酶以 1∶1 的比例结合,使少量被激活的胰蛋白酶丧失活性,从而防止胰腺自身被消化。但是,这种胰蛋白酶抑制物的含量少,作用有限,当出现胰导管梗阻、痉挛或由于饮食不当等因素引起胰液分泌急剧增加时,胰液排出受阻,胰管内压力升高,使胰腺腺泡破裂,胰蛋白酶原渗入胰腺细胞间质后可被组织液激活,从而消化自身胰腺组织,引起胰腺的炎症和坏死,发生急性胰腺炎。

2. 消化淀粉的酶 胰液中消化淀粉的酶是胰淀粉酶(pancreatic amylase),它是一种 α - 淀粉酶,以活性形式分泌,无须激活就可以发挥作用。它可以将食物中的淀粉、糖原和大部分其他碳水化合物(纤维素除外)水解为糊精和麦芽糖,以及少量麦芽三糖和葡萄糖等。与唾液淀粉酶只能水解熟的淀粉不同,胰淀粉酶对生的和熟的淀粉均能水解,且效率高、速度快。胰淀粉酶的最适 pH 为 6.7~7.0。

3. 消化脂肪的酶 胰液中消化脂肪的酶主要是胰脂肪酶(pancreatic lipase),以活性形式分泌,最适 pH 为 7.5~8.5。胰脂肪酶需要在辅脂肪酶(colipase)和胆盐(bile salts)的共同协助下,将甘油三酯水解为甘油、甘油一酯和脂肪酸。辅酯酶是胰脂肪酶的辅助因子,由胰腺腺泡细胞分泌,它以酶原形式分泌,可被胰蛋白酶激活。辅酯酶对来自肝脏的胆盐"微胶粒"(micelle)有较高的亲和力,可作为脂肪酶的"锚"将其牢固结合在微胶粒表面,从而形成脂肪酶-辅脂肪酶-胆盐三元络合物,防止胆盐将胰脂肪酶从脂肪表面清除,便于其发挥分解脂肪的作用。此外,胰液中还含有胆固醇酯酶和磷脂酶。胆固醇酯酶能水解胆固醇酯,生成胆固醇和脂肪酸。磷脂酶主要是磷脂酶 A_2,以无活性的形式分泌,被胰蛋白酶激活后可水解卵磷脂,生成溶血磷脂和脂肪酸。

此外,胰液中还含有 RNA 酶和 DNA 酶。它们也以酶原的形式分泌,在小肠内被胰蛋白酶激活后,可使相应的核酸部分水解为单核苷酸。

由于胰液中含有水解糖、脂肪和蛋白质三大营养物质的消化酶,因而是最重要的一种消化液。当胰液分泌发生障碍时,即使其他消化液分泌正常,食物中的脂肪和蛋白质仍不能被完全消化,进而影响其吸收,常可引起脂肪泻,但糖的消化吸收一般不受影响。

(二)胰液分泌的调节

食物是刺激胰液分泌的自然因素,进食后胰液开始分泌或分泌增加。胰液的分泌受神经和体液因素的双重调节。与胃液分泌类似,胰液分泌也可分为头期、胃期和肠期。头期主要是神经调节,胃期和肠期以体液调节为主(图 2-11)。

1. 头期胰液分泌 与头期胃液分泌类似,食物的色、香、味对感觉器官的刺激或食物直接刺激口、咽部等感受器,引起条件反射或非条件反射性胰液分泌。这些反射的传出神经是

视、嗅、咀嚼
食物

中枢神经

迷走神经
传入纤维

迷走神经
传出纤维

扩张　胃体

胰腺　促胃液素　胃窦　扩张，蛋白
质分解产物

缩胆囊素　促胰液素

小肠

蛋白质和脂肪　盐酸
的消化产物

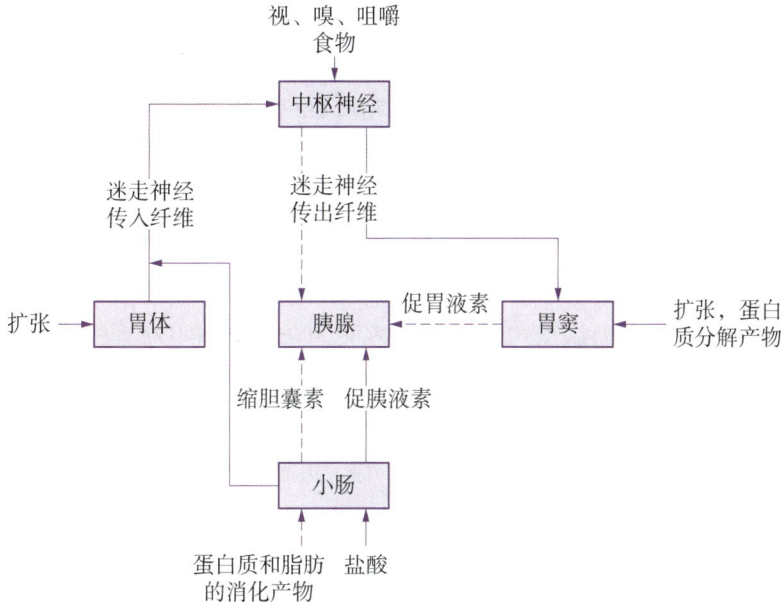

图 2-11　胰液分泌的神经和体液调节

注:实线表示引起水样分泌;虚线表示引起酶的分泌
引自:陆利民,王锦.生理学[M].上海:复旦大学出版社,2016.

迷走神经,递质为乙酰胆碱,主要作用于胰腺的腺泡细胞,而对导管上皮细胞的作用较弱。因此,迷走神经兴奋引起的胰液分泌特点是水和 HCO_3^- 含量较少,而酶的含量很丰富。此外,部分迷走神经纤维末梢也可释放促胃液素释放肽(GRP),作用于胃窦和小肠黏膜 G 细胞上的受体,引起促胃液素释放,后者通过血液循环作用于胰腺,间接引起胰液分泌,但这一作用较弱。动物实验假饲也可引起含酶多但液体量少的胰液分泌。头期胰液的分泌量约占消化期胰液分泌总量的 20%。

2. 胃期胰液分泌　食物进入胃内后,对胃产生机械性和化学性刺激,通过迷走-迷走反射引起含酶多但液体量少的胰液分泌。食物扩张胃以及蛋白质的消化产物也可刺激胃窦黏膜释放促胃液素,间接引起胰液分泌。这一时期胰液的分泌量较少,只占消化期胰液分泌总量的 5%~10%。

3. 肠期胰液分泌　这一时期的胰液分泌主要是通过体液因素实现的。食糜进入十二指肠和上段空肠后,其中的各种成分特别是蛋白质、脂肪的水解产物对肠壁黏膜的刺激引起促胰液素、缩胆囊素等物质释放,进而对胰液分泌产生很强的刺激作用。此外,食物的消化产物也可刺激小肠黏膜,通过迷走-迷走反射(肠-胰反射)促进胰液分泌,但量少。此期的胰液分泌量最多,约占整个消化期胰液分泌量的 70%,HCO_3^- 和胰酶含量也很高。

促胰液素是由小肠上段黏膜内 S 细胞分泌的一种多肽激素,由 27 个氨基酸残基组成。引起促胰液素释放的因素有盐酸、蛋白质分解产物、脂肪酸钠等,其中盐酸是最强的刺激因素,引起小肠内促胰液素释放的 pH 在 4.5 以下。糖类几乎没有刺激作用。促胰液素释放后,通过血液循环,主要作用于胰腺导管上皮细胞,使其分泌大量的水和 HCO_3^-,使胰液分泌量增加,但胰酶的含量很低。胰液中的 HCO_3^- 可中和进入十二指肠的酸性食糜,为胰酶提供适宜的 pH 环境,还可使进入十二指肠的胃蛋白酶失活,保护小肠黏膜免受强酸和胃蛋白酶的侵蚀。此外,促胰液素还可促进胆汁分泌,抑制胃酸和促胃液素的释放。

缩胆囊素是由十二指肠及上段小肠黏膜内的 I 细胞释放的一种多肽激素,由 33 个氨基酸残基组成。体内促进缩胆囊素释放的因素由强至弱依次为蛋白质分解产物、脂肪酸钠、胃酸和脂肪。糖类一般没有刺激作用。缩胆囊素释放后,通过血液循环作用于胰腺的腺泡细胞,促进多种消化酶分泌,故又称为促胰酶素(pancreozymin,PZ)。缩胆囊素对胰腺组织还有营养性作用,能促进胰腺组织蛋白质和核糖核酸的合成。缩胆囊素的另一重要作用是促进胆囊平滑肌收缩,使 Oddi 括约肌舒张,从而促使胆汁排放。

激素之间以及激素与神经之间对胰液分泌存在协同作用。缩胆囊素可加强促胰液素对胰腺导管的作用,促胰液素也可加强缩胆囊素对胰腺腺泡细胞的作用。迷走神经对促胰液素也有加强作用,实验中促胰液素引起的胰液分泌在阻断迷走神经后大大减少。

此外,胰液分泌存在反馈性调节。实验发现,向动物十二指肠内注入胰蛋白酶可抑制 CCK 和胰酶的分泌,而注入胰蛋白酶的抑制剂则可刺激 CCK 的释放和胰酶的分泌,提示肠腔内的胰蛋白酶对胰液分泌具有负反馈作用。蛋白水解产物及脂肪酸可刺激小肠黏膜 I 细胞释放 CCK 释放肽(CCK-releasing peptide,CCK - RP),这种肽除了具有促进 CCK 释放和胰酶分泌的作用外,也能促进胰蛋白酶的分泌,而胰蛋白酶又可反过来使 CCK - RP 失活,即以负反馈形式阻止 CCK 和胰蛋白酶进一步分泌。这种负反馈调节的生理意义在于防止胰蛋白酶的过度分泌。

二、胆汁的分泌和排出

胆汁(bile)是由肝细胞和胆管细胞共同分泌的,刚从肝内排出的胆汁称为肝胆汁(hepatic bile)。在消化期,胆汁经肝管、胆总管直接排入十二指肠;在非消化期,胆汁经由胆囊管进入胆囊内储存,需要时再排入十二指肠。储存于胆囊内的胆汁称为胆囊胆汁(gallbladder bile)。胆汁对于脂肪的消化和吸收具有重要作用。肝脏通过胆汁可排出一些不能被肾脏排出的代谢产物如胆固醇、胆色素及某些药物,因此胆汁分泌也是机体的排泄途径之一。正常成年人每天分泌胆汁 0.8～1.0 L。

(一) 胆汁的性质和成分

胆汁是一种具有苦味的有色液体。人的肝胆汁呈金黄色,弱碱性(pH 7.4)。在储存过程中,胆汁内一部分水和 HCO_3^- 被胆囊壁吸收,故颜色加深呈深棕色,pH 降至 6.8 左右。胆汁中绝大部分是水,还包括胆盐、卵磷脂、胆固醇、胆色素等有机物,以及 Na^+、K^+、HCO_3^-、Cl^- 等无机物。胆汁是唯一不含消化酶的消化液。

1. **胆盐** 它是胆汁中最重要的成分,具有促进脂肪消化和吸收的作用。肝细胞利用胆固醇合成胆汁酸,后者再与甘氨酸或牛磺酸结合生成结合胆汁酸,其钠盐或钾盐称为胆盐。胆盐进入肠道内发挥作用后,有 95% 被重吸收,其中 80% 是在回肠末端以结合胆汁酸盐的形式被主动重吸收的,另一小部分以游离胆汁酸盐的形式在小肠和结肠通过被动的方式重吸收。被重吸收的胆盐经门静脉回到肝脏,被肝细胞重新合成胆盐再排入小肠,这个过程称为胆盐的肠-肝循环(enterohepatic circulation of bile salts)(图 2 - 12)。每次餐后可进行 2～3 次这样的循环。

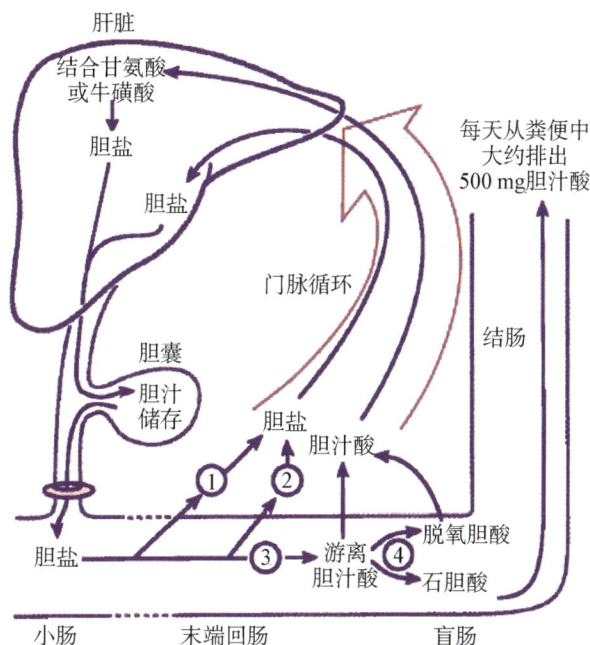

图 2 - 12 胆盐的肠-肝循环

注:胆盐从小肠重吸收通过 4 条途径:①从小肠被动扩散吸收(次要);②末端回肠载体介导的主动吸收(最重要);③吸收前解离成游离胆汁酸;④在肠管中受细菌作用转化后以脱氧胆酸形式被吸收。

引自:陆利民,王锦. 生理学[M]. 上海:复旦大学出版社,2016.

2. 磷脂 胆汁中的磷脂主要是卵磷脂。卵磷脂是胆固醇的有效溶剂,胆汁中胆固醇的溶解量取决于它与卵磷脂的比例,正常人微胶粒中胆固醇/磷脂的比值为 1∶2～1∶5。当胆汁中的胆固醇含量过多或卵磷脂含量过少时,胆固醇便从胆汁中析出,从而形成胆固醇结石。

3. 胆固醇 它是肝脏脂肪代谢过程中的一种产物,由肝脏生成的胆固醇约占全身胆固醇合成量的 3/4,同时肝脏又可将全身合成量的一半转化为胆汁酸,其余部分以游离的形式进入胆汁。胆汁中的胆固醇可溶于胆汁酸与磷脂形成的微胶粒中。肥胖、年龄增长或长期高胆固醇饮食较易发生胆结石。

4. 胆色素 它占胆汁固体成分的 2% 左右,主要为胆红素(bilirubin),还有少量胆红素的氧化产物胆绿素和还原产物尿胆色素原或粪胆色素原。胆色素大部分来源于循环血液中的衰老红细胞,它们被单核－巨噬细胞系统吞噬破坏后,血红蛋白中的血红素转变成胆红素,但这种胆红素未酯化,不能直接与范登贝赫试验中的偶氮试剂反应,故称为间接反应胆红素(indirect reacting bilirubin)。另外,有少量胆红素来自骨髓中的无效红细胞生成以及组织内的一些含有铁卟啉辅基的血红蛋白。间接反应胆红素随血液循环到达肝脏后,被肝细胞摄取,其中绝大部分与葡萄糖醛酸结合,形成可溶于水的结合胆红素,并被分泌入胆汁。因这种胆红素能与偶氮试剂起直接反应,称为直接反应胆红素(direct reacting bilirubin)。正常情况下,胆汁中绝大部分胆红素以结合形式存在,仅约 1‰以不溶于水的游离形式存在,后者能与 Ca^{2+} 结合形成胆红素钙而发生沉淀。在某些情况下,游离胆红素含量增多有可能形成胆红素结石。

(二) 胆汁的作用

1. 促进脂肪的消化　胆汁中的胆盐、卵磷脂和胆固醇等均可作为乳化剂,将脂肪乳化成直径 $3\sim10~\mu m$ 的脂肪微滴分散在肠液中,从而增加胰脂肪酶的作用面积,促进脂肪的水解。

2. 促进脂肪和脂溶性维生素的吸收　肠腔内的胆盐达到一定浓度后可聚集形成微胶粒。脂肪分解产物如脂肪酸、甘油一酯等以及脂溶性维生素 A、D、E、K 均可掺入微胶粒中,形成水溶性的混合微胶粒(mixed micelle)。混合微胶粒很容易穿过小肠绒毛表面的静水层到达肠黏膜表面,从而促进脂肪分解产物和脂溶性维生素的吸收。

3. 中和胃酸　胆汁排入十二指肠后,其内的 HCO_3^- 可中和一部分进入肠内的胃酸。

4. 刺激肝脏分泌胆汁　通过胆盐的肠-肝循环返回到肝脏的胆盐具有刺激肝脏分泌胆汁的作用,称为胆盐的利胆作用。

(三) 胆汁分泌和排出的调节

胆汁的分泌和排出受神经和体液因素的调节,以体液调节为主。在消化间期,肝细胞仍然进行胆汁的分泌,此时胆囊 Oddi 括约肌处于收缩状态,肝脏分泌的胆汁大部分进入胆囊贮存,仅少量流入十二指肠。在消化期,消化道内的食物是引起胆汁分泌和排出的自然刺激物,使胆囊收缩及 Oddi 括约肌舒张,大量胆汁被排出进入十二指肠。同时,肝胆汁也可经肝管、胆总管直接排入小肠内。引起胆汁排放的因素由强至弱依次为高蛋白食物、高脂肪或混合食物、糖类食物。

1. 神经调节　肝细胞、胆囊、胆管及 Oddi 括约肌均接受交感神经和副交感神经支配,其中以副交感作用为主。进食动作或食物对胃、小肠黏膜的刺激均可通过神经反射引起迷走神经兴奋,使肝胆汁分泌少量增加、胆囊收缩和 Oddi 括约肌舒张,促进胆汁排放。迷走神经也可通过促胃液素的释放,间接引起胆汁分泌和排放增加。交感神经兴奋则可引起胆囊舒张。

2. 体液调节　参与胆汁分泌和排放的调节因素有促胃液素、促胰液素、缩胆囊素等多种体液因素。

(1) 促胃液素:一方面,它可通过血液循环作用于肝细胞,促进肝胆汁分泌。另一方面,它能促进胃酸分泌,胃酸再由胃排空到达十二指肠,刺激促胰液素释放,进而促进胆汁分泌。

(2) 促胰液素:除了促进胰液分泌外,促胰液素对肝胆汁的分泌也有一定的作用。它主要作用于肝胆管上皮细胞,使其分泌大量的水和 HCO_3^-,但对肝细胞分泌胆盐的刺激作用不显著。

(3) 缩胆囊素:它主要通过血液循环作用于胆囊和 Oddi 括约肌,引起胆囊壁平滑肌收缩,同时 Oddi 括约肌舒张,促使胆汁排出;也有较弱的促进胆汁分泌的作用。

（4）胆盐：通过肠-肝循环从门静脉返回肝脏后，胆盐对肝细胞分泌胆汁有很强的刺激作用，但对胆囊运动无明显影响。

（四）胆囊的功能

胆囊的主要功能是在消化间期储存和浓缩胆汁，在进食后排出胆汁。肝脏具有持续分泌胆汁的作用，每日分泌量可达 $800\sim1\,000\,mL$。在消化期肝胆汁经胆道系统排入十二指肠；在消化间期，胆囊处于舒张状态，同时 Oddi 括约肌收缩，大部分胆汁进入胆囊内储存，其中的水分很快被胆囊壁吸收，胆汁被浓缩。胆囊壁对胆汁中的 Na^+、Cl^-、HCO_3^- 等无机盐也有不同程度的吸收，对胆汁酸、胆固醇和磷脂的吸收则较少。通常胆汁可被浓缩 $4\sim10$ 倍，但胆囊内压力并不明显升高。进食后，胆囊壁平滑肌开始出现节律性收缩，使胆囊内压力逐渐升高，同时 Oddi 括约肌舒张，从而使胆汁从胆囊内排出，进入十二指肠，这一过程称为胆囊排空。

胆囊对胆汁的这种储存、浓缩功能并非生命所必需。胆囊切除术后的患者，对脂类的消化、吸收及胆固醇代谢影响不大，这是因为肝胆汁可直接流入十二指肠发挥作用。

三、小肠液的分泌

分泌小肠液的腺体有十二指肠腺和小肠腺两种。十二指肠腺又称布伦纳腺（Brunner's gland），位于十二指肠黏膜下层，分泌碱性黏液。小肠腺又称利伯屈恩隐窝（Lieberkühn's crypt），分布在全部小肠的黏膜层内，分泌的液体构成小肠液的主要成分。

（一）小肠液的性质、成分和作用

小肠液呈弱碱性（pH 约为 7.6），含有 Na^+、K^+、Ca^{2+}、HCO_3^-、Cl^- 等无机盐，其浓度与血浆中的水平几乎相同，且相当稳定，故其渗透压也与血浆相同。小肠液的分泌量可在很大范围内变动，成年人每日的分泌量为 $1\sim3\,L$。大量的小肠液具有稀释肠腔内容物的作用，使其渗透压降低，有利于营养物质的吸收。此外，分泌的小肠液可很快被小肠绒毛重新吸收，从而为营养物质的吸收提供媒介。

近年来认为，真正由小肠腺分泌的消化酶只有一种，即肠激酶，其作用是激活胰液中的胰蛋白酶原转变为胰蛋白酶，促进蛋白质的消化。此外，小肠黏膜上皮细胞内含有多种消化酶，也能促进营养物质的消化。这些酶包括分解寡肽的肽酶，分解二糖的蔗糖酶、麦芽糖酶和乳糖酶等。它们大部分存在于小肠上皮的刷状缘，也有一部分存在于细胞内，对进入上皮细胞的一些营养物质继续进行消化，使寡肽和二糖分解为氨基酸和单糖。随着小肠上皮细胞的脱落，这些酶进入肠腔，但对小肠内的消化不起作用。

（二）小肠液分泌的调节

小肠液的分泌是持续性的，分泌的速率和量可以随不同情况发生很大的变化。一般认为，小肠黏膜感受食糜的机械性和化学性刺激，通过肠神经丛产生局部反射，引起小肠液分泌增多。小肠黏膜对扩张性刺激最为敏感，其内的食糜量越多，小肠液的分泌就越多。迷走神经兴奋可引起十二指肠腺分泌增加，但对其他部位的小肠腺作用不明显。交感神经发出的神经末梢与黏膜下神经丛形成突触联系，兴奋后抑制小肠腺的分泌。此外，一些胃肠激素

如促胃液素、促胰液素、缩胆囊素和血管活性肠肽等都有刺激小肠液分泌的作用。

四、小肠的运动

小肠壁平滑肌由较厚的环形肌层和较薄的纵行肌层组成。这两层肌肉的收缩和舒张引起小肠的运动，其主要功能是进一步研磨、搅拌和混合食糜，并把食糜往结肠方向推送。这种运动对食物在小肠内的消化和吸收起着非常重要的作用。

（一）小肠运动的形式

在非消化期，小肠的主要运动形式是移行复合运动（migrating motor complex，MMC），与远端胃的 MMC 基本相同，其意义也与胃 MMC 相似。进食后，小肠开始多种形式的运动，主要有紧张性收缩、分节运动（segmentation contraction）和蠕动等。

1. 紧张性收缩　小肠的紧张性收缩在空腹时即已存在，进食后明显加强。这种收缩能使小肠平滑肌保持一定的张力，使肠道维持一定的形状和位置；能使肠管内产生一定的压力，有利于消化液渗入食糜，促进消化液和食糜的充分混合；还能使食糜与小肠黏膜密切接触，促进消化产物的吸收。紧张性收缩是小肠其他运动产生的基础。当紧张性降低时，肠腔易于扩张，肠内容物的混合和转运减慢；当紧张性升高时，肠内容物的混合和转运速度则加快。

2. 分节运动　它是一种以小肠壁的环行肌舒缩为主的节律性运动。空腹时分节运动几乎不存在，食糜进入小肠后逐渐变强。食糜对肠壁的牵张刺激引起该段肠管的环行肌以一定的间隔同时收缩，将食糜分成许多节段；随后，收缩与舒张交替，原来收缩的部位舒张，原来舒张的部位收缩，使原来节段的食糜分成两半，与邻近两半合在一起，形成新的节段。如此反复，小肠内的食糜不断地被分割，又不断地混合（图 2 - 13）。分节运动本身很少推进食糜，一定时间后由蠕动波把食糜向前推进到新肠段，再进行新的分节运动。小肠各段的分节运动的频率从上到下存在梯度，在十二指肠约为 11 次/分，向小肠远端逐渐降低，至回肠末端约为 8 次/分，这种梯度对食糜有一定的推进作用。分节运动的频率取决于慢波频率，频率的

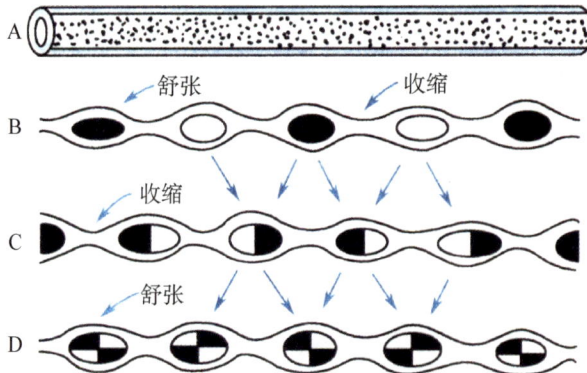

图 2 - 13　小肠分节运动模式图

注：（A）肠管表面观；（B、C、D）肠管纵切面观，显示不同阶段食糜被节段分割与合拢的情况。
引自：陆利民，王锦. 生理学[M]. 上海：复旦大学出版社，2016.

梯度也与小肠平滑肌慢波的频率存在梯度有关。

分节运动的意义在于:①使食糜与消化液充分混合,有利于化学性消化;②使食糜与肠壁紧密接触,为吸收创造良好条件;③挤压肠壁促进血液和淋巴的回流,有利于吸收。

3. 蠕动 蠕动可发生于小肠的任何部位,速度为 0.5~2 cm/s,通常在传播 3~5 cm 后自行消失。小肠上段的蠕动速度较快,远端小肠的则较慢。蠕动的意义在于推进食糜,使经过分节运动的食糜到达新肠段,继续经历分节运动。

小肠还存在另外一种蠕动形式,称为蠕动冲(peristaltic rush)。它由进食的吞咽动作、食糜进入十二指肠或小肠黏膜受到强烈刺激(如肠道感染)而引起。蠕动冲的速度很快(2~25 cm/s),传播很远,可在数分钟内将食糜从小肠上段推送到回盲部,有时甚至可到达结肠,从而迅速清除食糜中的有害物质或解除肠管的过度扩张。

有时在回肠末段可出现逆蠕动,方向与一般的蠕动方向相反。逆蠕动的作用是防止食糜过早通过回盲瓣进入大肠,增加食糜在小肠内的停留时间,从而有利于对食糜进行更充分的消化和吸收。

(二) 小肠运动的调节

1. 神经调节 小肠的运动主要接受肌间神经丛的调节。食糜对肠黏膜的机械性和化学性刺激,通过局部反射引起小肠运动加强。在整体情况下,小肠的运动也接受外来神经的调节。一般来说,迷走神经兴奋时肠壁的紧张性升高,蠕动加强,而交感神经兴奋则起相反的作用。

2. 体液调节 体液因素是调节小肠运动的重要因素。多种体液因素,尤其是胃肠激素,可直接作用于肠壁平滑肌细胞膜上相应的受体或经由壁内神经丛介导,调节小肠的运动。促胃液素、缩胆囊素、胃动素、胰岛素和 5-羟色胺等能增强小肠运动,而促胰液素、血管活性肠肽、生长抑素和胰高血糖素等则抑制小肠运动。

(三) 回盲括约肌的功能

在回肠末端与盲肠交界处的环行肌显著增厚,起着括约肌的作用,称为回盲括约肌(ileocecal sphincter)。它在平时保持轻度的收缩状态,使回肠末端压力高于结肠内压力,从而防止小肠内容物过快地排入大肠,延长食糜在小肠内的停留时间,有利于小肠内容物的完全消化与吸收,同时还可阻止结肠内容物反流入回肠。进食时,食物对胃的扩张刺激可通过胃-回肠反射(gastric-ileum reflex)引起回肠蠕动加强。当蠕动波到达回肠末端时,回盲括约肌舒张,大约 4 mL 回肠内容物被排入结肠。当结肠及盲肠充盈时,肠内容物对肠壁的机械性刺激可通过壁内神经丛产生局部反射,引起回盲括约肌收缩加强和回肠运动减弱,延缓回肠内容物通过回盲部。

第五节 大 肠 的 功 能

人类的大肠内没有重要的消化活动。大肠的主要功能是吸收水分和无机盐,参与机体对水、电解质平衡的调节；吸收由结肠内细菌产生的维生素 B 复合物和维生素 K；暂时贮存消化吸收后的食物残渣，并将食物残渣转变为粪便。

一、大肠液的分泌

大肠液由大肠黏膜柱状上皮细胞和杯状细胞分泌，富含黏液和 HCO_3^-，pH 8.3～8.4。大肠液中还可能含有少量二肽酶和淀粉酶，但它们对物质的分解作用不大。大肠液中的黏液起润滑粪便、保护肠黏膜的作用，可减少食物残渣对肠黏膜的摩擦损害。

大肠液的分泌主要由食物残渣对肠壁的机械刺激引起。刺激副交感神经可使分泌增加，而刺激交感神经则使正在进行的分泌减少。

二、大肠内细菌的活动

大肠内有许多细菌，主要包括大肠埃希菌和葡萄球菌等，来自空气和食物，但它们通常不致病。据估计，粪便中死的和活的细菌可占粪便固体重量的 20%～30%。大肠内的酸碱度和温度，以及大肠内容物在大肠滞留的时间较长，适合于一般细菌的繁殖。细菌体内含有一些酶，能对肠内容物中的一些成分进行分解。细菌对糖及脂肪的分解称为发酵，对蛋白质的分解称为腐败。糖类的发酵产物有乳酸、醋酸和 CO_2 等；脂肪的发酵产物有脂肪酸、甘油和胆碱等；蛋白质腐败的产物有氨、硫化氢、组胺和吲哚等。一般来说，大肠对肠内产生的有毒物质吸收很少，且吸收后可运送到肝脏进行解毒，故这些有毒物质对机体危害甚小。大肠内的细菌可利用肠内的简单物质合成维生素 B 复合物和维生素 K，它们被大肠吸收后可为人体所用。如果长期大量使用广谱抗生素，抑制或消灭大肠内的细菌，可导致机体 B 族维生素和维生素 K 的缺乏。

三、大肠的运动和排便

大肠运动缓慢，频率低，对刺激的反应也比较迟缓，这些特点与大肠作为暂时储存粪便的场所相适应。

（一）大肠的运动形式

1. **袋状往返运动** 袋状往返运动在空腹和安静时常见，类似小肠的分节运动。一段结肠的环形肌进行不规则收缩，使结肠变成一串结肠袋，收缩处肠腔内压力增高，结肠袋内的内容物向前后两个方向位移，但移动距离较短，不能向结肠末端移动。一段结肠发生袋状收缩，持续一段时间后消失，邻近部位的结肠段又发生袋状收缩，如此反复进行，称为袋状往返运动(haustral shuttling)。这种运动多见于近端结肠，主要作用是将大肠内容物不断地混合，使肠黏膜与肠内容物充分接触，有利于大肠对水和无机盐的吸收。

2. **分节推进和多袋推进运动** 分节推进运动是指结肠壁环行肌进行规律性收缩，将一个结肠袋的内容物推进到邻近肠段；如果一段结肠上同时发生多个结肠袋的收缩，并且将其内容物推送到下一段结肠，则称为多袋推进运动。

3. **蠕动** 结肠的蠕动是环行肌规律性收缩并向远端传播的现象，其近端平滑肌收缩，使该肠段排空并闭合,而远端平滑肌舒张,往往充有气体。结肠前段可有逆蠕动,与蠕动的方向相反,可延缓结肠内容物前移,对水分的吸收有一定的意义。结肠内还存在一种进行很快、向前推进距离很远的蠕动,它通常开始于横结肠,也可由盲肠开始,可将一部分肠内容物推送至降结肠或乙状结肠,称为集团蠕动(mass peristalsis)。这种蠕动常见于进食后,特别是早餐后 1 小时内,可能是由进入十二指肠内的食糜通过壁内神经丛,发生十二指肠-结肠反射所致。十二指肠-结肠反射敏感的人,往往在餐后或就餐期间产生便意,多见于儿童。

(二) 粪便的形成及排便反射

1. 粪便的形成　食物残渣在大肠内停留的时间较长,往往在 10 个小时以上,其内的一部分水分被结肠黏膜吸收,其余部分经过大肠内细菌的发酵与腐败作用以及大肠黏液的黏结作用,形成粪便。粪便中还包括脱落的肠上皮细胞和大量细菌。此外,机体的某些代谢产物,如来自肝脏的胆色素衍生物,以及血液中的某些金属(钙、镁、汞等)的盐类通过肠壁排入肠腔中,也随粪便排出体外。

2. 排便反射　通常情况下,粪便主要储存在结肠下部,而直肠内没有粪便。当粪便由于结肠的运动进入直肠后,刺激直肠壁内的感受器,冲动沿盆神经和腹下神经传至腰、骶段脊髓的初级排便中枢,并上传至大脑皮层,产生便意。如果条件允许,即可发生排便反射(defecation reflex),以排出粪便。此时大脑皮层发出下行冲动到达脊髓初级排便中枢,经盆神经到达降结肠、乙状结肠和直肠,引起肠壁平滑肌收缩,而肛门内括约肌舒张。同时阴部神经的传出冲动减少,使肛门外括约肌舒张,于是粪便被排出体外。在此过程中,支配腹肌和膈肌的神经也同时兴奋,腹肌、膈肌收缩,腹内压增高,有助于粪便的排出。如果不具备排便条件或大脑皮层抑制便意,肛门外括约肌仍维持收缩,几分钟后排便反射便消失。

正常情况下,直肠对粪便的压力刺激相当敏感,当压力到达一定阈值时(相当于粪便量为 25～50 mL,存在个体差异),即可产生便意。但如果便意经常被抑制,就会渐渐地使直肠对粪便的机械扩张刺激失去正常的敏感性,即引起便意的阈值升高,再加上粪便在大肠内停留时间过长,水分被吸收过多而变得干硬,引起排便困难,这就是发生功能性便秘的主要机制。

第六节　吸　　收

消化和吸收是两个相辅相成、紧密联系的过程,消化是吸收的基础,吸收是消化的目的。吸收是指消化道内的物质经过消化道上皮细胞进入血液或淋巴的过程。食物中的营养成分(糖类、脂肪和蛋白质)经过消化水解成小分子物质后才能被吸收。食物中的维生素、无机盐和水则不需要分解就可以被吸收。此外,消化道分泌的各种消化液中的水和有些物质也可以被吸收。正常的吸收功能对于维持人体的生命活动是十分重要的。

一、吸收的部位和特点

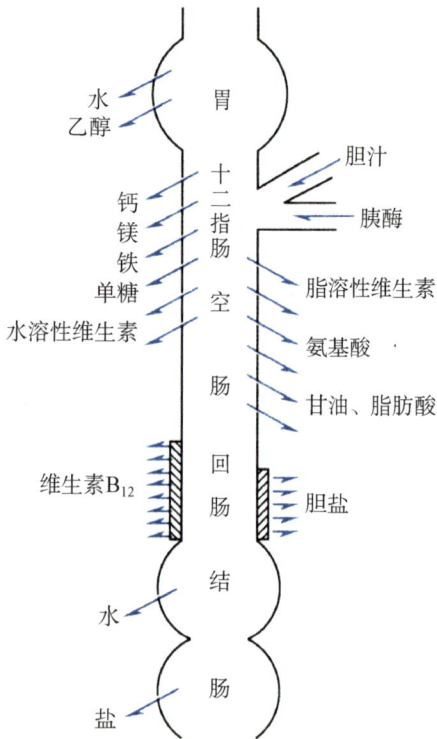

图 2 - 14　各种物质在小肠的吸收部位示意图

引自:陆利民,王锦. 生理学[M]. 上海:复旦大学出版社,2016.

消化道各部位的吸收能力和吸收速度是不同的,主要取决于消化道各部位的组织结构、食物被消化的程度和停留的时间(图 2 - 14)。

口腔的吸收能力非常有限,这是因为食物在口腔内的消化以机械性消化为主,食物的性状以大颗粒居多;食物中的淀粉在唾液淀粉酶的作用下开始分解,但食物在口腔内停留的时间一般较短;口腔黏膜吸收面积小。但由于口腔黏膜薄,血运丰富,舌下含服某些药物,如硝酸甘油、甲睾酮、异丙肾上腺素等,能被迅速吸收,再随血液循环流至全身,在临床上可用于急救。

食管几乎没有吸收能力。

胃的吸收能力有限。由于胃黏膜缺少绒毛,且上皮细胞间存在紧密连接,因此胃仅能吸收少量水分、无机盐和某些药物,如阿司匹林。胃对乙醇有较强的吸收能力。进入胃肠道的乙醇约有 20% 在胃内以被动扩散的方式被吸收,其余80% 在小肠被吸收。胃内食物可加速胃排空,因而可以延缓乙醇的吸收速度,而空腹饮酒可使吸收加速。

小肠是吸收的主要部位,三大营养物质的消化产物绝大部分都是在小肠被吸收的。糖类和脂肪的消化产物以及蛋白质水解后产生的寡肽主要在小肠上部被吸收,氨基酸主要在回肠被吸收。对大部分营养物质来说,在它们到达回肠前,通常已被吸收完毕,因此回肠主要是作为吸收的储备功能。但回肠对胆盐和维生素 B_{12} 具有独特的吸收能力。小肠的吸收能力与小肠的结构和功能特点密切相关(图 2 - 15):①正常成年人的小肠长 4～5 m,黏膜形成许多环行皱襞,黏膜的表面有大量突起的绒毛,绒毛的柱状上皮细胞顶端膜上又有许多微绒毛,这些结构特点使小肠黏膜的吸收面积大大增加,可达 200～250 m²;②在小肠内,食物中营养物质已被消化为可吸收的小分子物质;③小肠绒毛内有丰富的毛细血管和淋巴管,绒毛内平滑肌的节律性收缩可使绒毛发生伸缩与摆动,促进血液和淋巴的回流;④食物在小肠内停留时间较长(3～8 小时),也有利于物质的充分吸收。

由于大部分营养物质在小肠已被吸收完毕,大肠仅能吸收一些水分和无机盐。一般认为,结肠可吸收进入结肠内的 80% 以上的水和 90% 以上的 NaCl。

二、吸收的途径和机制

消化道的吸收途径有两条(图 2 - 16)。一条为跨细胞途径(transcellular pathway),肠腔

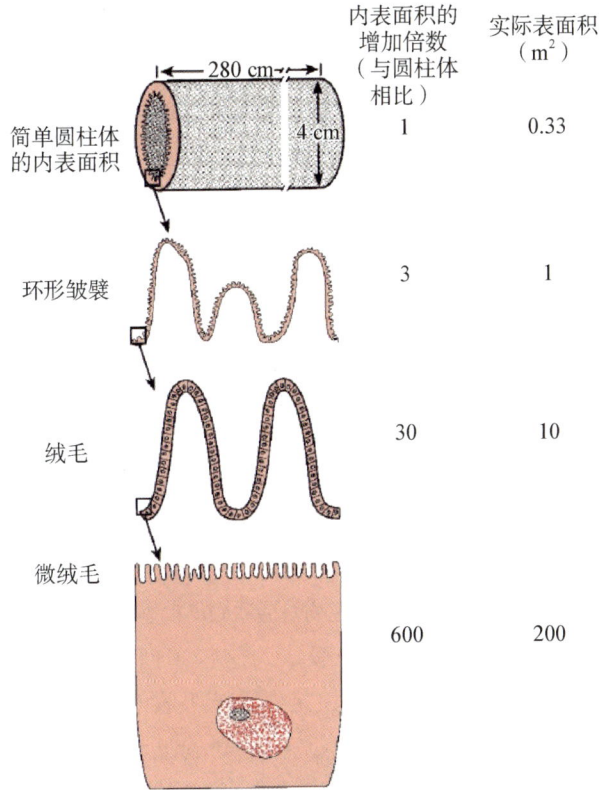

图 2‐15　增加小肠内表面积的机制示意图

引自:陆利民,王锦. 生理学[M]. 上海:复旦大学出版社,2016.

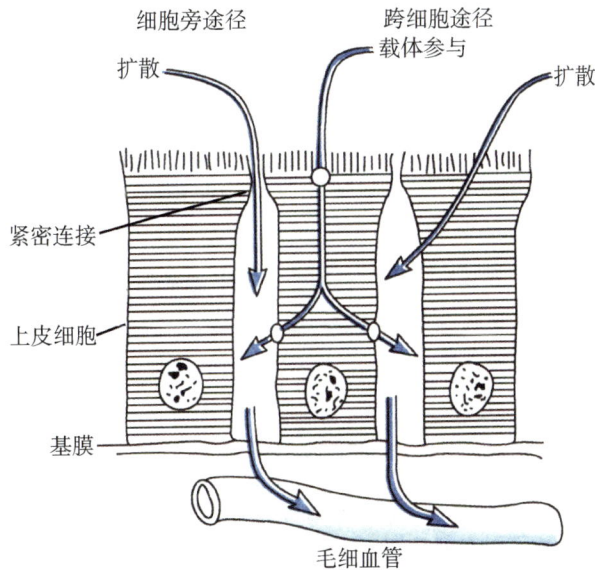

图 2‐16　小肠黏膜吸收水和小颗粒溶质的途径示意图

引自:陆利民,王锦. 生理学[M]. 上海:复旦大学出版社,2016.

内的物质先通过胃肠道上皮细胞的顶端膜进入细胞,再由基底侧膜转移出细胞,到达细胞间液,最后转运到血液或淋巴。另一条为细胞旁途径(paracellular pathway),肠腔内的物质通过上皮细胞间的紧密连接,进入细胞间隙,然后再转运到血液或淋巴。

在跨细胞途径中,物质先通过肠黏膜表面的静水层到达细胞膜,由于细胞膜主要由脂质双分子层组成,故脂溶性物质较易通过,而水和水溶性物质不能自由通过。脂质双分子层中镶嵌着不同功能的蛋白质,可以协助糖、氨基酸和电解质的转运。细胞膜上还有小孔和离子通道,可以让水和小分子溶质通过。物质通过细胞膜的方式有顺电化学梯度的单纯扩散、易化扩散、因渗透压和静水压差引起的水分子运动和溶剂拖曳,以及逆电化学梯度的主动转运、离子交换、入胞和出胞等。通过顶端膜进入上皮细胞内的物质,有的以原来的形式出现于细胞的另一侧,有的可经过代谢转变成另一种物质,使吸收过程复杂化。

三、小肠内主要物质的吸收

(一) 糖的吸收

糖类以单糖的形式被吸收。食物中的淀粉和寡肽被水解为各种形式的单糖,如葡萄糖、半乳糖和果糖等,然后被小肠迅速吸收。一般认为这些单糖在经过小肠上部后就已被吸收完毕。虽然回肠也有吸收糖的能力,但通常只是作为糖吸收的储备。

各种单糖在小肠的吸收速度存在较大差别。己糖的吸收很快,其中以半乳糖和葡萄糖为最快,果糖次之,甘露糖最慢。戊糖(木糖、阿拉伯糖等)的吸收很慢。

在单糖的跨细胞吸收过程中,它们不能自由通过肠黏膜上皮细胞的顶端膜和基底侧膜,需要由相应的转运体蛋白来介导。葡萄糖由小肠腔转运到上皮细胞的过程需要纹状缘的 Na^+ 依赖性葡萄糖转运体(sodium-dependent glucose transporter,SGLT),又被称为 Na^+-葡萄糖同向转运体(sodium-glucose cotransporter)。它们是位于纹状缘的一种膜蛋白,可同时结合小肠腔中的两分子 Na^+ 和一分子葡萄糖,然后同向转运至细胞内。由于胞质内 Na^+ 浓度很低,Na^+ 易与转运体解离而进入胞质,再被基底侧膜上的钠泵主动转运到细胞外液,以维持胞内低 Na^+ 的状态,而进入胞内的葡萄糖则通过基底侧膜上的非 Na^+ 依赖性转运体转运到细胞外。因此,葡萄糖的吸收属于 Na^+ 依赖的继发性主动转运,它可以在肠腔中葡萄糖浓度很低时进行逆浓度梯度转运,所需要的能量实质上来自基底侧膜的钠泵。半乳糖与葡萄糖的吸收过程相同,但它与 Na^+ 依赖性转运体的亲和力比葡萄糖略高,所以吸收速度更快。

小肠对果糖的吸收与葡萄糖和半乳糖不同,属于被动吸收过程。肠腔中的果糖并不通过 Na^+-葡萄糖同向转运体转运,而是通过相应的转运体以易化扩散的方式顺浓度梯度进入小肠上皮细胞,然后通过基底侧膜上的转运体转运出细胞,或者在细胞内代谢为葡萄糖,以葡萄糖的形式转运出去,从而维持细胞内果糖处于低水平状态。细胞内果糖浓度越低,转运就越快。

(二) 蛋白质的吸收

食物中的蛋白质在肠道中分解为寡肽(主要是二肽和三肽)和氨基酸后被小肠吸收。与单糖的吸收机制类似,这些寡肽和氨基酸的吸收也需要相应的载体/转运体介导,但更为复杂,总体上可分为寡肽转运体和氨基酸转运体两大类。在小肠黏膜上皮细胞顶端膜上,至少已发现 7 种氨基酸转运体,由它们分别将不同种类的氨基酸转运至细胞内。在此过程中,大多需要一些离子的参与,如 Na^+、K^+、Cl^- 等,有的还依赖膜两侧的电位差,而维持膜两侧的离子浓度差和电位差,都必须依赖钠泵的活动。因此,氨基酸的吸收也是一种继发性主动转运过程。进入细胞内的氨基酸,再由存在于基底侧膜上的几种氨基酸载体(不同于顶端膜)转运至细胞外,再进入血液。寡肽进入小肠上皮细胞需要寡肽转运体的转运。小肠上皮细胞顶端膜上存在 Na^+ - H^+ 交换体,它使 Na^+ 从肠腔进入细胞内,同时使 H^+ 从细胞进入肠腔;肠腔内的 H^+ 与寡肽耦联,经由寡肽转运体,H^+ 以易化扩散的方式进入细胞内,寡肽则利用 H^+ 浓度梯度提供的能量以继发主动方式进入细胞内。在此过程中,基底侧膜上的钠泵维持细胞内低钠水平,顶端膜上的 Na^+ - H^+ 交换体产生并维持 H^+ 浓度梯度,因此也是一个耗能的过程。寡肽进入细胞后,被胞质中的寡肽酶(二肽酶、三肽酶)分解为氨基酸,再由基底侧膜上的氨基酸转运体转运出细胞。

(三) 脂类的吸收

食物中的脂肪在小肠内经过一系列消化酶的作用后,基本被完全水解为甘油一酯、游离脂肪酸、胆固醇、溶血卵磷脂等,进而被小肠上皮细胞吸收。吸收过程包括:消化产物通过上皮细胞表面的静水层进入上皮细胞内,在上皮细胞内转化和形成乳糜微粒,以及乳糜微粒向细胞外转运。

在小肠纹状缘上皮细胞的表面覆盖着一层很薄的不流动的静水层,而脂肪消化产物基本上都是脂溶性物质,自身不容易通过水相,在此过程中胆盐可发挥重要作用。前已述及,胆盐在低浓度时以单体形式存在,在高浓度时则聚集为带负电荷的颗粒,即胆盐微胶粒,其亲水基团朝向水相,疏水基团朝向中心,同时脂肪水解产物可迅速掺入疏水基团,形成混合微胶粒。混合微胶粒通过静水层到达上皮细胞表面后,将其中的脂肪消化产物释放出来,然后被上皮细胞吸收。一般认为,脂肪消化产物是通过单纯扩散进入上皮细胞内的,但近年的研究表明,上皮细胞顶端膜上存在脂肪酸结合蛋白,在长链脂肪酸的摄取和转运中发挥重要作用。胆盐则留在肠腔内,形成新的混合微胶粒循环利用,最终在回肠被重吸收。

进入上皮细胞后,各种脂肪消化产物有不同的去路。游离的脂肪酸,包括大部分短链脂肪酸和部分中链脂肪酸,以及甘油一酯,可以直接扩散出上皮细胞基底侧膜,再进入血液。长链脂肪酸和甘油一酯在细胞内通过内质网重新合成甘油三酯,与胆固醇等产物结合于载脂蛋白,形成乳糜微粒(chylomicron);乳糜微粒在高尔基复合体包装成分泌小泡后,向上皮细胞的基底侧膜移动,然后与膜融合,以出胞的方式将乳糜微粒释放至细胞外,最后进入绒毛内的中央乳糜管(图 2 - 17)。

少于 10～12 个碳原子的中、短链脂肪酸水溶性较高,无须再酯化,可直接经肠上皮细胞扩散进入毛细血管,随后进入门静脉。由于膳食中的动、植物油含 15 个以上碳原子的长链脂肪酸居多,所以脂肪的吸收途径以淋巴为主。

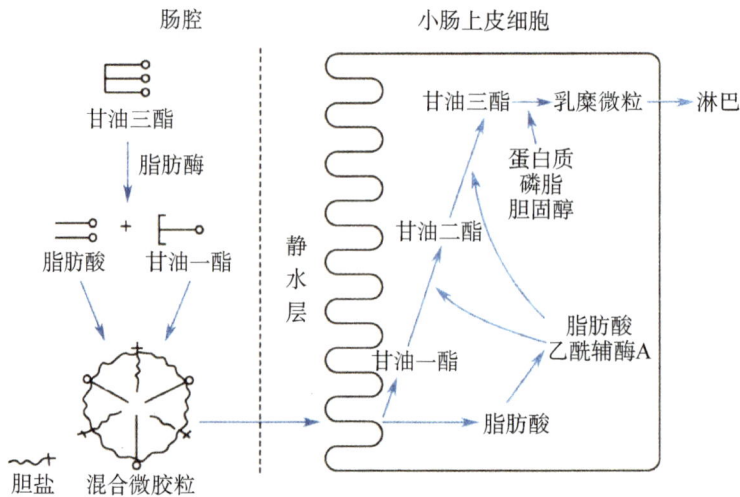

图 2-17 脂类在小肠内被消化和吸收的示意图

引自：陆利民，王锦. 生理学[M]. 上海：复旦大学出版社，2016.

(四) 电解质的吸收

1. Na^+ 的吸收　小肠黏膜对 Na^+ 的吸收是通过跨细胞途径进行的主动转运过程。小肠上皮细胞内的 Na^+ 浓度低，且细胞内为负电位（$-40\,mV$），肠腔中的 Na^+ 通过上皮细胞微绒毛上的多种钠通道和载体/转运体，以易化扩散的方式顺电化学梯度进入细胞内，然后由上皮细胞基底侧膜上的钠泵转运至细胞外，最后进入血液。

成年人每日从食物中摄取的钠为 $5\sim8\,g$，肠道分泌的钠约为 $30\,g$，从小肠吸收的钠为 $25\sim30\,g$，约为体内总钠量的 $1/7$。钠的吸收对于小肠的吸收功能非常重要。微绒毛上转运 Na^+ 的载体/转运体包括 Na^+-葡萄糖同向转运体、Na^+-氨基酸同向转运体、Na^+-H^+ 交换体和 Na^+-Cl^- 同向转运体等，因此，营养物质葡萄糖和氨基酸以及水和一些电解质（Cl^-、HCO_3^-）的吸收都与 Na^+ 的主动转运密切相关。

2. Cl^- 的吸收　小肠黏膜对 Cl^- 的吸收可以通过细胞旁途径以扩散的方式进行。在 Na^+ 的主动吸收过程中，进入上皮细胞内的 Na^+ 由基底侧膜上的钠泵转运至细胞外。由于这种钠泵是"生电性"的（每分解一分子 ATP 可将 3 个 Na^+ 泵出，同时泵入 2 个 K^+），结果使上皮细胞底膜侧细胞间液的电位较肠腔内高，肠腔内的 Cl^- 即可顺着这一电位差进入细胞间隙，再进入血液。

小肠黏膜对 Cl^- 的吸收也可以通过跨细胞途径进行。上皮细胞的顶端膜上有 Na^+-Cl^- 同向转运体，Cl^- 可随 Na^+ 的吸收而被吸收。另外，上皮细胞的顶端膜上还存在 Cl^--HCO_3^- 逆向转运体，它将 HCO_3^- 向肠腔内转运的同时也将 Cl^- 逆浓度梯度转运至细胞内，Cl^- 再通过基底侧膜上的 Cl^- 通道进入组织间液，最后进入血液。

3. HCO_3^- 的吸收　进入上段小肠的胰液及胆汁中含有大量的 HCO_3^-，这些 HCO_3^- 大部分在小肠上段被吸收。前已述及，小肠上皮细胞微绒毛上存在 Na^+-H^+ 交换体，随着 Na^+

的吸收,细胞内的 H^+ 交换进入肠腔内,与肠腔内的 HCO_3^- 结合,生成 H_2CO_3,后者在碳酸酐酶的作用下解离为 H_2O 和 CO_2,脂溶性的 CO_2 很容易通过肠上皮细胞被吸收,即 HCO_3^- 以 CO_2 的形式被吸收。

4. 铁的吸收 铁的吸收比较复杂,属于跨细胞途径的主动吸收,吸收的主要部位在十二指肠及空肠。小肠上皮细胞顶端膜上存在二价金属转运体-1(divalent metal transporter 1,DMT1),Fe^{2+} 被转运进入细胞后,其中小部分迅速由细胞基底侧膜上的铁转运蛋白1(ferroportin 1,FP1)主动转运出细胞;其余大部分 Fe^{2+} 在上皮细胞内被氧化为 Fe^{3+},与脱铁铁蛋白结合成铁蛋白,暂时储存在细胞内,需要时再转运至血液中。

一般来说,成人每日吸收铁约 1 mg,仅为每日摄入膳食中铁的 10% 左右。食物中所含的铁大多数以高铁(Fe^{3+})形式存在,而胃酸有助于铁的溶解,并可使高铁转化为亚铁(Fe^{2+}),从而更容易被吸收。当胃酸分泌不足时,如胃大部切除术的患者,常可因铁吸收障碍发生缺铁性贫血。食物中的维生素 C 和其他还原性物质也有利于高铁转变为亚铁,也有利于铁的吸收。肉类中的肌红蛋白和血红蛋白内的血红素易于被小肠黏膜上皮细胞直接吸收,并在细胞内水解释放出亚铁。食物中的植酸、草酸和磷酸等可与铁形成不溶性的化合物而妨碍铁的吸收。铁的吸收与机体对铁的需要量有关,孕妇、儿童及慢性失血等情况下铁的吸收量增加。

5. 钙的吸收 小肠对 Ca^{2+} 的吸收可以通过细胞旁途径和跨细胞途径两种方式,其中小肠各段都可通过细胞旁途径被动吸收 Ca^{2+},而十二指肠是通过跨细胞途径主动吸收 Ca^{2+} 的主要部位。由于食糜在空肠和回肠停留的时间比较长,因此空肠和回肠吸收的 Ca^{2+} 量要比十二指肠多。

十二指肠黏膜上皮细胞通过跨细胞途径吸收 Ca^{2+} 的过程分为以下 3 步:①肠腔内的 Ca^{2+} 通过顶端膜上特异的钙通道顺电化学梯度进入细胞;②进入细胞的 Ca^{2+} 与胞内的钙结合蛋白(calbindin)迅速结合,以维持胞内游离的 Ca^{2+} 浓度在低水平,避免胞内 Ca^{2+} 浓度的瞬间升高引发肠上皮细胞的分泌活动;③在上皮细胞基底侧膜处,Ca^{2+} 与钙结合蛋白分离,通过基底侧膜上的钙泵和 Na^+-Ca^{2+} 交换体转运出细胞,然后进入血液。其中,细胞内 Ca^{2+} 与钙结合蛋白的结合是 Ca^{2+} 主动吸收的限速步骤,Ca^{2+} 的最大转运率与钙结合蛋白的浓度成正比。上述 3 个步骤都受 1,25-二羟维生素 D_3 的调控。1,25-二羟维生素 D_3 由维生素 D 经肝脏和肾脏的代谢转变而来,经血液运送至小肠黏膜后,与上皮细胞内特异性受体结合后被转运到细胞核,激活钙结合蛋白基因的转录,使细胞合成钙结合蛋白,促进 Ca^{2+} 吸收。甲状旁腺素能促进维生素 D 活化为 1,25-二羟维生素 D_3,而降钙素则抑制维生素 D 活化,因此这两种激素可间接促进或抑制小肠黏膜上皮细胞对 Ca^{2+} 的吸收。

人体每日从食物中摄入的钙仅有 30% 左右在消化道被吸收,其余随粪便排出体外。另外,消化腺每日可分泌钙 100~200 mg,这些钙基本上都能被重吸收。食物中所含的钙必须变成 Ca^{2+} 后才能被吸收。食物中钙与磷的适当比例,肠腔内较高的酸度,钙盐处于水溶液状态(如氯化钙溶液、葡萄糖酸钙溶液)都能促进 Ca^{2+} 的吸收。肠内存在脂肪、乳糖和某些氨基酸(如赖氨酸、色氨酸、亮氨酸和组氨酸等)也能促进 Ca^{2+} 的吸收。而食物中的植酸和草酸因

能与 Ca^{2+} 结合形成不溶解的化合物而影响 Ca^{2+} 的吸收。

（五）水的吸收

水以渗透的方式被动吸收。随着肠腔内各种溶质的吸收，特别是 NaCl 的主动吸收，黏膜两侧形成一定的渗透压梯度（$3\sim5$ mOsm/L），这是小肠对水分吸收的主要驱动力。由于小肠黏膜上皮细胞和细胞之间的紧密连接对水的通透性都很高，所以水很容易被吸收。

人体每日摄入的水为 $1\sim2$ L，消化腺分泌的消化液为 $6\sim8$ L，而随粪便排出的水仅有 150 mL 左右，因此，胃肠道每日吸收的水可达 $8\sim9$ L。绝大部分水是在回肠被吸收的，十二指肠和空肠上部净吸收水很少。

（六）维生素的吸收

水溶性维生素包括维生素 C 和维生素 B 复合物，其中维生素 B 复合物又包括维生素 B_1、B_2、B_{12}、叶酸、B_6、泛酸和生物素等。这些维生素在体内不能大量储存，机体只能通过吸收食物中的维生素来满足需要。水溶性维生素的吸收非常复杂。一般来说，大多数维生素在小肠上段通过依赖于 Na^+ 的同向转运体被吸收，但维生素 B_{12} 须先与内因子结合成复合物后，运送到远端回肠被吸收。脂溶性维生素包括维生素 A、D、E、K 等，它们不溶于水，只能溶于脂肪和脂溶剂。在小肠内，脂溶性维生素和脂肪消化产物一起进入混合微胶粒后才能通过纹状缘上皮细胞表面的静水层，以扩散的方式进入肠上皮细胞，在细胞内掺入乳糜微粒，经淋巴吸收入血。

参考文献

［1］朱大年. 生理学（英文改编版）［M］. 2 版. 北京：科学出版社，2019.

［2］梁莉，张晓明. 消化系统［M］. 北京：北京大学医学出版社，2024.

［3］陆利民，王锦. 生理学［M］. 上海：复旦大学出版社，2016.

［4］姚泰，赵志奇，朱大年，等. 人体生理学［M］. 4 版. 北京：人民卫生出版社，2015.

（陈咏华，王继江）

第三章　肝功能不全

　　肝脏是人体中最大的脏器,也是人体器官中负责代谢的最重要器官。肝功能损害可以引发一系列严重临床表现,包括黄疸、出血、感染、肾功能衰竭和肝性脑病等,这些综合起来称为肝功能不全(hepatic insufficiency)。肝功能衰竭是肝功能不全的终末阶段。肝性脑病则继发于肝功能衰竭或门-体分流,是以代谢紊乱为特征的一种重要中枢神经系统功能失调综合征。

第一节　肝功能不全的常见病因

一、病毒性肝病

　　病毒性肝炎是引起急性或慢性肝损伤最常见的原因之一,包括各种经典嗜肝病毒(肝炎病毒)引起的肝炎如甲、乙、丙、丁、戊型肝炎,其他非嗜肝病毒引起的肝炎如传染性单核细胞增多症肝炎、单纯疱疹性肝炎和腺病毒肝炎等。

二、药物性肝损伤

　　药物性肝损伤(drug-induced liver injury,DILI)是引起急性肝损伤最常见的另一个病因。DILI的病理类型包括肝细胞损伤型(代表药物异烟肼和对乙酰氨基酚)、胆汁淤积型(代表药物甲基睾酮)、混合型(代表药物磺胺类和苯妥英)、小泡和大泡性脂肪变性(代表药物甲氨蝶呤)等。

三、遗传性因素

　　见于遗传性高胆红素血症和遗传性肝脏疾病。遗传性高胆红素血症包括吉尔伯特综合征(Gilbert syndrome)、Ⅰ型和Ⅱ型克里格勒-纳贾尔综合征(Crigler-Najjars syndrome)、杜宾-约翰逊综合征(Dubin-Johnson syndrome)、罗托综合征(Rotor syndrome)等。遗传性肝脏疾病包括 α1-抗胰蛋白酶缺失、肝血色病、肝豆状核变性、良性复发性肝内胆汁淤积、进行性家族性肝内胆汁淤积症及其他遗传代谢疾病(如半乳糖血症、酪氨酸血症、囊性纤维化等)。

四、免疫和自身免疫性肝病

见于原发性胆汁性肝硬化、自身免疫性肝炎、硬化性胆管炎、重叠综合征、移植物抗宿主疾病及同种异体移植排斥等。

五、酒精性和非酒精性原因

见于酒精相关性肝病,包括酒精性肝脂肪变、酒精性肝炎和酒精性肝硬化、非酒精性脂肪肝(现称代谢相关性脂肪性肝病)和妊娠急性脂肪肝。

六、其他原因

胆汁淤积性肝病:见于良性术后胆汁淤积、全胃肠外营养引起的黄疸、妊娠胆汁淤积等。

血管损伤:包括肝静脉闭塞、布-加综合征、门静脉血栓、结节性再生性增生等。

肿瘤如肝细胞肿瘤、肝内小胆管癌、腺瘤、血管瘤、囊肿、脓肿等。

除病毒外,多种病原微生物如细菌、真菌、寄生虫也可导致感染性肝损伤。黄曲霉素、亚硝酸盐等肝毒性物质也可引起肝损伤。

第二节 肝功能不全时机体的功能及代谢变化

肝脏细胞由肝实质细胞(即肝细胞,占70%～80%)和非实质细胞如肝窦内皮细胞、库普弗细胞(肝巨噬细胞)、星状细胞、胆管上皮细胞等构成。肝功能不全临床表现可由肝脏细胞功能障碍或门-体分流导致,其中肝脏细胞功能障碍是肝脏疾病临床表现的基础。理解这些表现的机制对于了解急、慢性肝脏疾病的发病机制具有重要意义。

一、代谢障碍

肝功能障碍的一个首要表现是其介导的碳水化合物、脂肪和蛋白代谢的改变。

(一)糖代谢障碍

严重的肝脏疾病可以导致高血糖或低血糖。

肝细胞功能障碍导致低血糖,其机制与以下因素有关:①肝细胞大量死亡使肝糖原贮备明显减少。②受损肝细胞内质网葡萄糖-6-磷酸酶活性降低,肝糖原转变为葡萄糖过程产生障碍。③肝细胞灭活胰岛素功能降低,使血中胰岛素含量增加,出现低血糖。高血糖是由于门-体分流降低了餐后肝细胞摄取门静脉流经的葡萄糖,从而使血糖升高。

(二)脂类代谢障碍

肝脏参与脂类的消化、吸收、运输、分解与合成等过程,其中胆汁酸盐辅助脂类的消化与吸收。而肝脏合成的甘油三酯、磷脂及胆固醇则通过合成极低密度脂蛋白和高密度脂蛋白辅助分泌入血。

肝脏脂代谢紊乱在肝损伤早期即可导致肝脏脂质沉积。这可能是因为脂质的合成暂时未受损，而将胆固醇和甘油三酯运出肝脏的脂蛋白合成比较复杂，因此更容易受到破坏，其结果是脂质无法通过极低密度脂蛋白(very low density lipoprotein，VLDL)被输送出肝脏。常见的慢性肝脏疾病如原发性胆汁性肝硬化，其胆管受到破坏，因此胆汁分泌出现障碍，导致通过胆汁清除的脂质减少，出现继发性高脂血症。

(三) 蛋白质代谢障碍

肝细胞功能衰竭或门-体分流均可导致蛋白质代谢障碍。蛋白质代谢异常将导致中枢毒性物质堆积，包括氨基酸代谢中产生的氨。因此蛋白质代谢紊乱可以导致神经精神症状和意识障碍，即肝性脑病。

肝对血中氨基酸浓度维持相对稳定有重要作用，肝功能受损后血浆芳香族氨基酸水平升高而支链氨基酸水平降低。近 31 种血浆蛋白在肝细胞中合成，特别是白蛋白，约占肝合成蛋白的 25%。肝细胞受损使白蛋白合成减少，导致低蛋白血症。此外，肝细胞多种运载蛋白的合成障碍(如运铁蛋白、铜蓝蛋白等)也可导致相应的病理改变。

二、水、电解质代谢紊乱

(一) 肝性腹水

肝硬化等肝病晚期可能出现腹水。其主要发生机制如下。

1. 门静脉高压　门静脉压增高使肠系膜毛细血管压增高，液体渗透入腹腔增多，形成腹水。

2. 血浆胶体渗透压降低　肝功能障碍导致合成白蛋白减少，血浆胶体渗透压降低，水肿液渗透入腹腔。

3. 淋巴循环障碍　肝硬化时，肝静脉受挤压导致肝窦内压增高，血浆成分经肝窦壁进入肝组织间隙并进一步漏入腹腔，形成腹水。

4. 钠、水潴留　肝脏损害及门静脉高压等原因使血液淤积在脾、胃、肠等脏器，有效循环血量减少，肾血流量减少，可导致①肾小球滤过率降低；②肾血流量减少，激活肾素-血管紧张素-醛固酮系统(renin angiotensin aldosterone system，RAAS)，加之肝脏灭活醛固酮减少，使醛固酮过多，钠、水重吸收增强；③抗利尿激素(antidiuretic hormone，ADH)增高、心房钠尿肽可减少，促进肾脏水、钠重吸收。上述变化可导致钠、水潴留，促进腹水的形成，为肝性腹水形成的全身性因素。

(二) 电解质代谢紊乱

1. 低钾血症　肝硬化晚期，醛固酮过多使肾排钾增多，或利用排钾利尿剂等情况下可致低钾血症。

2. 低钠血症　肝功能衰竭尤其伴随水肿时可造成稀释性低钠血症。

三、胆汁分泌和排泄障碍

肝细胞负责胆红素的摄取、运载、酯化、排泄等功能。血红蛋白、肌红蛋白及其他含血红素蛋白分解产生的血红素，被吞噬细胞吞噬处理后，生成非酯型胆红素，经血浆中白蛋白运载至肝细胞,经谷胱甘肽 S-转移酶(glutathione S-transferase,GST)转运至内质网,被胆红素- UDP 葡萄糖醛酸基转移酶(bilirubin UDP-glucuronyl transferase,bilirubin-UGT)酯化为酯型胆红素,排泄入毛细胆管中。胆汁代谢平衡紊乱在临床上有重要意义,胆汁分泌障碍可抑制食物中的脂质和脂溶性维生素的吸收,从而出现营养不良和维生素缺乏。嗜肝病毒、药物、毒物及遗传等原因使肝细胞对胆红素的摄取、运载、酯化和排泄等任一环节发生障碍时,均可产生高胆红素血症(hyperbilirubinemia)或黄疸(jaundice,又称 icterus)。高胆汁酸血症也具有毒性作用。在慢性胆汁淤积的情况下,如原发性胆汁性肝硬化,长期暴露于高胆汁酸盐中可导致门静脉细胞损伤和炎症反应,最终导致纤维化和肝硬化。对于新生儿,过高浓度的胆红素会损伤神经系统,导致核黄疸。

四、凝血功能障碍

大部分凝血因子都由肝细胞合成,重要的抗凝物质如蛋白 C、抗凝血酶- 3 等也由肝细胞合成,肝细胞还合成纤溶酶原、抗纤溶酶等。此外,很多激活的凝血因子和纤溶酶原激活物等也由肝细胞清除,因此肝功能障碍可导致机体凝血与抗凝平衡紊乱,严重时可诱发弥散性血管内凝血(disseminated intravascular coagulation,DIC)。

五、生物转化功能障碍

(一)药物代谢障碍

受损肝细胞对药物的代谢能力降低,体内药物的分布、代谢及排泄等发生变化。如血清白蛋白减少可致血中游离型药物增多,而肝硬化侧支循环的建立可使门脉血中药物绕过肝脏,免于被肝细胞代谢,药物的毒性反性及副作用增强,易发生药物中毒。因此,肝病患者应慎重用药。

(二)解毒功能障碍

受损的肝细胞解毒功能障碍,肠道的有毒物质由于肠黏膜水肿或经侧支循环绕过肝脏解毒功能,直接进入腹腔或体循环。

(三)激素灭活功能减弱

肝脏受损或合并门-体分流后,甾体激素的灭活功能减弱。肝脏蛋白合成和分泌功能发生改变,细胞色素 P450 代谢酶被激活,因此部分在肝脏合成的蛋白增加,而另外一部分则下降。P450 细胞色素氧化酶的活性增高能够部分弥补血液中高雌激素血症导致的高代谢状态。患者血中雌激素水平升高,可出现蜘蛛痣、肝掌、男性女性化及性腺和垂体功能抑制等表现。

六、免疫功能障碍

库普弗细胞是存在于肝窦内的巨噬细胞,可吞噬、清除来自肠道的异物、病毒、细菌及毒素等;同时参与清除衰老、破碎的红细胞,以及监视、杀伤肿瘤细胞。肝功能不全时,库普弗细胞功能障碍及补体水平下降,常伴有免疫功能低下,易发生肠道细菌移位及感染等。库普弗细胞功能严重障碍可导致肠源性内毒素血症(intestinal endotoxemia),其主要原因如下。

1. 内毒素入血增加　严重肝病时由于肠壁水肿等,使漏入腹腔内的毒素增多;同时由于肠黏膜屏障功能障碍,使内毒素被吸收入血增多。

2. 内毒素清除减少　严重肝病、肝硬化时,由于侧支循环的建立,可使来自肠道的内毒素绕过肝脏,不能被库普弗细胞清除,直接进入体循环。此外,肝内胆汁酸、胆红素瘀滞等可使库普弗细胞功能受抑制,对内毒素等清除不足。

第三节　肝肾综合征

肝肾综合征(hepatorenal syndrome,HRS)是肝脏疾病并发的一种特殊的肾损伤,是肝硬化发展到后期患者全身和内脏动脉舒张而诱导肾脏血管收缩的后果。在患者诊断为肝硬化 1 年和 5 年的基础上,肝肾综合征的发病率分别为 18% 和 40%。该综合征通常发生于肝硬化合并腹水患者中,以进展性血肌酐升高为特征,48 小时内给予抑制利尿和白蛋白扩容处理后无疗效,并且不伴有休克,无肾毒性药物的使用,也无肾脏实质性损伤。尿液极度低钠,但无管型,属于肾前性氮质血症。在 HRS 患者中,中心静脉压(central venous pressure,CVP)通常正常或轻度升高,表明其肾衰竭并非由循环衰竭(如低血容量或心功能不全)直接导致,并且对于生理盐水扩容无反应性。由于肝肾综合征的肾脏没有明显的病理学改变,其肾功能障碍是功能性的,因此将因肝肾综合征死亡患者的肾脏移植给其他无肝病患者,其肾脏功能也是正常的。

肝肾综合征可以分为两型。1 型肝肾综合征属于急性进展型,血肌酐浓度在 2 周内翻倍,甚至高于 2.5 mg/dL。通常该型伴随多器官功能衰竭。相对而言,2 型肝肾综合征的肾功能损伤相对较轻,并且进展缓慢,通常发生于对利尿剂抵抗的肝腹水患者中。肝肾综合征发病可以较隐匿,也可以因为被许多急性事件诱发而较急,比如感染、上消化道出血或者过度利尿等。肝肾综合征的预后不乐观(1 年总生存率约为 50%)。如果未经治疗,1 型肝肾综合征的生存期仅为数周,2 型肝肾综合征生存期为 4～6 个月。

肝肾综合征的病理生理学改变主要是严重肝功能障碍时的血流动力学和循环改变。门静脉高压导致器官脏器动脉的扩张,并降低了全身血管的阻力,进而引发高动力循环状态(心输出量增加)。然而,随着疾病进展,这种代偿机制最终失代偿,导致有效循环血量不足和肾灌注急剧下降。器官循环内增加的代谢产物或者血管扩张物质,特别是一氧化氮、一氧化碳和内源性大麻素等,介导了上述血管的扩张。随后,血管收缩物质合成分泌增加,包括肾素-血管紧张素系统、交感神经系统和抗利尿激素系统等,这些代偿因素可以协助维持有效的动脉血压,使其保持相对正常范围。但是此时已导致肾内血管收缩及肾的低灌注,从而损伤肾功能;进而促进钠和水的潴留,加重水肿和腹水。

根据上述病理生理学机制,目前肝肾综合征的较好的药物治疗方式是使用血管收缩物质,可以将血管升压素类似物如特利加压素与白蛋白联合应用。由于肝肾综合征的预后较差,因此肝移植是最终的治疗方案。对于有器质性肾衰竭的患者,肾移植也是可以选择的方案,但是一般要考虑患者的承受能力。

第四节 肝 性 脑 病

案例1

患者,男性,58岁。主诉:意识模糊、反应迟钝1天,加重伴嗜睡6小时。既往史:乙肝肝硬化病史5年,2周前因上消化道出血住院治疗,出院后未规律服用乳果糖及利尿剂。现病史:患者3天前因饮食不当出现腹泻、食欲减退、乏力,1天前家属发现其言语混乱、计算能力下降(如无法计算简单加减法),今日逐渐转为嗜睡,唤醒后答非所问。

体格检查:体温37.8℃,血压90/60 mmHg,心率110次/分,呼吸18次/分。神经系统:(意识状态)嗜睡;Glasgow评分12分(睁眼3,语言3,运动6)。扑翼样震颤(+),腱反射亢进,肌张力增高。腹部查体:腹膨隆,移动性浊音(+),肝掌(+),蜘蛛痣(+)。实验室检查:血氨180 μmol/L(正常<50 μmol/L);肝功能:ALT 85 U/L,AST 110 U/L,总胆红素45 μmol/L,白蛋白28 g/L;血钾3.0 mmol/L(低钾血症)。

血常规:白细胞计数$12×10^9$/L(提示感染)。

影像学检查。腹部超声:肝脏缩小,表面结节状,脾大,腹水(+);头颅CT:未见出血或占位性病变。

脑电图:广泛性慢波,三相波(符合肝性脑病表现)。

诊断:肝性脑病(hepatic encephalopathy, HE),韦斯特-黑文标准(West-Haven criteria)Ⅱ~Ⅲ级;乙肝肝硬化失代偿期;自发性细菌性腹膜炎可能(需结合腹水检查)。

经治疗后,患者血氨降至60 μmol/L,意识逐渐恢复,扑翼样震颤消失,5天后出院。

肝性脑病过去称为肝性昏迷(hepatic coma),是由严重肝病或门-体分流引起的以代谢紊乱为基础的中枢神经系统功能失调综合征,其主要临床表现包括嗜睡、精神错乱、扑翼样震颤、锥体外系肌张力增高和昏迷等。临床症状轻的可以只出现轻微的智力减退。

一、肝性脑病的病因、分类和临床表现

肝性脑病的病因以肝硬化最为常见。此外,重型病毒性肝炎、原发性肝癌、严重胆道感染、晚期血吸虫病也可并发肝性脑病。

2014年欧洲肝脏研究学会和美国肝病研究学会联合发布的实践指南,根据以下4个因素对HE进行分类(表3-1)。

表 3-1 肝性脑病的分型

分型	表现	亚型(根据持续时间和临床表现)	亚类
A	急性肝功能衰竭相关 HE		
B	伴随门体分流的 HE,但不伴有肝功能异常		
C	伴随肝硬化的肝性脑病,伴有或不伴有门体分流	间歇性 HE	持续性 自发性 反复发作性
		持续性 HE	轻度 重度 依赖治疗的
		轻微 HE	

1. 根据基础疾病 HE 分为如下 3 型。

(1) A 型:指急性肝功能衰竭相关肝性脑病。

(2) B 型:指伴随门体分流的肝性脑病,但不伴有肝功能异常。可因先天血管畸形或门静脉部分血栓阻塞等因素导致。

(3) C 型:指伴随肝硬化的肝性脑病,伴有或不伴有门体分流。

2. 根据临床表现的严重程度分类 按照 HE 的连续临床表现主观细分。

3. 根据时间进程(表 3-1 亚类) HE 分为发作性 HE、复发性 HE(HE 发作间隔时间为 6 个月或更短)和持续性 HE(行为改变模式持续存在,并穿插显性 HE 的复发)。

4. 根据是否存在诱发因素 HE 分为非诱发型及诱发型(应明确诱发因素)。

根据发病的临床表现和诱因,B 型和 C 型可以是间歇性的、持续性的或亚临床性的。间歇性肝性脑病可以是继发于诱因的,也可以是自发或反复发作的。

目前认为,从患者被诊断为肝硬化至出现明显的临床症状,其神经症状的恶化是一个经历多年逐渐发展的过程。在此期间,20%～80% 的患者通常患有轻微型肝性脑病(minimal hepatic encephalopathy,MHE)或隐匿性肝性脑病(covert hepatic encephalopathy,CHE)。MHE 的神经症状包括注意力下降、中度认知障碍、精神运动迟缓、双手协调功能障碍及视觉运动协调功能障碍,上述症状均不明显,必须通过体检才能发现。

肝性脑病的临床表现因原有肝病的性质、肝细胞损害的轻重缓急及诱因的不同而很不一致。根据意识障碍程度、神经系统表现等将肝性脑病分为 5 期(表 3-2),其中临床期的 4 个经典分期是在 1977 年根据 West-Haven 标准提出的。

表 3-2 肝性脑病分期

分期	意识障碍	性格和精神状态	神经系统表现	脑电图异常
亚临床	正常	正常	无明显临床表现; 通过神经电生理检查或神经 心理学测试发现异常	无

分期	意识障碍	性格和精神状态	神经系统表现	脑电图异常
Ⅰ	睡眠清醒节律颠倒；清醒状态异常；性格改变；疲劳	注意力障碍；轻度性格改变；易激惹	运动协调性受损；书写障碍	三相波、特征性慢波（5～6个循环/秒）
Ⅱ	睡眠障碍；行为失常	定向障碍；健忘	扑翼样震颤；语无伦次	三相波、特征性慢波（5个循环/秒）
Ⅲ	昏睡；精神错乱	定向障碍；攻击性；交流障碍	扑翼样震颤；巴宾斯基征阳性；肌张力升高；	三相波、特征性慢波（5个循环/秒）
Ⅳ	昏迷；无法唤醒	无	去大脑强直	δ波，极慢波（2～3个循环/秒）

0期（亚临床期/MHE）：患者无明显临床表现，仅测试有异常。

Ⅰ期：患者主要表现为轻度的性格改变、睡眠清醒节律颠倒和行为失常，注意力障碍，易激动和烦躁，手指震颤及书写障碍。脑电图可出现三相波和特征性慢波。

Ⅱ期：意识错乱、睡眠清醒节律颠倒。定向能力和理解能力减退、哭笑无常、语无伦次、易疲劳。患者还可出现明显的神经体征，如腱反射亢进、肌张力增高等，可出现明显的扑翼样震颤。脑电图有特征性异常。

Ⅲ期：以昏睡和精神错乱为主。定向障碍及交流障碍。各种神经体征持续并加重，虽患者大部分时间呈昏睡状态，但可唤醒，并出现幻觉。扑翼样震颤可引出。脑电图有异常波形。

Ⅳ期：神志完全丧失，不能唤醒。从浅昏迷发展到深昏迷后，各种反射消失，对各种刺激失去反应，肌张力减低，瞳孔常散大。脑电图明显异常。

患者各期的分界有时不很清楚，前、后期临床表现可有重叠。此外，肝功能损害严重的肝性脑病患者身上常散发一种特殊臭味，称为肝臭，可伴随明显的黄疸、出血倾向等。

二、肝性脑病的发生机制

肝性脑病的发病机制迄今未完全阐明，脑组织病理学损伤也无法解释其中枢神经系统症状。星形胶质细胞是人脑内唯一具有氨代谢相关酶的细胞，现在发现肝性脑病时大脑皮质、小脑及脑干的星形胶质细胞形态学发生改变，其细胞体积和数量均增加，类似于Alzheimer Ⅱ型星形胶质细胞增多。肝性脑病中最严重的病理学改变是脑水肿，主要发生于暴发性肝炎，是主要的预后指标。除上述改变以外，肝性脑病的病理学改变均较温和，因此，绝大部分患者通常可以完全恢复认知功能。多数学者主张肝性脑病的发生主要是脑组织的代谢和功能障碍所致。目前有数个学说试图解释肝性脑病的发生机制，主要学说叙述如下。

（一）氨中毒学说（ammonia intoxication hypothesis）

近年来，通过一系列实验和临床观察提示，肝性脑病并非单独一种毒性产物中毒所致，而是几种毒素协同作用的结果，从而提出神经毒素协同作用学说（synergistic neurotoxin hypothesis）。这些毒性物质包括氨、硫醇、酚和脂肪酸等，其中以氨的作用最为重要。

正常人血氨含量甚微,一般不超过 $59\,\mu mol/L(100\,\mu g/dL)$。多数肝性脑病患者血氨增高,而且动脉血氨的升高往往与临床症状相平行;有的病例在降低血氨后,其神经精神症状有所好转。此外,给动物注入大量铵盐后,血氨增高并可出现昏迷。这些事实都说明肝性脑病的发生与血氨升高显著相关。

正常情况下,血氨的来源和去路保持着动态平衡,使血氨浓度稳定。氨在肝中合成尿素是维持此平衡的关键。当肝功能严重受损时,尿素合成发生障碍,因而血氨水平升高。增高的血氨通过血脑屏障进入脑组织,从而引起脑功能障碍,这就是氨中毒学说的基本论点。

1. 血氨增高的原因 严重肝脏疾病时,氨的生成和清除平衡不能保持,使血氨升高。一般而言,仅在肝清除氨的功能发生障碍时血氨水平才会升高。

(1) 氨的产生过多:氨是蛋白质代谢的产物,其主要来源有 2 个,外源性氨和内源性氨。外源性的氨由肠道中蛋白质消化产生的氨基酸、血液中的氨基酸在肠中的细菌腐败作用下产生,以及肠道中的细菌将尿素水解产生。结肠中的氨通过被动渗透作用进入门静脉,该作用依赖于肠道 pH 值。因此,回流的门静脉里富含氨,门静脉内的氨浓度可达体循环的 $2\sim8$ 倍。内源性氨来自肌肉、大脑和肾脏,主要通过氨基酸的转氨基和脱氨基作用转换而来。

肝硬化时由于门静脉回流受阻和门静脉高压的出现,使胃肠道血液回流障碍,呈现淤血、水肿、胆汁分泌减少,从而影响胃肠道的功能,使食物消化、吸收和排空均发生障碍。每当进食后,肠内未经消化的蛋白质等食物成分较多,肠中的细菌在此环境中生长活跃。蛋白质的分解产物氨基酸经肠道细菌的氨基酸氧化酶分解产氨也较多,特别是在高蛋白饮食后或曲张的食管下端静脉破裂,致使大量血液进入消化道后更是如此。此外,肝硬化患者的晚期,常伴有肾功能下降,血液中尿素等非蛋白氮的含量高于正常,因此从肠黏膜血管弥散到肠腔内的尿素也大大增加。肠道中的细菌产生的尿素酶能分解尿素而生成氨,并透过黏膜进入血液,这也是血氨升高的重要因素。

血氨的另一个来源是肾脏远曲小管上皮细胞分泌的氨。正常情况下,肾小管上皮细胞分泌的氨主要与氢离子形成铵离子(NH_4^+),并以铵盐的形式随尿排出,但氨也可被吸收入静脉血。当肾小管内尿液 pH 值较低时,NH_4^+ 随尿排出增多;当肾小管内尿液 pH 较高时,NH_4^+ 随尿排出减少,而氨(NH_3)吸收入静脉较多。肝硬化腹水的患者常因使用利尿剂而发生碱中毒,因而可使肾小管上皮细胞产生的氨入血增多。肌肉中腺苷酸分解也是产氨的重要方式,肝性脑病前期,患者烦躁不安,使肌肉活动增强,这种分解代谢加强,故产氨增多。

(2) 氨的清除不足:外源性和内源性的氨在人体内被清除的主要机制是在肝脏内经鸟氨酸循环合成尿素而解毒。肝功能障碍时,鸟氨酸循环所需的底物缺失,由于代谢障碍致使 ATP 供给不足,同时肝内酶系统亦受损,鸟氨酸循环受阻,尿素合成不能顺利进行,这是血氨增高的重要机制。在门脉性肝硬化时,门脉压增高造成侧支循环建立或门-腔静脉吻合术等造成门-腔静脉短路时,含氨高的门静脉血液绕过肝脏直接进入体循环亦可使血氨增高。

2. 氨对脑组织的毒性作用 氨在肝性脑病中的病理生理学作用已经广泛得到支持。摄入蛋白质和上消化道出血都可以诱发肝性脑病,血氨在 90% 的患者中均升高,并且脑脊液中氨含量也增高,其含量与肝性脑病程度成正比。

氨究竟如何影响脑的生理功能而引起脑病,其详细机制至今尚未完全阐明。一般认为可能影响以下几个方面(图3-1)。

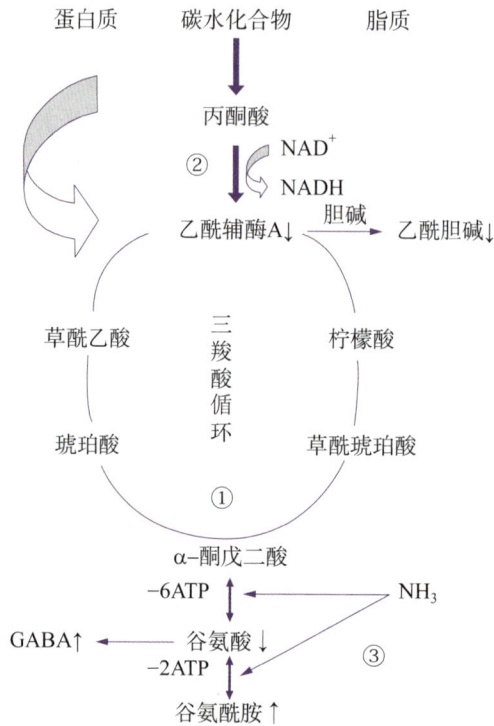

图3-1 氨影响脑的生理功能模式图

注:①消耗α-酮戊二酸;②抑制丙酮酸脱羧及乙酰辅酶A生成;③消耗ATP。

(1) 干扰脑的能量代谢:氨干扰脑组织的能量代谢主要是干扰葡萄糖生物氧化的正常进行。氨可以通过下面2个化学反应过度消耗脑内α-酮戊二酸:①α-酮戊二酸+NH_3→谷氨酸;②谷氨酸+NH_3→谷氨酰胺。由于α-酮戊二酸与其前体草酰乙酸均无法穿透血脑屏障,因此脑内的α-酮戊二酸下降以后无法获得补充。α-酮戊二酸也是三羧酸循环的重要底物。因此,过多的氨一方面使三羧酸循环中间产物α-酮戊二酸减少,影响糖的有氧代谢,同时α-酮戊二酸转氨基生成谷氨酸的过程又消耗了大量还原型辅酶Ⅰ(NADH),妨碍了呼吸链中的递氢过程,以致ATP产生不足。在氨进一步与谷氨酸结合形成谷氨酰胺的过程中又消耗了大量的ATP。因此脑细胞活动所需的能量不足,不能维持中枢神经系统的兴奋活动,从而引起昏迷。

目前很多实验证实,氨中毒时脑干表现出明显的ATP和磷酸肌酸含量降低,而大脑皮质ATP和磷酸肌酸含量正常。因此,氨中毒影响大脑能量代谢的问题仍在实验研究阶段。

(2) 改变脑内神经递质:①氨可影响γ-氨基丁酸(γ-aminobutyric acid)的分解与合成。

γ-氨基丁酸是中枢神经系统抑制性神经递质,它是谷氨酸经谷氨酸脱羧酶的作用形成的,又可经酶分解。有人认为氨有抑制 γ-氨基丁酸转氨酶的作用,使 γ-氨基丁酸不能转变为琥珀酸,使 γ-氨基丁酸蓄积于脑内,这可能与患者出现抑制症状和昏迷有关。②氨可抑制脑组织中的丙酮酸脱氢酶,因此乙酰辅酶 A 生成减少。一方面使柠檬酸生成减少,三羧酸循环运转受阻,ATP 生成减少,另一方面也导致乙酰胆碱合成减少,而乙酰胆碱是中枢神经系统的重要兴奋性递质,当其减少时,中枢神经的活动可受影响。③当脑组织中氨浓度升高时,氨可以和脑中重要的兴奋性递质谷氨酸结合形成谷氨酰胺,这一反应使脑组织中谷氨酸的量下降,谷氨酰胺量升高。由于肝性脑病时氨的作用使脑内的正常生化反应发生改变,致使脑内兴奋性神经递质如乙酰胆碱、谷氨酸减少和抑制性神经递质如 γ-氨基丁酸、谷氨酰胺增多,使神经递质之间的作用失去平衡,因而导致中枢神经系统的功能紊乱。

(3) 氨对神经细胞膜的抑制作用:有人提出氨干扰神经细胞膜上的 Na^+-K^+-ATP 酶活性,可能影响到复极后膜的离子运转,使膜电位变化和兴奋功能不能继续进行。有人报道氨和 K^+ 有竞争作用,能影响 Na^+、K^+ 在神经细胞膜内外的分布,影响正常静息膜电位和动作电位的产生,使神经的兴奋和传导过程受到干扰。

必须指出,氨中毒不是引起肝性脑病的唯一机制。静脉注射或直接摄取铵盐可以直接升高肝硬化动物的动脉血氨水平,仅有极少数出现神经精神症状和脑电图异常;另外,血氨水平既不与颅内或脑脊液氨浓度呈正相关,也不与临床症状的严重程度呈正相关;最后,在某些酶缺乏的突变(如鸟氨酸循环相关的酶)出现的高氨血症从不发生昏迷。因此,在肝性脑病的发生、发展中,一定还有其他因素在起作用。

(4) 硫醇、脂肪酸、酚与氨的协同作用(神经毒素协同作用学说)。

1) 硫醇的毒性作用:硫醇是蛋氨酸和其他含硫氨基酸经肠道细菌代谢而产生的一类毒性较强的含硫化合物。肝功能障碍时,硫醇未能被肝脏充分解毒,或经门-体侧支循环进入体循环,导致血中硫醇浓度增高。目前认为硫醇对机体的毒性作用在于:①通过抑制尿素合成所需的酶的活性而干扰氨的解毒;②低浓度的硫醇即可抑制肝细胞线粒体的呼吸过程;③抑制脑内 Na^+-K^+-ATP 酶活性;④抑制红细胞内碳酸酐酶活性等。然而,对硫醇的神经毒性作用及上述作用与脑病发生的关系,目前了解甚少。

2) 脂肪酸的毒性作用:临床观察发现,在慢性肝病时,不论有无脑病,血中短链和中长链脂肪酸量均见增加,伴有脑病时增加更为明显。现已查明,脂肪酸的主要作用部位是脑干网状结构,其确切的毒作用机制尚不清楚。动物实验资料显示,脂肪酸可抑制线粒体内 Na^+-K^+-ATP 酶活性;还可与神经细胞膜或突触部位结合,以此干扰神经细胞的功能。此外,有人认为脂肪酸在突触部位与神经递质如 5-羟色胺、多巴胺等结合,从而妨碍神经冲动的传导。

3) 酚:酚是酪氨酸和酪胺在肠道经大肠埃希菌的腐败作用生成的有毒产物之一。正常情况下,酚经门静脉入肝后,可经结合反应转化为无毒产物。当肝功能严重障碍时,血清及脑脊液中酚类物质明显增多,而且与肝性脑病的严重程度明显相关。尤其当酚与氨、硫醇同时出现于患者体内时,它们之间将产生协同作用,共同参与肝性脑病的发生。

综上所述,在肝性脑病的发病中,各种毒性物质对神经组织均有毒性作用,并在脑病的发生、发展中起着各自的作用,尽管生化反应、中毒机制不尽相同,但在生物体内,它们之间具有协同作用。

此外,还应特别提出的是最常发生在肝功能障碍患者中的某些代谢异常改变,如低血糖、低氧血症、电解质紊乱(低钾血症、低钠血症)、碱中毒及低血容量等,也参与上述的协同作用。目前认为,这些异常改变主要在于提高脑组织对各种毒性物质的敏感性,从而在脑病的发生上起着不容忽视的作用。例如,通过增加血脂肪酸来使动物发生昏迷,其血浓度要相当的高,但若同时并发低血糖时,则只要浓度低得多的脂肪酸即可引起动物脑病发作。同样,在低血糖和低氧血症并存的情况下,任何一种毒性产物则只要小得多的量即可引起机体发生昏迷。

(二)假性神经递质学说(false neurotransmitter hypothesis)

假性神经递质学说是费希尔(Fisher)和巴尔迪萨里尼(Baldessarini)在 1971 年提出的,他们还首次提出肝性脑病是一种中枢神经系统疾病。此学说的论点是蛋白质饮食中含有带苯环的氨基酸即芳香族氨基酸(如苯丙氨酸和酪氨酸),它们在肠道中经细菌脱羧作用可生成苯乙胺和酪胺,这些胺类经门静脉输送到肝,功能受损的肝脏不能将其分解代谢,或直接被吸收后经门腔侧支循环,由门静脉进入腔静脉。因此血中的酪胺和苯乙胺就随血液进入脑内,再经脑干网状结构的神经细胞内非特异性 β-羟化酶的作用形成苯乙醇胺和羟苯乙醇胺,苯乙醇胺和羟苯乙醇胺的化学结构与正常的神经递质去甲肾上腺素和多巴胺很相似,但其生理效应仅为正常神经递质的 1/100～1/10,故被称为假性神经递质(false neurotransmitter)。

脑干网状结构的主要功能是保持清醒状态或维持唤醒功能,因而又称为脑干网状结构上行激动系统。去甲肾上腺素和多巴胺等为脑干网状结构中的主要神经递质。肝功能严重障碍时,高水平苯乙胺和酪胺入脑导致假性神经递质增加。假性神经递质可以被网状结构中的神经元末梢摄取、储存,但由于其生理效应极弱,因而不能维持网状结构的正常功能,网状结构的上行激动系统功能下降,大脑皮层的兴奋不能保持,以致发生昏迷。还有人认为多巴胺还是锥体外系统的抑制递质,当此物质缺乏时,可能与患者出现的抽搐、扑翼样震颤等症状有关。

此学说得到一些事实证明,例如,一些肝性脑病患者血液中生物胺的量有所增多,而且与脑病的严重程度呈明显的平行关系;临床上用左旋多巴进行治疗使体内正常神经递质增多,有一定疗效等。但给实验动物脑室内注入大量假性神经递质却不能使其昏迷。因此对假性神经递质学说还须进一步探索。

(三)血浆氨基酸失衡学说(amino acids imbalance hypothesis)

1. **血浆芳香族氨基酸与支链氨基酸失衡** 正常人血浆支链氨基酸(branched chain amino acid，BCAA)/芳香族氨基酸(aromatic amino acid，AAA)呈一定比值(为 3～3.5)。当肝功能受损时,血浆 AAA 如苯丙氨酸、酪氨酸、色氨酸和天冬氨酸明显升高;而 BCAA 如亮氨酸、异亮氨酸和缬氨酸则明显减少,以致这一比值下降至 1 以下。对这种现象的解释是,在肝功能衰竭和肝硬化中,血浆氨基酸浓度由于代谢紊乱而发生改变,氨也在其中发挥了重要作用,高血氨促进过多的糖原释放,进一步促进糖原的合成,为了维持正常血糖浓度,产生了高胰岛素血症,另外,在严重肝脏疾病中,肝脏对许多激素的灭活功能减弱,对胰岛素的灭活作用减弱可使血中胰岛素的水平升高。高胰岛素血症促进肌肉组织摄取支链氨基酸,使得血清缬氨酸、亮氨酸和异亮氨酸水平下降。肝功能衰竭时,胰岛素和胰高血糖素的降解都减弱,因而血中浓度均升高,但胰高血糖素的升高较胰岛素更为明显,导致血中胰岛素/胰高血糖素比值降低,体内的分解代谢大于合成代谢。由于蛋白质的分解代谢加强,大量 AAA 被分解出来,同时因肝功能受损,芳香族氨基酸的降解能力降低;而且因肝脏的糖异生途径障碍,将 AAA 转化为糖的能力减弱,血中 AAA 明显增多。

由于芳香族氨基酸与支链氨基酸在生理性 pH 情况下都是呈电中性的氨基酸,由同一载体转运通过血脑屏障入脑,在通过血脑屏障时发生竞争,因 AAA 多而竞先入脑。

正常神经递质的生成过程为:脑神经细胞内的苯丙氨酸在苯丙氨酸羟化酶作用下生成酪氨酸;酪氨酸在酪氨酸羟化酶作用下生成多巴;多巴在多巴脱羧酶作用下生成多巴胺;多巴胺在多巴胺 β-羟化酶作用下生成去甲肾上腺素。

当脑细胞中酪氨酸和苯丙氨酸量过高时,芳香族氨基酸脱羧酶的活性增强,而酪氨酸羟化酶的活性被抑制。致使酪氨酸首先被脱羧形成酪胺,继而又被羟化形成羟苯乙醇胺,苯丙氨酸被脱羧形成苯乙胺,继而又被羟化形成苯乙醇胺。与此同时,由于酪氨酸羟化酶被抑制,使酪氨酸不能循正常代谢途径生成多巴、多巴胺和去甲肾上腺素,终致正常神经递质合成减少。最终苯丙氨酸和酪氨酸进入脑内,合成大量假性神经递质,而抑制正常神经递质的作用,导致肝性脑病的发生。实际上这一学说是对假性神经递质学说的充实和发展。

2. 色氨酸的作用 色氨酸在肠内经细菌作用可生成吲哚和甲基吲哚。高浓度的吲哚对脑细胞的生理活动有抑制作用。5-羟色胺(5-HT)是由色氨酸衍生的胺类,它是中枢神经系统的抑制性递质,有人认为,肝功能低下时,由于血浆白蛋白合成减少,游离色氨酸增多。游离色氨酸易进入脑内,使脑内形成 5-HT 增多,这也可能是肝性脑病的发病环节之一。

尽管假性神经递质学说和氨基酸失衡学说解释了肝性脑病的神经精神症状和椎体束外症状,但是也有部分质疑,包括给动物静脉注射羟苯乙醇胺可以极大地降低大脑皮质儿茶酚胺浓度,但是并不导致意识障碍;肝硬化致肝性脑病的死亡患者脑内的去甲肾上腺素和多巴胺浓度是正常的;作为肝功能衰竭和门静脉分流的一个并发症,无肝性脑病的肝硬化患者血浆氨基酸已经失衡;溴隐亭(一种多巴胺激动剂)治疗肝性脑病大多数无效。

(四) GABA 学说(GABA hypothesis)

肠细菌丛是 GABA 的主要来源,大肠埃希菌、脆弱类杆菌等均可合成大量 GABA。正常肝通过门静脉系统高效摄取并分解肠道来源的 GABA,具有防止其进入体循环的重要作用。家兔肝脏含有全身 80% 以上的代谢 GABA 的酶。在肝功能衰竭或门脉分流时,肝细胞对来自肠道 GABA 的摄取和代谢降低,因而使外周血浆内的 GABA 水平升高。

GABA 学说是在假性神经递质学说之后提出的假说。GABA 被认为是哺乳动物最主要的抑制性神经递质,可以介导氯离子通道开放。GABA 受体与苯二氮䓬类(benzodiazepine,BZ)受体和氯离子通道组成一个 GABA-A 受体复合物,GABA 和苯二氮䓬类物质是该受体复合物的激动剂(图 3-2)。当突触前神经元兴奋时,GABA 从囊泡中释放,通过突触间隙与突触后神经元胞膜上的 GABA 受体结合,使细胞膜对 Cl⁻ 通透性增高,由于细胞外的 Cl⁻ 浓度比细胞内高,因而 Cl^- 由细胞外进入细胞内,产生超极化,从而发挥突触后抑制作用。GABA 也具有突触前抑制作用,当 GABA 作用于突触前的轴突末梢时,也可使轴突膜对 Cl^- 通透性增高,但由于轴浆内的 Cl^- 浓度比轴突外高,因而 Cl^- 反由轴突内流向轴突外,进而产生去极化,使末梢在冲动到来时释放神经递质的量减少,从而产生突触前抑制作用。

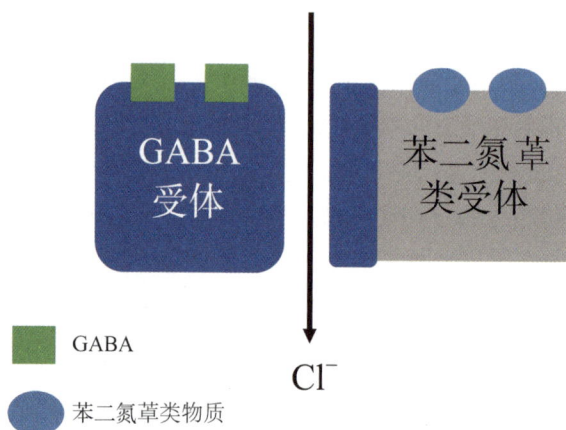

图 3 - 2 GABA 受体复合物的激活

总之,GABA 学说的主要内容为:肝功能衰竭时,肝不能清除肠源性 GABA,使血中 GABA 浓度增高,通过通透性增强的血脑屏障进入中枢神经系统,导致脑突触后膜 GABA 受体增加并与之结合,使细胞外氯离子内流,神经元即呈超极化状态,造成中枢神经系统功能抑制。

GABA 学说仍有待进一步完善。比如,GABA 学说中,基于多个常用实验性模型对 GABA 激动剂反应性改变,以及 GABA - BZ 受体激动剂在家兔模型中增强神经系统兴奋性和视神经诱发电位的作用仍有待研究;以及在其他动物模型中,血脑屏障通透性改变、GABA 受体密度及大脑皮质 GABA 浓度改变尚未被证实;最后,肝硬化导致的肝性脑病中仍然未发现有大脑皮质 GABA 水平和 GABA 受体密度的升高。

(五) 其他学说

1. 低钠血症 低钠血症和肝性脑病是肝硬化中 2 个常见的伴随症状,并且低钠血症的患者肝性脑病发病率升高。低钠血症引起肝性脑病的主要病理生理学改变是星形胶质细胞的水肿。慢性低钠血症可以导致星形胶质细胞内外的渗透压差增大,从而加重由高血氨引起的脑皮质水肿。

2. 神经甾体 神经甾体如别异烯醇酮和四氢去氧皮质酮等在星形胶质细胞和神经元中的合成在肝性脑病中有重要作用。已经发现外周或中枢来源的抑制性神经甾体在实验性或临床性肝性脑病中蓄积。神经甾体结合并调节多种类型的细胞膜受体,最主要且研究最多的是 GABA - A 受体。研究显示肝性脑病患者中的别异烯醇酮浓度与精神症状密切相关,别异烯醇酮可以调节 GABA - A 受体,因此可以诱导肝性脑病患者的 GABA 能神经元兴奋。神经甾体也可以与细胞内受体结合,调节星形胶质细胞和神经元的基因如葡萄糖转运体

GLUT - 1、谷氨酰胺转运体 *GLT - 1*，星形胶质细胞纤维酸性蛋白基因 *GFAP*、苯二氮䓬类受体及水通道蛋白Ⅳ等的表达。它们还能诱导肝性脑病的脑水肿和星形胶质细胞的肿胀。

3. **氧化应激**　在急性和慢性实验性肝功能衰竭模型中，氧化应激均有直接的作用。在肝性脑病中，氧化应激的标记物明显升高。多项研究表明氧化应激或氮化应激参与了肝性脑病的病理生理学进程。氨导致星形胶质细胞的水肿，也改变了线粒体功能和神经传导功能，诱导氧化应激。星形胶质细胞的改变与氧化应激的这种连锁反应导致了所谓的"自动放大环路"，促进了肝性脑病的发生。

4. **炎症**　研究显示急性肝功能衰竭的患者具有系统性炎症反应时会更加快速地向重症肝性脑病发展，提示炎症和肝性脑病可能存在联系。已经证实在对乙酰氨基酚诱导的急性肝功能衰竭患者中，全身炎症反应对肝性脑病恶化的过程具有重要影响。在肝功能衰竭发展过程中，大脑产生很多促炎症介质，包括肿瘤坏死因子- α，白细胞介素 1、6 等。感染时内皮细胞被激活，释放大量炎症介质进入大脑。这些介质可以激活小胶质细胞，而小胶质细胞进一步释放炎症介质并影响神经元的功能。有研究显示抗炎症药物布洛芬可以恢复肝性脑病大鼠的运动和认知功能。炎症似乎与氨存在协同作用，高血氨可以促进炎症的反应性，而炎症可以加重氨对脑的作用，尤其是脑水肿。

肝性脑病的发病机制比较复杂，它不单是由某一种因素或毒物引起的，而是多种有害因素协同作用的结果。也可能在不同的病例中是以某一种因素为其主要发病因素，临床上所见到的肝性脑病病例并不都有相同的发病机制。因此，应根据病情、诱发因素、临床表现及血液等实验室检查结果加以分析，找出其发病的重要环节和其他次要环节，分别给予不同的处理，由于发病机制的多样性，处理方法也应当是综合性的。

三、肝性脑病发生诱因（predisposing factor）

肝性脑病，特别是外源性（即门-体型）肝性脑病，大多有明显的诱发因素，了解这些诱因将有助于肝性脑病的防治。

（一）消化道大量出血

消化道出血是门脉性肝硬化发生肝性脑病最常见的诱因。主要见于食管静脉曲张而破裂出血。大量血液流入肠腔后，其中的蛋白质经细菌作用产生大量的氨，进入体循环可使血氨升高。另外，急性大出血时血容量减少，可引起肝、脑缺血，加重其功能障碍，从而促进肝性脑病的发生。

（二）感染

感染是肝性脑病最常见的一个诱因，而且感染的部位并没有差异。其病理生理学主要是全身的炎症反应。感染时可因细菌、毒素直接损伤肝细胞，加重肝功能障碍。感染可使组织蛋白分解加强，引起产氨增多和血浆氨基酸失衡。感染发热还可引起通气过度发生呼吸性碱中毒，促进血氨入脑。

（三）代谢障碍

代谢障碍包括代谢性碱中毒、肾功能不全、低钾血症、脱水和（或）利尿剂作用。研究发现肾功能不全和低钾血症可以加重肝功能障碍。低钾血症可以作用于星形胶质细胞导致其水肿，而肾功能不全可以加重肾脏氨的产生。

肝硬化伴有腹水的患者常进行利尿治疗，但在使用利尿剂后常可诱发本病。其主要原因是：①引起低钾碱中毒，从而导致肾静脉血的氨含量增多，血氨升高；②引起血容量下降而发生肾前性氮质血症，从而导致尿素肝肠循环增强，产氨增多。低钾血症和脱水也可以导致代谢性碱中毒。

（四）便秘

便秘是一个潜在的肝性脑病的诱因，很少有便秘可以单独诱发肝性脑病，因此需要鉴别是否有其他诱因存在。便秘可使肠道氨和其他含氮毒性物质的产生和吸收增多。此外，还可因排便时腹压增加，使门脉压增高，门-体分流量增多，由此直接进入体循环中的肠毒物量也增多。

（五）其他诱发因素

镇静剂和麻醉剂使用不当、外科手术、酗酒、腹腔放液等因素诱发肝性脑病的发生都有报道。在肝功能减退时，对镇静麻醉药物的分解代谢作用下降，因此长期使用地西泮、氯氮片、哌替啶等制剂时往往会出现药物在体内蓄积的现象，这些药物的浓度在体内不断升高可产生对中枢的抑制作用，再加上其他毒物的效应共同作用促使肝性脑病发生。饮酒过多对中枢神经系统和肝脏功能有抑制和损伤作用。腹腔放液可使腹腔内压力突然下降，门脉血管发生反应性扩张，使到肝脏和全身的血液减少，从而加重了肝功能障碍和脑缺血，这些都可成为肝性脑病的诱发因素。

四、肝性脑病的防治原则

肝性脑病的发病机制较为复杂，其中还有许多问题尚未阐明，从上述发病机制的多样性观点出发，肝性脑病的防治措施也应是综合性的，这样才能收到良好效果，其中很重要的是防治并发症和预防诱因。肝性脑病的防治原则包括以下几方面。

（一）保护肝脏、防止诱因

在临床上可应用高糖、多种维生素和能量合剂，避免使用高脂肪、高蛋白质的饮食和有害肝脏和脑的药物。此外，还要防止吃粗糙食物，以防食管下端曲张的静脉破裂。保持大便通畅。利尿时要防止低钾血症和低血容量的出现。放腹水的速度要缓慢，有人主张将放出的腹水液重新输入患者的血液循环中以防止血浆蛋白的丢失。此外应防止感染，如果发生应迅速治疗，并控制败血症的发生。要纠正碱中毒，以防止血中氨和铵的比值发生变化。

（二）降低肠道产氨

降低血氨可以从两方面考虑。①控制氨的产生，如控制蛋白质饮食摄入，预防消化道出血和给予抗菌药物抑制肠道细菌等。②可采用谷氨酸等增加血氨的清除，但谷氨酸盐溶液呈碱性，可加重碱中毒，用时应注意。而对于昏迷的患者，可能需要采取灌肠来促进肠道清理。

肠道中氨的吸收与肠道的 pH 有密切关系。当肠道 pH 较低时，NH_3 与 H^+ 结合成不被吸收的 NH_4^+ 随粪便排出体外。当结肠内 pH 降至 5.0 时，不但不从肠腔吸收氨，反而可向肠道内排氨,这称为酸透析。乳果糖治疗肝性脑病的作用较为肯定,就是因为乳果糖在小肠内不被分解,大部分进入结肠,在细菌的作用下分解为乳酸和醋酸,从而使肠腔内 pH 明显降低,达到酸透析的效果。乳果糖的作用还包括抑制肠道细菌产氨,促进细菌利用氨合成蛋白质,促进排便过程,减少氨的释放以及促进含氮物质通过排泄物排出。

有研究表明,抗生素能够抑制肠道富含尿激酶细菌的蛋白质降解作用,从而抑制肠道产氨,疗效明确。也有研究表明抗生素治疗可以对乳果糖无效的慢性肝性脑病患者产生治疗效果。

限制高蛋白饮食可以降低产氨,但是长期限制蛋白质摄入将导致营养障碍。研究表明,保持蛋白质摄入的平衡(1.2 千克/天)可以促进正氮平衡,并且不会促进高血氨的发生。

其他抑制肠道产氨的治疗方法还包括益生菌治疗、阿拉伯糖治疗等,其治疗作用尚有待进一步验证。

(三) 促进氨的清除

左旋门冬氨酸鸟氨酸(L-ornithine-L-aspartate,LOLA)是一类降氨物质,它可以为氨转化为尿素和谷氨酰胺提供底物。研究表明其疗效较好且副作用少。

锌是尿素循环中的辅助因子,可以促进尿素生成而降低血氨。通常肝硬化导致的营养缺乏可以发生锌缺乏。对于锌缺乏的患者需要补充锌。

其他促排氨的药物如 L-肉毒碱可以通过增加能量代谢而降低血氨水平;苯甲酸钠可以促进尿液以马尿酸的形式排出氨,曾被成功用于先天性高氨血症的治疗。

(四) 影响神经传导的药物

对假性神经递质增多的病例可使用左旋多巴,因其易于透过血脑屏障。左旋多巴入脑后,经脱羧和羟化可形成多巴胺和去甲肾上腺素等正常神经递质而发挥作用。然而最近的研究发现其疗效不明显。氟马西尼是 GABA 受体的抑制剂,常用于安定类药物过量使用的抢救,研究表明对比安慰剂其疗效更显著,精神神经症状及脑电图均有明显改善。

(五) 支链氨基酸

用支链氨基酸可矫正肝性脑病时血浆氨基酸的失衡。临床已证明输入复方氨基酸溶液能获得较好疗效。

(六) 其他

如控制幽门螺杆菌感染,目前其在肝性脑病中的作用仍有争论。人造肝可以为急性肝功能衰竭提供治疗作用。

暴发性和亚急性肝炎的患者中,肝性脑病伴有凝血因子Ⅴ少于 20% 则提示患者的预后较差。肝硬化伴有慢性肝性脑病或反复发作的肝性脑病是严重肝功能衰竭的结果。上述 2 种情况,通常肝移植(liver transplantation)是最终的治疗方法。

案例 2

患者:女性,45 岁。性格改变、言语不清 2 天,突发烦躁不安伴定向力丧失 12 小时。

长期饮酒史(每日白酒摄入约 200 mL);酒精性肝硬化病史 3 年,未规律随访;1 个月前因腹水接受腹腔穿刺放液,近期因便秘自行服用缓泻药(导致肠道菌群紊乱),并停用乳果糖。自行服用苯二氮䓬类药物助眠(加重中枢抑制)。患者 2 天前出现情绪不稳(时而淡漠、时而易怒),言语含糊不清,家属误认为其"醉酒未醒"。12 小时前突发躁动不安,无法辨认家人,伴尿失禁。无发热、呕吐或呕血。

体格检查:体温 36.5℃,血压 85/55 mmHg,心率 105 次/分,呼吸浅快(24 次/分)。皮肤、巩膜黄染(总胆红素升高),腹部可见静脉曲张,肝肋下未触及,脾大。

神经系统。意识状态:谵妄,Glasgow 评分 9 分(睁眼 2,语言 2,运动 5)。扑翼样震颤(+),双侧巴宾斯基征(+),共济失调(无法完成指鼻试验)。

实验室检查。血氨 220 μmol/L(显著升高);肝功能:ALT 50 U/L,AST 150 U/L(AST/ALT >2,提示酒精性肝病),总胆红素 78 μmol/L,INR 1.8。血钠 125 mmol/L(低钠血症)。血乳酸 4.5 mmol/L(升高,提示组织缺氧)。

影像学检查。腹部 CT:肝脏萎缩,边缘呈结节状,脾大,大量腹水;头颅 MRI:排除脑水肿或结构性病变。其他:脑脊液检查正常,排除中枢感染;毒物筛查:苯二氮䓬类药物阳性。

治疗 3 天后血氨降至 90 μmol/L,意识状态恢复至清醒,但遗留轻度记忆力减退。出院建议:严格戒酒,终身禁用镇静药物,定期监测肝功能和血氨。

问题:

1. 患者的诊断是什么?
2. 患者疾病的诱因有哪些?
3. 详述患者的治疗方案。

参考文献

[1] American Association for the Study of Liver Diseases, European Association for the Study the Liver. Hepatic encephalopathy in chronic liver disease: 2014 Practice Guideline by the European Association for the Study of the Liver and the American Association for the Study of Liver Diseases [J]. J Hepatol, 2014,61:642 - 659.

[2] CÓRDOBA J. New assessment of hepatic encephalopathy [J]. J Hepatol, 2011,54:1030 - 1040.

[3] JONES EA, MULLEN KD. Theories of the pathogenesis of hepatic encephalopathy [J]. Clin Liver Dis, 2012,16:7 - 26.

[4] KHEMICHIAN S, NADIM MK, TERRAULT NA. Update on hepatorenal syndrome: from pathophysiology to treatment [J]. Annu Rev Med, 2025,76(1):373 - 387.

[5] KHUNGAR V, POORDAD F. Hepatic encephalopathy [J]. Clin Liver Dis, 2012,16:301 - 320.

(陆超,支秀玲)

第四章　消化系统疾病的病理改变

第一节　消化管非肿瘤性疾病

一、食管炎

食管炎(esophagitis)是指各种原因引起的食管黏膜的炎症性病变。常见原因包括①微生物感染：常见的病原体有细菌、病毒和真菌等，形态学特征与其他部位相应病原体引起的感染相同，较多见于免疫抑制的患者。②化学性因素：强酸和强碱(常见于自杀)、酒精、重度吸烟、细胞毒性药物治疗和尿毒症患者。③物理因素：放射性损伤、过热的食品和异物等。④免疫因素：自身免疫性疾病、全身性移植物抗宿主反应、类天疱疮和大疱性表皮松解症、克罗恩病(Crohn disease)等。

食管炎可按病程分为急性食管炎和慢性食管炎。急性食管炎轻者可仅有食管黏膜充血，组织学上无明显异常；重者可出现出血、糜烂和溃疡等。慢性食管炎可由急性食管炎发展而来，也可以由长期慢性损伤导致；镜下常见食管黏膜上皮增生，慢性炎症细胞浸润，严重的病例可见食管壁纤维化和管腔狭窄。就病因而言，尽管食管炎的病因很多，但在人群中最常见的应属反流性食管炎(refux esophagitis)。

(一) 反流性食管炎

反流性食管炎又称胃食管反流性疾病(gastroesophageal refux disease，GERD)，是由于胃和(或)十二指肠内容物反流至食管，引起的食管黏膜不同程度的损伤和慢性炎症。

1. 病因和发病机制　因功能性或器质性疾病引起胃和(或)十二指肠内容物流入食管下段，导致食管黏膜损伤而引起的慢性炎症，本质上属于化学性因素引起的食管炎。

2. 病理变化　反流性食管炎的病理改变与病因、持续时间及病程长短有关。大体或内窥镜下观察，大多数轻症患者仅见黏膜局部充血或小糜烂。一般来说，反流性食管炎的组织学有以下3个特征：①黏膜鳞状上皮内可见炎症细胞浸润；②黏膜鳞状上皮的基底细胞增生，超过上皮全层的20%；③固有膜乳头延长，可至上皮层的上1/3，伴固有膜毛细血管充血。上皮层内嗜酸性粒细胞浸润是反流性食管炎的早期改变，此时可没有基底细胞增生的改变。反流性食管炎在继发溃疡时，上皮层可见中性粒细胞浸润。长期慢性的病例可形成巴雷特食管(Barrett esophagus)。

3. 临床病理联系　临床上患者有反酸、胃灼热(胸骨后灼烧感)、疼痛、嗳气和吞咽困难等症状,部分患者还会出现消化不良的症状,严重者也可有呕血和黑便。要注意的是,临床症状的严重程度与是否有食管炎的组织学改变和改变的程度平行。临床上治疗方法主要包括药物治疗、手术治疗和生活方式的调整。

(二) 巴雷特食管

巴雷特食管是指食管下端括约肌以上的食管黏膜鳞状上皮被胃腺上皮取代的食管。这种化生的腺上皮可呈异型增生,进而形成腺癌。巴雷特食管患者的癌变风险为普通人群的 $30\sim50$ 倍,属于癌前病变。

1. 病因和发病机制 慢性反流性食管炎是巴雷特食管形成的主要原因。$10\%\sim12\%$ 的胃食管反流患者发生巴雷特食管。其他慢性活动性食管炎长期作用也可引起巴雷特食管。巴雷特食管黏膜上皮癌变的机制尚未阐明,已证明癌变上皮中有分子遗传学的改变,包括 *TP53* 基因的突变和过度表达。

2. 病理变化 肉眼观食管鳞柱交界线(Z 线)上移,呈波浪状或中断。病变黏膜区呈橘红色、天鹅绒样不规则形病变,在灰白色正常食管黏膜的背景上呈岛状或舌状向食管近端延伸。可继发糜烂、溃疡、食管狭窄和裂孔疝。镜下食管黏膜部分鳞状上皮被单层柱状上皮取代,即巴雷特食管黏膜由类似胃黏膜或小肠黏膜的上皮细胞和腺体构成。腺体排列紊乱,常见腺体扩张、萎缩和程度不同的纤维化及炎症细胞浸润,局部黏膜肌层常增厚。巴雷特食管黏膜的柱状上皮细胞兼有鳞状上皮和柱状上皮细胞的超微结构和细胞化学特征。

3. 临床病理联系 大多数患者有反酸、胃灼热、吞咽困难、胸骨后疼痛等反流性食管炎的症状,常见于 50 岁以上的人群和腹部肥胖人群。不良饮食习惯、年龄、吸烟等因素可能会诱发巴雷特食管。巴雷特食管的并发症主要包括溃疡、狭窄、出血和腺癌。一般认为,巴雷特食管病灶的大小与发生腺癌的危险性有关。直径大于 3 cm 的巴雷特黏膜癌变的概率是正常人群的 $30\sim40$ 倍。另外,巴雷特食管肠化型进展为食管腺癌的风险非常高。巴雷特食管临床上一般采用药物治疗、内镜治疗和手术治疗。

二、胃炎

胃炎(gastritis)是胃黏膜的炎症性疾病,临床上经胃镜和胃黏膜活检确诊。根据病程和临床表现,胃炎可分为急性和慢性两种类型,两者在病因和病变特点上各不相同。一般来说急性胃炎(acute gastritis)常有明确的病因,慢性胃炎(chronic gastritis)的病因和发病机制较为复杂,病理变化也多样。在炎症反应上急性胃炎以中性粒细胞浸润为特征,而慢性胃炎以淋巴细胞和浆细胞浸润为特征,同时可伴有肠上皮化生和胃黏膜腺体的萎缩。

(一) 急性胃炎

急性胃炎为胃黏膜的急性炎症,常常是一过性的,病理表现多样。其病变范围可局限,也可弥漫,程度轻重不一。

1. 病因和发病机制 急性胃炎的病因复杂多样,包括:①药物,非固醇类消炎药,如阿司匹林(乙酰水杨酸)片和某些抗肿瘤化疗药物;②过度吸烟、饮酒;③感染,如沙门菌;④休克及其他应激状态(大出血、大面积烧伤、严重创伤和大手术后);⑤物理及机械性损伤,如食物过冷、过烫,放射线照射,经鼻插胃管等;⑥化学性损伤,如误食酸、碱;⑦其他:胆汁、胰液反流,尿毒症,或其他原因不明的特发性急性胃炎等。

2. 病理变化　最轻微的急性胃炎仅见胃黏膜轻度充血、水肿,伴以少量散在的中性粒细胞浸润,上皮细胞可完整无损。严重的急性胃炎可出现胃黏膜糜烂和出血。糜烂是黏膜肌层以上的固有层脱落形成缺损,常伴有明显的急性炎症反应,表面常有纤维蛋白脓性渗出。出血可单独出现也可伴有糜烂,如为后者则称为急性糜烂出血性胃炎。糜烂如进一步发展则成为急性溃疡(如应激性溃疡)。

3. 临床病理联系　急性胃炎的临床表现和病变的程度密切相关。病变轻者可无症状,或有不同程度的上腹部疼痛、恶心、呕吐等。病变重者可出现呕血、黑便等大出血症状。酗酒者可因急性胃炎出血而呕血。类风湿关节炎患者每天服用阿司匹林,约 1/4 的病例并发急性胃炎,并常伴有出血。

(二) 慢性胃炎

慢性胃炎是胃黏膜的慢性非特异性炎症,可导致胃黏膜萎缩、肠上皮化生,以及出现胃黏膜上皮不典型增生的改变,但一般不伴有胃黏膜糜烂。慢性胃炎的发病率高,多数病例起病即为慢性,极少由急性胃炎转变而来,是更常见的消化道疾病。

1. 病因和发病机制　目前慢性胃炎根据病因主要分为以下 3 种:①幽门螺杆菌(Helicobacter pylori,HP)感染相关性胃炎。约 90% 的慢性胃窦炎患者在胃黏膜上可检出HP,因此认为 HP 感染与慢性胃炎密切相关。②自身免疫性胃炎。占慢性胃炎的 10% 以下,患者体内胃液和血清均可检测到抗胃腺壁细胞和内因子的自身抗体。内因子缺乏可导致恶性贫血,此型慢性胃炎患者常伴有其他自身免疫性疾病,如桥本甲状腺炎和原发性慢性肾上腺皮质功能减退症(艾迪生病,Addison's disease)等。③其他:嗜好烟酒、滥用药物、胃大部切除患者胃肠吻合导致胆汁性十二指肠肠液反流,从而形成化学性胃炎。胃石形成及胃张力弛缓、放射线照射、胃肉芽肿性炎、淀粉样变等均与慢性胃炎的发生有关。

幽门螺杆菌为大小约 $3.5\,\mu m\times0.5\,\mu m$ 的革兰氏阴性弯曲杆菌,常寄生在胃黏膜表面的黏液层或上皮细胞的微绒毛处,也见于胃小凹上皮细胞的表面(图 4-1)。该菌凭借一种细菌黏附素与胃黏膜上皮细胞结合,在胃黏膜上常呈点灶状和不规则分布,严重时可成片。HP常用银染色和吉姆萨染色显示,常规 HE 染色也能观察到。幽门螺杆菌产生尿素酶可将内源性尿素转变为氨,同时释放 CO_2,以中和其周围的酸性胃液,使其能在胃黏膜上皮细胞的表面很好地生存繁殖。因而胃黏膜上皮细胞的表面是其生存最合适的微生态环境,在已发生肠上皮化生的黏膜表面反而难以寻觅。

2. 病理变化　慢性胃炎病变程度可轻可重,病因不同其分布也有差别:自身免疫性胃炎主要累及胃体及底部的黏膜,胃窦部黏膜病变多轻微或正常;而幽门螺杆菌感染等环境因素引起的胃炎主要累及胃窦部黏膜,严重的病例可伴有胃体、胃底部黏膜病变,多数病例用银染或吉姆萨染色在胃黏膜表面能找到幽门螺杆菌。根据病理变化的不同,慢性胃炎分为慢性非萎缩性胃炎(chronic non-atrophic gastritis)和慢性萎缩性胃炎(chronic atrophic gastritis),其中慢性非萎缩性胃炎又称为慢性浅表性胃炎(chronic superficial gastritis),在

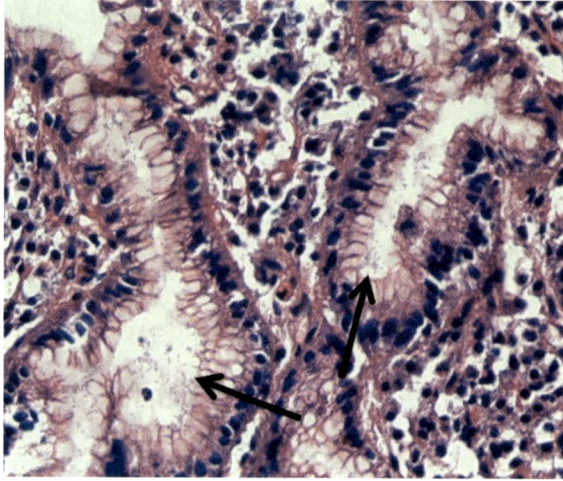

图 4-1 胃小凹中的幽门螺杆菌(HE 染色)

注:胃窦黏膜活检显示,幽门螺杆菌在胃小凹上皮细胞表面呈克隆性生长。

胃黏膜活检中最常见。

肉眼观:胃黏膜充血变红,结构粗糙,炎性浸润可使黏膜稍有肥厚,黏膜皱襞增粗,病程长者胃黏膜发生萎缩,黏膜变薄而平滑,皱襞浅,甚至消失,透过变薄的黏膜可见黏膜下小血管。

镜下:黏膜固有层有淋巴细胞和浆细胞浸润,常伴有淋巴滤泡形成,炎症活动时,也可见中性粒细胞浸润。有些病例可出现胃腺体减少,甚至消失,以及胃腺体变小,呈囊状扩张,壁细胞数量下降,甚至完全消失,这在自身免疫性胃炎时尤其明显。在胃窦和胃体底部,部分胃黏膜上皮细胞可被类似肠黏膜上皮细胞的杯状细胞和柱状吸收细胞所替代,有时还可出现帕内特细胞(Paneth cell),有时还可见黏膜表面形成绒毛状结构,称为肠上皮化生(intestinal metaplasia)(图 4-2)。一般出现肠上皮化生的病例多为慢性萎缩性胃炎。肠上

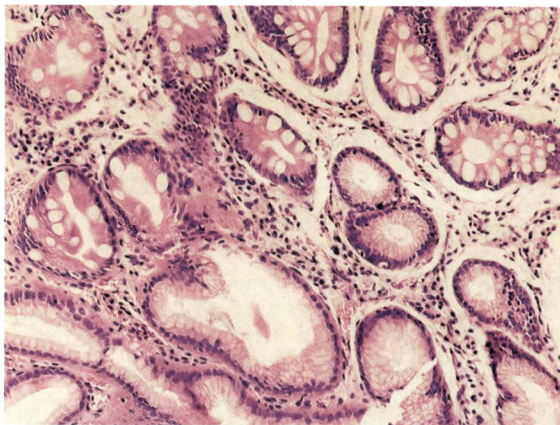

图 4-2 胃黏膜腺体肠上皮化生(HE 染色)

注:胃窦黏膜活检显示,部分黏膜腺上皮细胞被含有大量黏液的杯状细胞所代替,其形态酷似肠黏膜。

皮化生多数为小肠型,有时属大肠型,既可发生在表浅上皮,也可见于残留的固有腺体。一般认为,大肠型化生与肠型胃癌的发生关系较为密切。胃黏膜上皮和化生的腺上皮还可出现不典型增生,表现为细胞增大,核染色增深,形态及排列极性变异,甚至核/浆比增大,核分裂增多等,这种改变可能是慢性胃炎发生癌变的病理基础。在自身免疫性胃炎时,胃窦部产生促胃液素(胃泌素)的 G 细胞常有增生。

3. 临床病理联系 慢性胃炎患者常无明显症状,有时可有上腹不适、恶心、呕吐等症状。因黏膜萎缩、壁细胞受损,患者常有胃酸缺乏。在自身免疫性胃炎中,壁细胞大量减少时,胃酸缺乏更为严重,并伴有高促胃液素血症,外周血中可测出抗壁细胞和其他相关抗原的自身抗体,其中约 10% 的患者数年后可发生明显的恶性贫血。慢性胃炎在临床上的重要性在于它与消化性溃疡和胃癌的关系,无论是胃溃疡还是十二指肠溃疡,大多都伴有幽门螺杆菌感染和慢性胃炎。有人认为长期的自身免疫性胃炎发生胃癌的危险性高达 2%～4%。另外,幽门螺杆菌本身也可能与胃癌和胃淋巴瘤的发生有关。

三、消化性溃疡

消化性溃疡(peptic ulcer)是指主要发生在胃和十二指肠的慢性溃疡,其形成与酸性胃液的消化作用有关,故称消化性溃疡。临床上,男性患者多于女性患者。十二指肠溃疡多于胃溃疡,前者占 70%,后者仅占 25%,两者并存的复合性溃疡约占 5%。患者有周期性上腹部疼痛、反酸、嗳气等症状。

(一)病因和发病机制

病因较为复杂,尚不完全明了。正常情况下,胃酸与胃蛋白酶不引起胃及十二指肠黏膜的损害,因为胃和十二指肠黏膜有抗消化的防卫机制(包括黏膜屏障及黏膜上皮表面覆盖的黏液- HCO3⁻屏障、黏膜上皮细胞的活跃更新、正常的黏膜血流、前列腺素的保护作用及胃肠正常的蠕动和排空等)。当胃酸和胃蛋白酶的消化侵袭力与上述抗消化防卫机制之间的平衡遭到破坏时,溃疡就会形成。

在诸多病因中,比较明确的是幽门螺杆菌感染。70%～90% 的十二指肠溃疡和近 70% 的胃溃疡患者胃黏膜可检测到幽门螺杆菌,通过多种机制破坏胃黏膜的防卫,导致溃疡形成。但令人困惑的是幽门螺杆菌一般并不寄生在十二指肠黏膜,又何以引起十二指肠溃疡呢?对此问题有两种解释:一种认为幽门螺杆菌产生的游离氨可刺激促胃液素分泌从而使酸性胃液的产生过多;另一种则认为由于胃酸、胃蛋白酶的不断刺激,十二指肠黏膜可发生胃上皮化生,为幽门螺杆菌的定居和感染创造条件,引起十二指肠球部炎症,削弱了黏膜的防卫机制。虽然消化性溃疡的发生的确与幽门螺杆菌感染有关,但在感染人群中也仅有 10%～20% 的人发生消化性溃疡,提示除了幽门螺杆菌外,还有其他的发病因素。消化性溃疡另一个重要的发病原因是胃酸和胃蛋白酶的消化侵袭作用,这种作用可以说是溃疡发生的必要条件。溃疡只发生在与胃酸接触的黏膜,使用抗酸药物及组胺(H2)受体拮抗剂(如西咪替丁)常可治愈消化性溃疡,充分说明了胃酸的致病作用。胰腺胃泌素瘤(佐林格-埃利森综合征,Zollinger-Ellison syndrome)患者,因胃酸分泌亢进,几乎都会发生消化性溃疡,而且是多发和难治性溃疡。引起胃酸分泌亢进的因素甚多,可以是壁细胞总数增多,对刺激的敏感性增高,也可以是抑制胃泌素分泌的机制发生障碍。另外,其他原因引起的胃和十二指肠黏膜防卫机制的削弱也是很重要的发病环节,如长期使用非固醇类消炎药(阿司匹林),反复大剂量使用肾上腺皮质激素等;吸烟可影响黏膜的愈合并引起血流障碍,故也可削弱黏膜的防卫机制。有些十二指肠溃疡患者胃排空过快,使十二指肠黏膜受酸性胃液的侵袭更大。一些疾病如酒精性肝硬化、慢性阻塞性肺疾病、慢性肾衰竭及高甲状旁腺素血症等更容易引发十二指肠溃疡。后两种疾病伴有的高钙血症可刺激胃泌素的分泌,导致胃酸产生过多而引起溃疡。在临床实践中,焦虑和忧伤使消化性溃疡复发、症状加剧的例子屡见不鲜,战争时期消化性溃疡的发生率和穿孔并发症往往增高,均支持其发病与精神因素有关。

(二) 病理变化

绝大多数(98%以上)的消化性溃疡位于十二指肠球部和胃。最常见的是十二指肠球部溃疡,且前壁多于后壁,其次是胃窦部小弯侧,其他部位甚为少见。

肉眼观:溃疡多为单个,但也有少部分患者胃和十二指肠可同时发生溃疡。胃溃疡直径多<2 cm,偶可>4 cm,十二指肠球部溃疡常小于胃溃疡,直径约0.5 cm。溃疡大多为圆形或椭圆形,边缘整齐,其深浅不一,早期较浅,仅累及黏膜下层,深者可达肌层甚至浆膜层(图4-3)。此时浆膜面可有少量纤维蛋白渗出,机化后使浆膜增厚或与周围脏器粘连;由于胃液对渗出物的消化作用,溃疡底部一般平坦而干净,有时可见血管(动脉)壁增厚僵硬。溃疡附近的黏膜皱襞增粗,以溃疡为中心呈放射状排列。胃溃疡周围的黏膜常因慢性胃炎而充血水肿。典型的胃溃疡切面其幽门侧的边缘倾斜呈阶梯形,可见黏膜肌层显露,而黏膜下层深部又露出肌层,此种情况与胃蠕动时各层移动幅度不一有关;相反在贲门侧,因酸性内容物滞留,组织被侵蚀而向下深陷,致使边缘垂直甚至呈潜行状。溃疡部位肌层常被破坏而代之以大量灰白色纤维瘢痕组织。位于十二指肠球部的溃疡,瘢痕组织收缩可引起狭窄或牵引球部,使之向外突出,形成憩室性扩张。

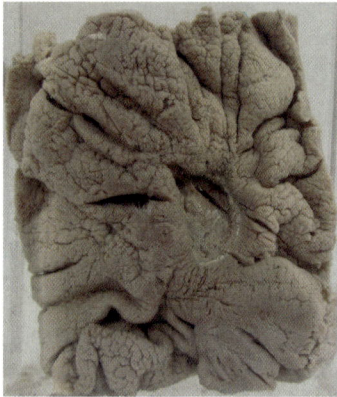

图4-3 胃溃疡肉眼观

注:胃黏膜见一椭圆形溃疡,其底较深,边缘整齐,底部平坦而干净,周围黏膜皱襞呈放射状排列。

镜下:溃疡底部由内向外可分为4层(图4-4),包括:①渗出层,由少量炎性渗出物(纤维蛋白和中性粒细胞)构成;②坏死层,为一层均匀伊红深染的坏死组织,见较多坏死的细胞碎片;③肉芽组织层,其中有较多的单个核细胞浸润;④瘢痕层,胶原纤维增粗或融合后发生玻璃样变性。瘢痕内的血管(小动脉)管壁常有纤维性增厚,管腔狭窄,或伴有血栓形成,形成闭塞性动脉内膜炎。这种血管变化虽可防止溃疡处血管破溃,但可引起局部的血液循环障碍,影响溃疡愈合。溃疡底部深层的纤维结缔组织在向上扩展时所产生的作用力可将溃疡边缘的肌层推向表面,与黏膜肌层有吻合的趋势,此为慢性消化性溃疡较突出的形态特点。溃疡底部的神经节细胞及神经纤维常发生变性和断裂等改变,这种变化无疑会影响溃疡局部组织的营养,是造成溃疡不易愈合的另一原因。几乎所有的十二指肠溃疡和多数胃溃疡患者的胃黏膜都可见慢性胃炎的形态变化和幽门螺杆菌的存在。

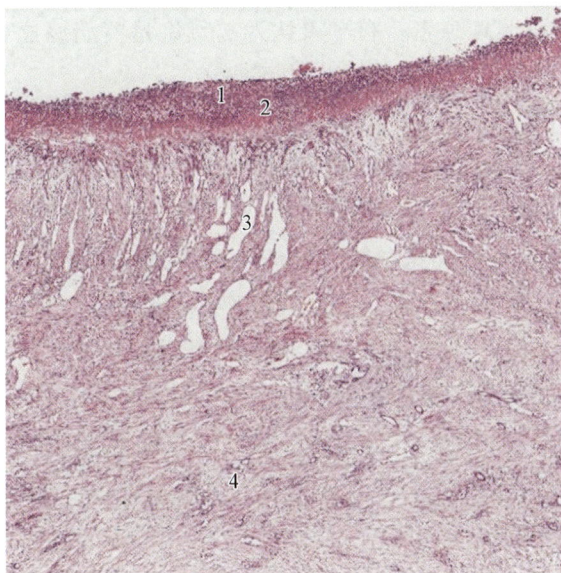

图 4 - 4 胃溃疡镜下观

注:溃疡底部由内向外可分为 4 层:(1)渗出层;(2)坏死层;(3)肉芽组织层;(4)瘢痕层。

(三) 并发症

胃和十二指肠溃疡在无并发症时,即使不进行治疗,平均 15 年可自愈。经有效药物正规治疗,大部分溃疡可望在数周内治愈。此时溃疡底部的渗出物及坏死组织逐渐被吸收,周围的黏膜上皮细胞再生,覆盖溃疡面。已被破坏的肌层不能再生,由瘢痕组织充填修复。部分消化性溃疡患者可出现并发症。

1. 梗阻 发生率为 2%～3%,主要见于幽门管溃疡和十二指肠球部溃疡。幽门管溃疡处瘢痕收缩可使幽门狭窄,胃排空受阻,引起继发性胃扩张,患者感到上腹胀满不适,疼痛在餐后加重,并伴有恶心、呕吐,呕吐物为难闻的发酵酸性宿食,大吐后症状可暂时缓解,但严重呕吐会导致水、电解质平衡失调,营养不良和体重减轻。十二指肠球部溃疡瘢痕收缩可使该处肠管变形狭窄,也可引起与幽门狭窄相同的临床表现。至于因溃疡周围炎症反应、水肿或幽门括约肌痉挛引起的功能性幽门梗阻,经内科治疗后症状可以缓解。

2. 出血 是消化性溃疡最常见的并发症,15%～25%的患者可伴有出血,部分患者甚至以大出血为首发表现。溃疡底部毛细血管破裂,造成少量出血,患者粪隐血试验阳性。如溃疡处较大的血管被酸性胃液腐蚀破坏,患者可吐出大量咖啡样液体,或排出柏油样黑便。

3. 穿孔 是消化性溃疡最危险的并发症,发生率 5%左右,但占本病死亡原因的 2/3。游离性穿孔致使大量胃内容物流入腹腔,引起弥漫性腹膜炎。胃溃疡游离穿孔多发生在胃小弯,症状也相对严重。十二指肠溃疡游离穿孔则多发生在十二指肠球部前壁,这是因为该处肠壁较薄且不易与周围脏器粘连,后壁溃疡若与附近脏器发生粘连,穿孔后内容物只是沿溃疡扩展的方向穿入相邻脏器(如胰腺)或溃入小网膜腔,引起局限性腹膜炎。

4. 癌变 十二指肠溃疡几乎不发生癌变,胃溃疡虽可发生癌变,但很少见,不超过1%,多发生在中年以上长期胃溃疡患者。有学者认为与其说是胃溃疡癌变,不如说是本病伴发的慢性胃炎中不典型增生的黏膜上皮细胞发生了癌变。

(四) 临床病理联系

消化性溃疡最主要的症状是中上腹部节律性疼痛。十二指肠溃疡患者典型表现是疼痛常发生在餐后3~4 h(胃排空时),午夜痛也较常见,而在凌晨早餐之前(一天中胃酸最低之时)很少发生疼痛。胃溃疡的疼痛常在餐后0.5~1 h,疼痛的节律性不如十二指肠溃疡明显。由于抗酸药物中和胃酸可使疼痛缓解,因此这种疼痛可能是胃酸刺激溃疡壁神经末梢引起的。然而,活动性溃疡尚未愈合前,有时疼痛可消失,此时泌酸周期并无改变,提示消化性溃疡的疼痛不能完全归因于胃酸。疼痛的另一机制可能是胃和十二指肠的运动改变或溃疡处肌张力增强的结果,这可以解释用阿托品类解痉药后,疼痛可立即停止的临床现象。溃疡痛是一种内脏痛,其在上腹的部位不确定。如果疼痛加剧且部位固定,放射至背部,不能被抗酸药物缓解,常提示有后壁慢性穿孔。

溃疡出血量大时患者可出现眩晕、出汗、血压下降和心率加速等症状,严重时会发生休克。对突然发生剧烈腹痛并迅速延及全腹的患者,应考虑由急性穿孔引起的弥漫性腹膜炎。患者可出现腹肌板样僵直、腹部压痛和反跳痛、气腹症,可伴有休克。当邻近幽门的溃疡瘢痕收缩导致严重的幽门狭窄时,患者可表现为呕吐宿食。

四、阑尾炎

阑尾炎(appendicitis)是消化系统常见的疾病。根据病程可分为急性和慢性两类。急性阑尾炎(acute appendicitis)是临床常见的急腹症,20~30岁的青壮年及男性发病率略高。阑尾炎最典型的临床症状是转移性右下腹疼痛,还可能出现胃肠道症状如恶心、呕吐、腹泻等,并伴乏力、寒战、高热、心率加快等全身症状,实验室检查普遍有末梢血中性粒细胞升高。

(一) 病因和发病机制

细菌感染和阑尾腔阻塞是阑尾炎发病的两个主要因素。阑尾的解剖特点使其容易管腔堵塞或因血供终止而导致阑尾坏死,并继发细菌感染,从而导致阑尾炎。阑尾细长而管腔狭小,易潴留来自肠腔的粪便及细菌。同时由于阑尾壁富于神经(如肌神经丛等),受刺激时肌层收缩使管腔更为狭窄。有50%~80%的阑尾炎病例伴有阑尾腔阻塞。一方面,阑尾因粪石、异物、寄生虫等造成机械性阻塞;另一方面,阑尾黏膜分泌黏液使腔内压力升高,阑尾壁受压。并且各种刺激引起阑尾收缩,致使阑尾壁血液循环障碍造成黏膜损害,易受细菌感染而引起阑尾炎并加剧炎症。目前尚未发现特定的病原菌。

(二) 病理变化

1. 急性阑尾炎 可分为以下3种类型。

(1) 急性单纯性阑尾炎(acute simple appendicitis):为轻型的阑尾炎或早期改变。病变主要累及阑尾黏膜和黏膜下层。肉眼观:阑尾轻度肿胀、浆膜面充血。镜下:黏膜上皮可出现缺损,黏膜和黏膜下层充血、水肿,伴有中性粒细胞浸润,腔内有纤维素渗出。黏膜下各层亦可见炎性水肿。

(2)急性蜂窝织炎性阑尾炎(acute phlegmonous appendicitis):也称急性化脓性阑尾炎,常由单纯性阑尾炎发展而来。炎性由浅层向深层,直达肌层至浆膜层的病变。肉眼观:阑尾显著肿胀,浆膜高度充血,腔内可伴积脓,表面可见脓苔。镜下:阑尾壁各层均可见大量中性粒细胞弥漫浸润(图4-5),并有显著炎性水肿。阑尾浆膜面包括阑尾系膜脂肪结缔组织内亦可见渗出的纤维素和大量中性粒细胞。

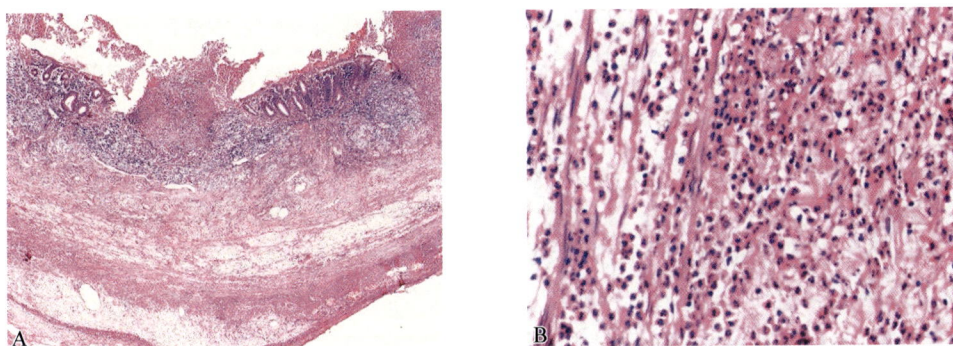

图4-5 急性蜂窝织炎性阑尾炎组织学变化

注:(A)阑尾高度明显水肿,各层可见大量炎症细胞弥漫浸润;(B)高倍视野可见肌层内浸润的大量中性粒细胞。

(3)急性坏疽性阑尾炎(acute gangrenous appendicitis):属重型阑尾炎,可由急性蜂窝织炎性阑尾炎进一步发展而来。阑尾腔阻塞、积脓,因腔内压力增高及阑尾系膜静脉受炎症波及而发生血栓性静脉炎等,均可引起阑尾壁血液循环障碍而发生坏死,腐败菌入侵,形成阑尾的坏疽。肉眼观:阑尾肿大,呈暗红色或黑色,表面有脓性渗出物。常伴穿孔,引起阑尾周围脓肿或弥漫性腹膜炎。镜下:阑尾管壁坏死或部分坏死,可伴有出血。

2. 慢性阑尾炎(chronic appendicitis) 多为急性阑尾炎转变而来,也可开始即呈慢性经过。主要病变为阑尾壁不同程度纤维化及慢性炎细胞浸润,黏膜下层可见脂肪结缔组织增生。管壁增厚,管腔狭窄。感冒、饮食不当等可能诱发慢性阑尾炎急性发作,镜下有中性粒细胞浸润。

(三)临床病理联系

急性阑尾炎与许多急腹症的症状和体征相似,需仔细与其他疾病如胃十二指肠溃疡穿孔相鉴别。急性阑尾炎一般采用外科手术治疗,预后良好。少数治疗不及时或机体抵抗力过低的病例可出现并发症或转变为慢性阑尾炎。主要并发症有因阑尾穿孔引起的急性弥漫性腹膜炎和阑尾周围脓肿。有时阑尾系膜静脉并发血栓性静脉炎,细菌或脱落的含菌血栓循门静脉血流入肝脏而形成肝脓肿。慢性阑尾炎病程中可再次或多次急性发作,治疗原则上应手术,特别是有急性发作史的患者,更应及时手术。如果阑尾近端发生阻塞,远端常高度膨胀,可形成囊肿,其内容物为脓汁(阑尾积脓)或黏液。

五、炎症性肠病

炎症性肠病(inflammatory bowel disease,IBD)是一类与机体异常免疫反应相关且表现有遗传易感性的慢性炎症性肠道疾病,具体机制尚不清楚。IBD可见于任何年龄,以克罗恩病和溃疡性结肠炎为代表,均好发于青壮年。发病率与人口密度、工业化程度和地理环境因素相关,高纬度地区的发病率更高一些,与环境微生物激发免疫反应也有关。在发病机制方面,IBD是机体与肠道微生物相互作用引起的肠上皮功能失调和异常的肠黏膜免疫反应。

(一)克罗恩病

早在1932年克罗恩(Crohn)等对克罗恩病进行了描述。病变主要累及回肠末端,回盲瓣和盲肠。约40%的病例病变仅局限于小肠,30%的病例病变限于结肠,30%的病例病变同时累及小肠和结肠,食管和胃受累少见。典型的病变呈节段性跳跃分布,多发的、独立的、边界清晰的病变区域夹杂着正常黏膜,故又称为局限性肠炎(regional enteritis)。

1. 病理变化 肉眼观:病变呈节段性、跳跃性分布,病变之间的黏膜正常。病变处肠壁增厚、变硬,肠黏膜高度水肿,正常黏膜皱褶消失,呈块状增厚如鹅卵石样外观。黏膜面有纵行溃疡并发展为裂隙,严重者形成穿孔或瘘管。病变肠管因水肿、炎症、黏膜下纤维化和固有肌层肥厚而狭窄,并可能与邻近肠管或腹壁粘连,使肠壁黏合成团,似回盲部增殖型结核。

镜下:裂隙状溃疡表面覆以坏死组织,其下肠壁组织中可见大量淋巴细胞、单核细胞及浆细胞浸润。肠黏膜下层增厚、水肿,见多数扩张的淋巴管。有的部位黏膜下淋巴组织增生并可见淋巴滤泡形成。部分病例在病变肠壁内见由上皮样细胞、多核巨细胞形成的肉芽肿,与结核性肉芽肿相似但中心不发生干酪样坏死。非干酪性肉芽肿是克罗恩病的一个标志,在大约35%的病例中被发现,可发生在疾病活动区或肠壁任何层的未受累区。肉芽肿也可见于肠系膜淋巴结,有时甚至皮肤亦可见,这是克罗恩病的肠外表现。值得注意的是没有肉芽肿并不能排除克罗恩病的诊断。活动性克罗恩病的镜下特征包括大量中性粒细胞浸润和破坏隐窝上皮。隐窝内的中性粒细胞群被称为隐窝脓肿,通常与破坏隐窝有关。慢性病例肠黏膜上皮可发生异型增生进而发生癌变。

2. 临床病理联系 克罗恩病临床表现多样,主要有腹痛、腹泻、腹部肿块、肠溃疡穿孔、形成肠瘘及肠梗阻等症状。大约20%的患者出现急性右下腹疼痛和发热,其特征类似于急性阑尾炎或肠穿孔。结肠受累的患者可表现为血性腹泻和腹痛,提示结肠感染。疾病活动期通常被持续数周至数月的无症状间隔所中断。疾病复发可能与多种外部诱因有关,包括身体或情绪压力、特定的饮食类型、非甾体抗炎药的使用和吸烟等。年龄性别匹配的对照分析发现克罗恩病患者胃肠道癌发生率比正常人群高5～6倍,但比溃疡性结肠炎(ulcerative colitis)低。纤维性狭窄尤其是回肠末端狭窄是常见的,需要手术切除。

(二)溃疡性结肠炎

溃疡性结肠炎以累及直肠为主,并向近端扩展,累及结肠各段。局限于直肠或直肠乙状结肠的疾病可称为溃疡性直肠炎或溃疡性直肠乙状结肠炎,全结肠疾病称为全结肠炎。一般情况下小肠是正常的,但在严重的病例中可能存在远端回肠的轻度黏膜炎症。

1. 病理变化 肉眼观:受累的结肠黏膜可能轻微发红,呈颗粒状,或出现广泛的溃疡,病变结肠和未受累结肠截然分开。慢性炎症导致黏膜萎缩,黏膜表面平坦光滑,缺乏正常的皱褶。与克罗恩病不同的是,没有肠壁增厚,浆膜表面正常,不发生狭窄。疾病起始阶段结肠黏膜充血、点状出血,黏膜隐窝有小脓肿形成。随脓肿逐渐扩大,局部肠黏膜表层坏死脱落,形成表浅的可累及黏膜下层的小溃疡,溃疡可进一步融合扩大或相互穿通形成窦道。继而肠黏膜可出现大片坏死并形成较大溃疡。残存的肠黏膜充血、水肿并增生形成细长的息肉样突起,称为假息肉(pseudopolyp),其蒂与体无明显区别。有时溃疡穿孔引起肠周脓肿,并继发腹膜炎,病变结肠可与邻近腹腔器官发生粘连。

镜下:早期肠黏膜隐窝处有微小脓肿形成,黏膜及黏膜下层有中性粒细胞、淋巴细胞、浆细胞及嗜酸性粒细胞浸润,继而有广泛溃疡形成。假息肉形成处的肠黏膜上皮可见异型增生。晚期病变区肠壁有大量纤维组织。溃疡性结肠炎通常局限于黏膜和浅表黏膜下,在严重的情况下伴有溃疡,深入延伸到黏膜下层,但固有肌层很少受累。黏膜下纤维化、黏膜萎缩和扭曲的黏膜结构通常是疾病治愈后的残留物,在长期缓解后可恢复到接近正常。

2. 并发症 炎症和炎性介质可能会破坏固有肌层,干扰神经肌肉功能,导致结肠丧失蠕动功能而发生麻痹性扩张,称为中毒性巨结肠(toxic megacolon),有巨大的穿孔风险。患者常表现有恶心、发热、心动过速、低血压。

溃疡性结肠炎可并发结直肠癌。研究认为结直肠癌的发生与溃疡性结肠炎的病程长短和病变范围有关。病变广泛的溃疡性结肠炎超过 10 年的患者,其结直肠癌发生危险性较一般人群高数倍。对于病变局限且间歇性发作者,结直肠癌的危险性较小。伴有重度异型增生的溃疡性结肠炎演变为结直肠癌的机会约为 50%,但无异型增生的溃疡性结肠炎也可并发结直肠癌。溃疡性结肠炎相关结直肠癌(ulcerative colitis associated colorectal cancer, UCACRC)具有以下特点:①多发性;②病灶呈扁平浸润灶,边界不清楚;③低分化腺癌及黏液腺癌多见;④发病年龄较轻,平均为 30 余岁,而散发性结直肠癌平均为 50 余岁;⑤不同肠段发生率相似。

3. 临床病理联系 本病多见于中青年,临床上通常有腹痛、腹泻、血性黏液便等症状,伴有小腹痛和痉挛,排便后可暂时缓解,可持续数天、数周或数月。溃疡性结肠炎是一种反复发作的疾病,发作和缓解交替持续数年至数十年。半数以上患者病情较轻,但几乎所有患者在 10 年期间至少有一次复发。溃疡性结肠炎的某些肠外表现与克罗恩病重叠,包括游走性多发性关节炎、髂关节炎、强直性脊柱炎、葡萄膜炎、皮肤病变、胆管周围炎和原发性硬化性胆管炎等。结肠切除术可治愈肠道疾病,但肠外表现可能持续存在。

第二节 消化管常见肿瘤

消化管肿瘤中以食管、胃和大肠的癌肿多见。这些肿瘤位于消化管腔内,早期症状多不明显,不易发现,往往等症状出现已属晚期,疗效和预后一般较差。随着纤维内镜的问世和广泛应用,这些肿瘤已能做到早发现、早诊断、早治疗,从而大大提高患者的 5 年生存率。

一、食管癌

食管癌(carcinoma of esophagus)是食管黏膜上皮或腺体的恶性肿瘤,为我国常见癌肿之一。男性发病多于女性,两者之比为 2∶1～20∶1。发病年龄以 50 岁以上居多。

(一)病因和发病机制

食管癌有显著的地理分布特点,我国华北地区尤其是太行山南段(如河南林县),中亚地区,一直到伊朗北部是高发区域,年发病率超过 100/10 万。食管癌(鳞状细胞癌)的病因尚未完全明了。对我国林县发病原因的调查研究表明,长期食用被真菌(白地霉)污染的酸菜、霉变的粮食(如被串珠镰刀菌、烟曲霉和黄曲霉污染的玉米面)与食管癌的发病有密切关系。另外,该病高发地区食物中亚硝胺及其前体(二级胺和亚硝酸盐)的含量远高于低发区,而且某些真菌还能促使硝酸盐还原为亚硝酸盐。因此,真菌和亚硝胺是食管癌两大重要的致癌因素。其次,营养(如维生素 A、维生素 B_1、维生素 B_2、维生素 B_6、维生素 C 等)和某些稀有元素(如锌和钼)的缺乏,长期食用过烫的饮食也与该病的发生有一定关系。在河南林县,内镜检查发现人群中 80% 有慢性食管炎。统计显示食管炎、食管黏膜上皮增生尤其是不典型增生与食管癌的发生呈正相关。此外,欧美的调查资料表明,酗酒与吸烟者发生食管癌的危险性明显增高,人乳头状瘤病毒的感染可能也是食管癌的发病因素。

(二)病理变化

食管癌多发生在食管的 3 个自然狭窄处,尤以中、下两处多见,约占 80%。就世界范围而言,90% 以上的食管癌为鳞状细胞癌(组织学形态与一般的鳞状细胞癌相同,其分化程度虽较高,但很少有细胞间桥和角化珠形成),其次是腺癌。但在美国腺癌较常见,可占所有食管癌的 50% 以上。腺癌的发生多与巴雷特食管有关,而腺棘皮癌、未分化癌则很少见。

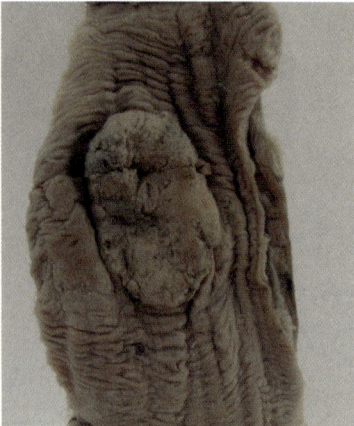

图 4-6 食管癌肉眼观

注:肿瘤呈蕈伞状生长,表面可见小坏死灶形成。

临床上,早期食管癌的定义是无论有无淋巴结转移,癌局限于黏膜上皮内形成原位癌。当癌浸润至黏膜下层但未侵及肌层,无论有无淋巴结转移均称为表浅性食管癌。肉眼观察常无明显变化,有时黏膜呈灰白色小斑块状隆起或表浅糜烂。中晚期食管癌,患者常有明显临床症状,形态可分为以下 3 型。

1. 蕈伞型 最常见(约占 60%)。癌肿呈息肉或菜花状向腔内突出,表面常有坏死并形成溃疡(图 4-6)。癌巢间结缔组织反应少,癌组织可侵入黏膜下层或部分肌层,但较少累及全部肌层和食管周围组织,局部淋巴结转移也比其他类型少。

2. 溃疡型 约占 25%。癌肿向管壁深部浸润并发生坏死形成溃疡,溃疡多呈不规则状,边缘参差不齐并轻度隆起,底部常凹凸不平,有腐烂组织坏死或纤维蛋白样物质渗出,但食管腔多无明显狭窄。本型癌肿一般分化较差,间质不多,常侵入肌层深处及周围组织,可浸润气管、支气管、主动脉、纵隔和心包。

3. 缩窄型(弥漫浸润型)　癌肿多环绕食管壁浸润性生长,管壁厚而硬,导致食管腔环状狭窄。黏膜面可隆起,或有不规则溃疡形成。癌肿上、下端的黏膜可出现放射状皱褶。该型癌细胞呈多角形,排列成片,间质结缔组织多。癌肿浸润性强,常侵犯肌层深处及周围组织,局部淋巴结转移多见。

(三)临床病理联系

食管癌典型症状是进行性吞咽困难。初时仅吞咽固体食物有困难,以后逐渐加重,半固体甚至流质也无法咽下。吞咽困难加上癌肿患者常有的食欲缺乏使患者极度消瘦。如有呃逆或声音嘶哑则表明膈神经和喉返神经受累。咳嗽是癌肿侵及呼吸道的信号,较大血管受癌肿侵蚀时可引起呕血。较浅表的食管癌术后 5 年存活率为 75%,浸润较深的仅为 25%,总体的 5 年生存率只有 5%。我国医务工作者曾深入肿瘤高发区,用简便易行的食管拉网法做脱落细胞学检查来进行大规模普查,再加上纤维内镜的广泛使用,食管癌平均术后 5 年生存率达 29.6%,高于国外报道的数据。

食管癌可通过以下 3 种途径浸润和转移。

1. 直接浸润　癌组织向深部浸润,穿透食管壁侵犯邻近器官。位于食管上段的癌肿可侵及喉、气管、甲状腺、喉返神经等;位于中段的癌肿可侵犯支气管、肺、奇静脉、胸导管和脊柱等;位于下段的癌肿则可累及胃贲门、膈肌和心包等处。上述浸润可引起大出血、食管-气管瘘、脓胸及心包炎等。

2. 淋巴道转移　上段食管癌可转移到颈部和纵隔淋巴结,中段多转移到食管旁和肺门淋巴结,下段常转移到食管旁、贲门和腹腔淋巴结。晚期各段食管癌均可转移到左锁骨上淋巴结(即菲尔绍淋巴结,Virchow lymph node)。

3. 血道转移　主要见于晚期癌肿患者,以肺和肝转移为最常见。

二、胃癌

胃癌(carcinoma of stomach)是最常见的消化道癌肿,在世界范围也是常见的恶性肿瘤之一。患者以男性居多,男女之比为 2∶1～3∶1,发病年龄多在 40 岁以上。临床上有食欲不佳、胃酸缺乏、贫血和上腹部肿块等表现。

(一)病因和发病机制

胃癌的发病原因尚未阐明,以下因素可能与胃癌的发生有关。

1. 环境因素　胃癌在日本、中国、智利、葡萄牙及俄罗斯等国高发,而北美、澳大利亚、西欧等国家或地区发病率低,高发区与低发区胃癌的发病率可相差 4～6 倍。胃癌的地理分布可能与各国、各民族的饮食习惯有关,如多食烟熏和腌制的食物和经滑石粉处理的大米导致发病率较高。高发区食物和饮用水中亚硝酸盐含量往往较高,与二级胺反应形成致癌性很强的亚硝胺化合物。食物冷藏和维生素 C 可抑制硝酸盐还原,似可解释普遍使用冰箱及多食富含维生素(维生素 C、维生素 E 及 β、胡萝卜素等)的水果和新鲜蔬菜的国家中胃癌发病率低的事实。另有资料表明吸烟也可能与胃癌的发生有关。

2. 幽门螺杆菌感染 其也是引起胃癌的重要因素,尤其是具有黏膜上皮不典型增生的萎缩性胃炎,据报道该类患者发生胃癌的危险度明显高于一般人群。

3. 胃腺瘤 胃腺瘤与胃癌的关系近来引起了广泛关注,40%的胃腺瘤在诊断时已发现有癌变,30%的胃腺瘤在诊断时其邻近黏膜存在胃癌。

4. 遗传因素 胃癌可有家族史,A型血的人群胃癌发病率较高,有时胃癌伴有遗传性非息肉性结肠癌综合征,提示胃癌可能与遗传因素有关。

(二)病理变化

50%～60%的胃癌发生在幽门和胃窦部,贲门部占25%。又以小弯居多,占40%,大弯仅12%。因此,胃癌最好发的部位是幽门胃窦的小弯侧。胃癌可分为早期和进展期胃癌两大类。

1. 早期胃癌(early gastric carcinoma,EGC) 指癌组织浸润的深度仅限于黏膜及黏膜下层的胃癌。早期胃癌大小不一,大的直径甚至可＞10 cm,但其深度仍在上述的定义范围之内,约10%的早期胃癌可伴有胃周淋巴结转移,但无远处转移。肉眼观早期胃癌可有轻微隆起或凹陷;也可外生突起,甚至出现较浅的溃疡。镜下以管状腺癌为多,其次是乳头状腺癌,未分化癌最少。

2. 进展期胃癌(advanced gastric carcinoma,AGC) 癌组织浸润到黏膜下层以下者为进展期胃癌,或称中晚期胃癌。肉眼观察其形态可分为以下3种。

(1)息肉型或蕈伞型:癌肿在胃壁形成息肉状或蕈伞状肿块突入胃腔,其中央部位常发生坏死和溃疡。

(2)溃疡型:癌肿主要向胃壁深层生长,早期即可形成溃疡,其直径多＞2.5 cm,边缘呈结节状突起或呈环堤状(如火山喷口),底部凹凸不平(图4-7)。溃疡型胃癌与胃溃疡要注意鉴别。溃疡型胃癌除溃疡的外形和边缘与胃溃疡有显著不同外,还常伴有坏死、出血,周

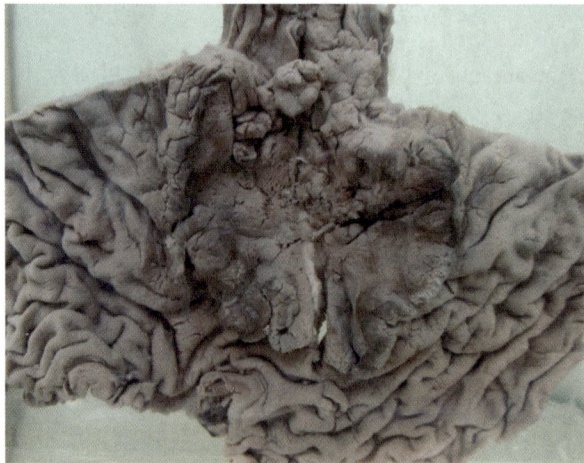

图4-7 胃癌肉眼观

注:癌肿呈溃疡型,向胃壁深层生长,边缘隆起。

围黏膜皱襞较紊乱,缺乏胃溃疡的形态特点。伴有溃疡的胃癌如同时可见胃溃疡的一些形态特点,癌组织仅见于溃疡边缘,提示该胃癌可能由胃溃疡癌变而来。

(3)弥漫浸润型:癌组织广泛浸润胃壁,使其弥漫地增厚变硬,黏膜粗糙,皱襞消失,不易移动,有时可有小而浅的溃疡。如果癌肿浸润波及全胃,整个胃壁厚而僵硬,胃腔变小,形似皮囊,故名"革囊"胃("leather bottle" stomach),又称皮革样胃(linitis plastica)。此型胃癌有时向大网膜扩散,使其变硬缩短而附于胃的下缘,形似围裙。

镜下:胃癌有两个基本的类型,即肠型和弥漫型。肠型胃癌一般认为发生在肠上皮化生的基础上,形态分化较好,常形成腺腔,类似结肠腺癌,癌细胞顶端常有较大的黏液空泡,有时形成杯状细胞,表面可有微绒毛,胞质中可含肠上皮细胞所特有的高活性氨基肽酶,腺腔内常见较多黏液。弥漫型胃癌一般认为起源于胃型黏液细胞,癌细胞分化较差,常分散或呈小簇向周围组织浸润生长,较少形成腺腔。癌细胞所含黏液可多可少,有时黏液充斥整个癌细胞,将细胞核推向一边,形似戒指,称印戒细胞(signet-ring cell)癌。弥漫性胃癌与肠上皮化生的关系不甚密切。这两种胃癌不但在组织起源和形态上有所不同,且生物学行为也有差异。肠型胃癌发病年龄较大,平均在55岁,男性多于女性,其肉眼形态多为息肉型和蕈伞型,预后相对较好;弥漫型胃癌发病年龄较轻,平均在48岁,男女发病率基本相同,其肉眼形态多为溃疡型和弥漫浸润型,预后差。在组织形态学上,胃癌以腺癌最多见,包括管状腺癌、乳头状腺癌、黏液腺癌、低分化腺癌等亚型。印戒细胞癌属腺癌中的一种特殊类型(图4-8),此型倾向弥漫浸润,可伴纤维组织增生;低分化腺癌的癌细胞有时体积较小,有形态不规则深染的细胞核,分散或呈条索、小簇分布于增生的纤维组织中,质地较硬,故又有硬癌之称,大体标本上见这两种胃癌常为弥漫浸润型,恶性程度高。

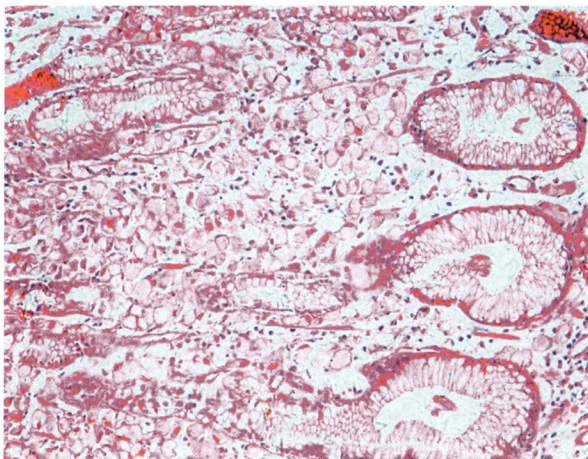

图4-8 胃印戒细胞癌

注:胃黏膜固有层内见大量印戒样癌细胞浸润。

(三)临床病理联系

胃癌患者早期症状不明显,有时可出现胃部不适、乏力、贫血等。出现食欲缺乏、体重减轻、上腹疼痛和腹部肿块时,病情往往已属晚期。粪便隐血常见,可引起缺铁性贫血,但呕血和黑便并不多见。有时转移的病灶可为患者的首发症状。淋巴结和肝脏常最先累及,故患者可出现左锁骨上淋巴结肿大、肝肿大和腹水等症状;女性患者可因卵巢克鲁肯贝格瘤(ovarian Krukenberg tumor)引起双侧卵巢肿大和腹水而求诊。日本胃镜普查时,早期胃癌也仅占新诊断胃癌的 35%;在欧美仅为 10%～15%;在我国,早期胃癌占胃镜检出胃癌总数的 15%～20%。胃癌的预后主要取决于癌肿浸润的深度、有无淋巴结和远处转移。早期胃癌由于浸润浅,无远处转移,其术后 5 年生存率可达 90%～95%,而进展期胃癌则低于 15%。早期胃癌如不及时治疗可继续扩展,一种方式是癌组织在黏膜层和黏膜下层内扩展,不向深部浸润,预后较好;另一种是向深部浸润,预后较差。因此提高对胃癌的警惕性,对高发人群进行纤维胃镜普查以达到早期诊断、早期治疗是至关重要的。

胃癌除向胃壁浸润,还可直接侵犯邻近器官,如幽门部的癌肿向十二指肠浸润,贲门部的癌肿向食管下段浸润。胃癌转移早期累及局部淋巴结,幽门部癌多转移到幽门上、下淋巴结,贲门部癌则转移到贲上淋巴结。在晚期可通过乳糜池及胸导管向上转移到左锁骨上淋巴结,也可通过淋巴道或种植的方式波及腹膜,引起腹膜转移和腹水。在女性中,胃癌经腹腔种植转移到卵巢,往往双侧卵巢都被侵犯,致使卵巢肿大,质坚实,切面常呈半透明胶样状,癌细胞大小形态不一,但常见印戒细胞,这种双侧卵巢的转移性黏液癌称为卵巢克鲁肯贝格瘤。胃癌通过血道可转移到肝、肺、骨和脑等器官。

三、结直肠癌

结直肠癌(colorectal carcinoma)又称大肠癌,本病在欧美等国发病率较高。在美国,因结直肠癌死亡的人数可占所有恶性肿瘤死亡人数的 15%。发病年龄高峰为 60～79 岁,50 岁以前发病率不到 20%。但在我国,发病年龄比欧美国家提前约 10 年,且 30 岁以下的青年结直肠癌也不少见。年轻人的结直肠癌往往为溃疡性结肠炎、家族性多发性肠腺瘤病和肠血吸虫病的并发症。本病以男性较多见,男女之比为 1.1：1～3.4：1。结直肠癌大多为散发的,具有家族史者仅占 1%～3%。

(一)病因和发病机制

病因不明,但据研究表明,结直肠癌的发生与以下因素有关。

1. **环境因素** 流行病学研究表明结直肠癌的发病以欧美较高,而亚洲、非洲及拉丁美洲的一些国家较低,相差可达 7～10 倍。这种地理分布可能与居民的饮食习惯和环境有关。欧美人饮食常为高脂肪、高热量、低纤维素的食物。高脂饮食不但导致胆汁分泌增多,肠道内胆固醇和胆酸代谢产物含量增高,而且改变肠道菌群,有利于厌氧菌繁殖。上述代谢产物在厌氧菌作用下,可转变为有致癌作用的脱氧胆酸和石胆酸。又由于食物中所含纤维少,粪便量也少,致癌物浓度相对增高。如同时有肠道蠕动减慢,使致癌物与大肠黏膜接触的时间延长而增加了癌变的可能性。

2. **遗传因素** 常染色体显性遗传的结肠家族性腺瘤性息肉病(familial adenomatous polyposis,FAP)和遗传性非息肉病性结直肠癌(hereditary nonpolyposis colorectal cancer,

HNPCC；又称林奇综合征，Lynch syndrome）与结直肠癌的关系密切，前者癌变的危险性几乎达 100％，后者常有多发性癌变，且很少伴有腺瘤性息肉。

3. 绒毛乳头状腺瘤和溃疡性结肠炎　两者被认为是结直肠癌的癌前病变。绒毛乳头状腺瘤直径＞2 cm 者，50％有局灶性癌变；溃疡性结肠炎癌变的危险性随患病时间延长而增加。

4. 肠血吸虫病　很多研究认为慢性肠血吸虫病可能是结直肠癌的诱因之一，由于血吸虫卵长期反复沉积于结肠黏膜，造成组织破坏，其边缘上皮再生修复形成过度增生或息肉，在此基础上演变成癌。

（二）病理变化

结直肠癌的分布以直肠最为多见，在我国约占 50％，其次是乙状结肠，约占 20％，其他部位依次是盲肠、升结肠、降结肠和横结肠。而西方国家，右半结肠（盲肠、升结肠）和左半结肠（降结肠和乙状结肠）的发病率相近，分别为 38％和 43％。癌肿大多（99％）为单个。多发癌肿往往在 FAP 的基础上发生，分布部位甚广泛。早期结直肠癌（early colorectal carcinoma）是指肿瘤局限于黏膜层和黏膜下层，无论有无淋巴结转移。中、晚期结直肠癌的肉眼形态可分为以下几种。

1. 息肉型或蕈伞型　发生在右半结肠的癌肿多呈外生性生长形成息肉型或蕈伞型癌肿，表面可出现坏死，并形成溃疡。因右半结肠肠腔较宽，粪便也尚未成形，癌肿虽突入肠腔，尚不至于引起阻塞。本型癌组织分化较好，较少广泛浸润，故预后也较好。

2. 缩窄型（弥漫浸润型）　肿瘤向肠壁深层呈弥漫浸润，常累及肠管全周，引起肠腔环状狭窄（图 4-9）。直肠癌肿多发生在前壁或后壁，侧壁较少见，可能是直肠前有膀胱（或子宫），后有骶骨，前后伸缩受限制，易受刺激或损伤之故。本型癌肿在早期常呈结节状突起，以后逐渐向周围黏膜和深层浸润，围绕肠壁环形生长，癌肿中央常有溃疡形成。晚期时癌组织可侵犯肌层、浆膜层，甚至肠周脂肪，可并发大肠周围局限性或弥漫性腹膜炎或腹膜癌。肠壁因癌组织弥漫浸润而增厚，肠腔逐渐狭窄而阻塞。干燥的粪便不易通过该处，阻塞处以上的肠腔可扩张，肠壁增厚，黏膜肿胀，有时受硬质粪便压迫，引起积粪性溃疡。随癌肿进一步发展，可浸润邻近器官引起直肠-膀胱瘘，在女性中可导致直肠-子宫瘘或直肠-阴道瘘。本型癌组织分化差，晚期常有广泛的浸润和转移。

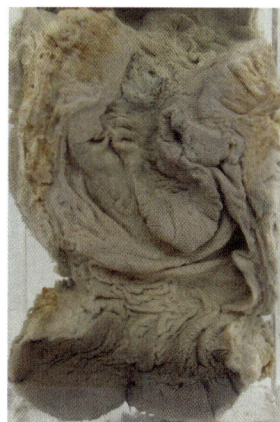

图 4-9　直肠癌肉眼观

注：↑肿瘤浸润环绕肠壁生长，引起局部肠腔狭窄。

3. 溃疡型　本型常与上述 2 种类型同时存在，溃疡形态不规则，直径多＞2 cm，边缘常呈结节状突起，底部肠壁结构多被癌组织破坏。本型早期即可发生浸润与转移。

4. 黏液型　癌组织含有大量黏液，肉眼呈半透明胶冻状，可表现为 3 种形态。

镜下：结直肠癌几乎都是腺癌。癌细胞呈立方或柱状，排列成腺管状，腺体形态不规则，有时形成索状或巢状，被结缔组织所分隔包围，癌组织常含多少不一的黏液。黏液腺癌是腺癌的一个亚型,癌组织中含大量细胞外黏液,充斥腺腔或组织间隙,形成"黏液湖",以致细胞因受压而萎缩(图4-10)。有时黏液堆积在癌细胞胞质内,胞核被挤向一侧(印戒细胞)。如果这种细胞占癌肿的50%以上,称为印戒细胞癌,其恶性程度较高,往往向肌层、浆膜层及周围组织浸润及蔓延。

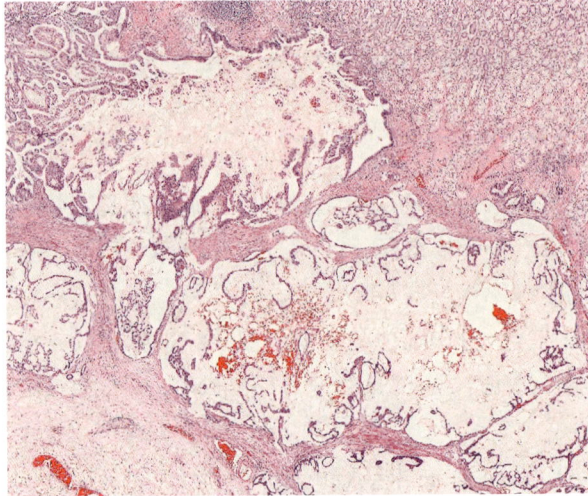

图4-10　黏液腺癌

注:癌组织中含大量细胞外黏液,充斥腺腔或组织间隙,形成"黏液湖"。

(三) 临床病理联系

结直肠癌的症状与肿瘤所在部位有关,右半结肠的癌多向肠腔生长,虽突出肠腔,但因肠腔空间较大,很少引起明显梗阻,故可较长时间不发生症状。左半结肠的肿瘤多呈浸润性生长,肠壁增厚,肠腔狭窄,临床上较早出现肠梗阻表现。结直肠癌另一突出的症状是便血及大便习惯和性状的改变,这在乙状结肠及直肠癌中尤其明显。便血、腹泻是癌肿糜烂出血引起的,便秘或大便变细往往提示有肠腔狭窄。另外还可出现腹部肿块和腹痛等症状。Astler-Coller分期是将杜克分期(Dukes's staging)方法修改后提出的结直肠癌分期:A期,肿瘤仅限于黏膜层;B1期,肿瘤已侵犯肌层,但未穿透肌层,无淋巴结转移;B2期,肿瘤侵犯穿透肌层,无淋巴结转移;C1期,即B1期加上有淋巴结转移;C2期,即B2期加上有淋巴结转移;D期,有远处转移。这种分期只有在手术探查和切除标本病理检验后方可进行。分期与结直肠癌的预后有关,A期患者,术后5年存活率几乎为100%,B1期为67%,B2期为54%,C1期为43%,C2期只有23%。约70%的结直肠癌可通过纤维肠镜和组织活检获得诊断。75%的患者血清癌胚抗原(carcinoembryonic antigen,CEA)呈阳性反应,但特异性不高,多用于结直肠癌术后随访。

结直肠癌可通过以下3种途径扩散和转移。

1. 直接浸润　癌肿常侵入肠壁深部,向网膜及其他邻近脏器(子宫、膀胱等)蔓延,可引起癌性腹水及大肠-膀胱瘘或大肠-子宫瘘等并发症。

2. **淋巴道转移**　局部淋巴结的转移较为常见,且发生也早,特别是右半结肠肿瘤最为突出。

3. **血道转移**　见于结直肠癌晚期。可经门静脉转移到肝脏,有时转移至肺和骨等处。

第三节　消化腺非肿瘤性疾病

一、肝脏非肿瘤疾病的基本病理学变化

肝脏非肿瘤疾病主要有病毒性肝炎、酒精性肝病、代谢相关性肝病、药物性肝损伤、自身免疫性肝病及遗传性肝病等,虽然不同的疾病各自具有特定的组织学形态特点,但绝大多数的肝脏非肿瘤性疾病,或多或少具有如下的基本病理变化,主要包括肝细胞变性、坏死,不同程度的炎症细胞浸润、肝细胞和胆管再生及间质增生等。

(一)肝细胞变性

1. **细胞水变性(cellular swelling)**　为最常见的病变,是肝细胞受损后,细胞内水分增多所致,曾称为细胞肿胀。病变可逆。肝细胞轻度肿胀,胞质疏松透明、呈颗粒状(图 4-11A)。其机制是损伤因子导致线粒体功能障碍,使肝细胞 ATP 酶生成减少,引起肝细胞膜上钠-钾泵异常,引起钠、水在肝细胞内潴留增多所致。

2. **气球样变性(ballooning degeneration)**　肝细胞水变性进一步发展,肝细胞显著肿胀呈球形,体积接近正常肝细胞的两倍,胞质几乎完全透明,细胞骨架蛋白明显破坏并减少(图 4-11B)。

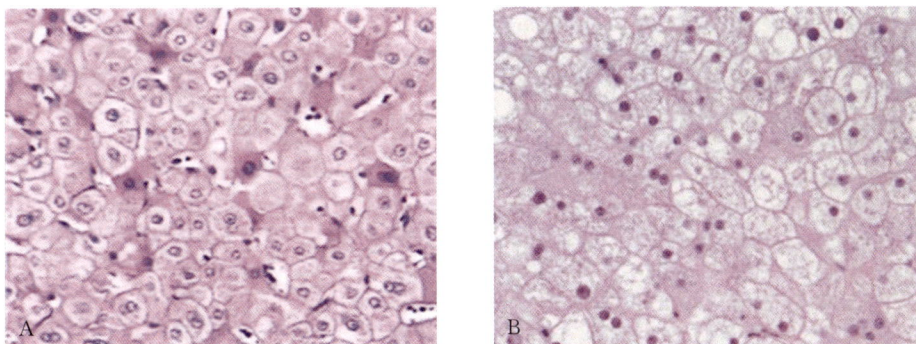

图 4-11　肝细胞水变性和气球样变性

注:(A)肝细胞水变性,肝细胞轻度肿胀,胞质疏松透明、颗粒状;(B)肝细胞气球样变性,肝细胞显著肿胀呈球形,体积接近正常肝细胞的两倍,胞质几乎完全透明。

3. **嗜酸性变性(acid-ophilic degeneration)**　一般累及单个或几个肝细胞,散在分布于肝小叶内,肝细胞的胞质因水分脱失而浓缩、嗜酸性染色增强而明显红染。肝细胞核染色亦较深,细胞体积变小。此病变可能是肝细胞凋亡的早期改变。

4. 脂肪变性(steatosis) 肝细胞胞质中甘油三酯积累所致。常规固定切片中,脂肪变性表现为脂质溶解后残留的肝细胞的胞质内出现大小不等的球形空泡(脂滴)。当胞质出现很多小脂滴但尚未挤压细胞核时称为微泡型脂肪变(microvesicular steatosis);当胞质内被一个大脂滴所占据,将细胞核挤压至细胞一侧时称为大泡型脂肪变(macrovesicular steatosis)(图4-12)。冰冻切片进行油红脂肪染色,细胞内脂滴被染成红色。

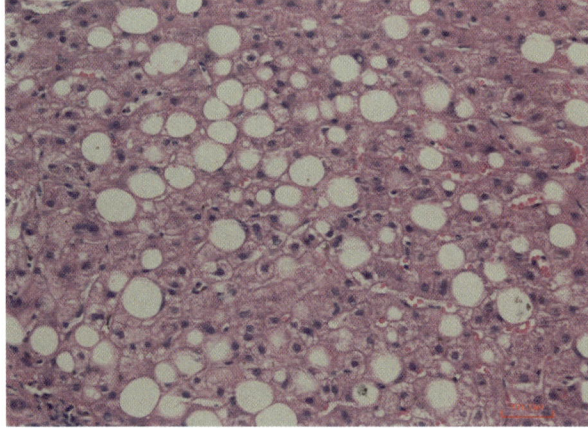

图4-12 肝细胞脂肪变性

注:肝细胞胞质内出现大小不等的球形空泡。

(二)肝细胞凋亡和坏死

1. 肝细胞凋亡 单个肝细胞死亡,一般由嗜酸性变性发展而来。除细胞质浓缩外,细胞核也浓缩消失,最后细胞剩下深红色均一浓染的圆形小体,称为嗜酸性小体(acidophilic body;Councilman body)或凋亡小体(apoptotic body)(图4-13)。

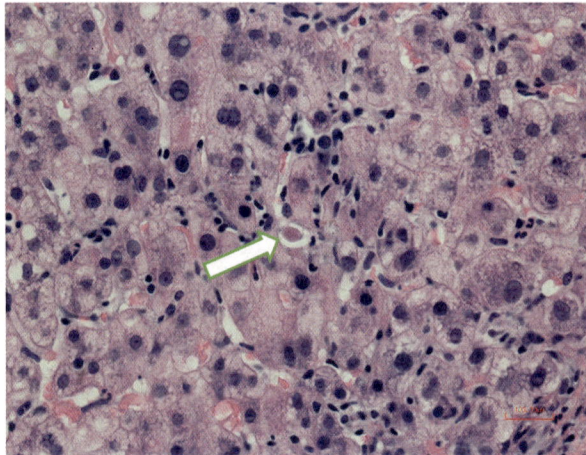

图4-13 凋亡小体

注:肝细胞胞质浓缩,细胞核消失,呈深红色均一浓染的圆形小体(箭头所示)。

2. 肝细胞溶解性坏死　由严重细胞变性(尤其是气球样变)的肝细胞发展而来,表现为细胞核固缩、溶解、消失,细胞膜破裂,最后细胞解体,在细胞坏死处能看到以淋巴细胞为主的炎细胞浸润灶。按其范围和分布,可分为如下类型。

（1）点状坏死(spotty necrosis)及灶状坏死(focus necrosis):肝小叶内散在单个至数个肝细胞坏死为点状坏死;肝细胞坏死数量增多呈灶状分布者为灶状坏死(图 4 - 14)。常见于急性普通型肝炎。

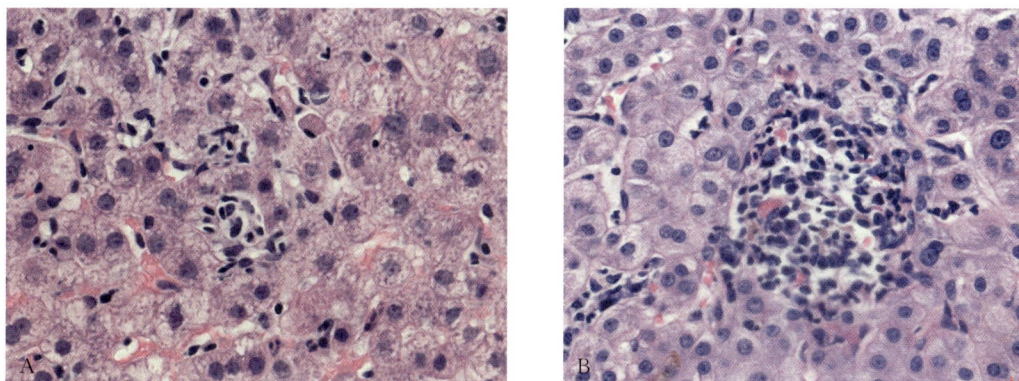

图 4 - 14　点状坏死及灶状坏死

注:(A)肝小叶内散在单个至数个肝细胞坏死为点状坏死;(B)肝细胞坏死数量增多呈灶状分布者为灶状坏死。

（2）碎片状坏死(piecemeal necrosis):肝小叶周边界板肝细胞的灶性坏死、崩解,引起肝界板破坏(图 4 - 15)。此时肝界板处有炎细胞浸润,故也称为界面性肝炎(interface hepatitis),常见于慢性肝炎。界板性肝炎(界面性肝炎)是慢性肝炎门管区扩大、边界不规则的主要原因。

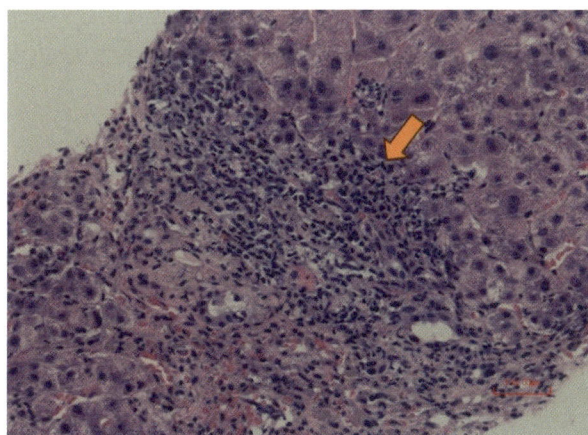

图 4 - 15　肝细胞碎片状坏死(箭头所示)

注:肝小叶周边界板肝细胞的灶性坏死、崩解,引起界板破坏。

（3）桥接坏死（bridging necrosis）：指严重的肝细胞损伤导致的相邻肝小叶的肝细胞坏死，形成于肝小叶中央静脉与门管区之间，或两个中央静脉之间，或两个门管区之间出现相互连接的肝细胞坏死带（图 4 - 16）。常见于较严重的慢性肝炎。

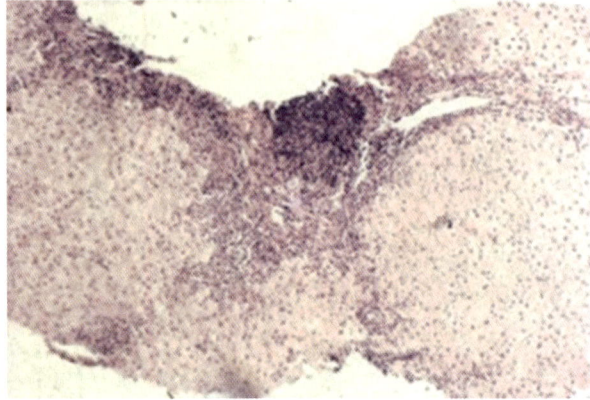

图 4 - 16　肝细胞桥接坏死

注：相邻肝小叶的肝细胞坏死，形成两个门管区之间出现相互连接的肝细胞坏死带。

（4）亚大块及大块肝坏死（submassive and massive necrosis）：肝实质溶解性融合性坏死，常累及整个肝小叶（全小叶性坏死），并累及部分相邻肝小叶（多小叶性坏死）。广泛融合性坏死在整个肝脏内一般不均匀分布，而是累及几个或多个肝小叶。坏死面积大于肝实质 $2/3$ 为大块坏死；坏死面积占肝实质的 $1/2\sim2/3$ 为亚大块坏死。坏死多由小叶中央开始，向四周扩展，常见于重型肝炎。

（三）炎细胞浸润或反应

在门管区或小叶肝细胞坏死区常有程度不同的炎症细胞浸润，病毒性肝炎以单核细胞和淋巴细胞占优势。小团淋巴细胞聚集代表细胞毒性淋巴细胞介导的靶细胞攻击、局灶性炎症和点状肝细胞坏死。浸润的炎症细胞中混有浆细胞提示自身免疫性肝病的存在，而嗜酸性粒细胞提示寄生虫感染或药物性肝损伤的存在。

（四）胆汁淤积

胆汁淤积（cholestasis）是因为某些原因使胆汁不能顺利地从肝脏流到肠道，从而在体内堆积，在肝脏疾病中常出现，可分为肝内胆汁淤积和肝外胆汁淤积。肝内胆汁淤积可表现为胆汁在肝细胞内淤积、毛细胆管内胆栓形成（canalicular bile plugs）及各级胆管内淤积（图 4 - 17）。胆汁淤积会引起患者黄疸（皮肤和巩膜发黄）、皮肤瘙痒及尿色深黄等临床表现。

（五）再生

1. 肝细胞和胆管再生　肝细胞点状坏死时，邻近的肝细胞通过再生修复，再生肝细胞体积较大，细胞核增大且染色加深，有的肝细胞可有双核。另外，卵圆细胞也可被激活，分裂增殖补充损伤的肝细胞。坏死严重时，肝小叶网状支架塌陷，再生的肝细胞呈结节状。在门管区或较大坏死灶的周围可见细、小胆管增生。多个肝小叶坏死后，细、小胆管增生反应更为明显。

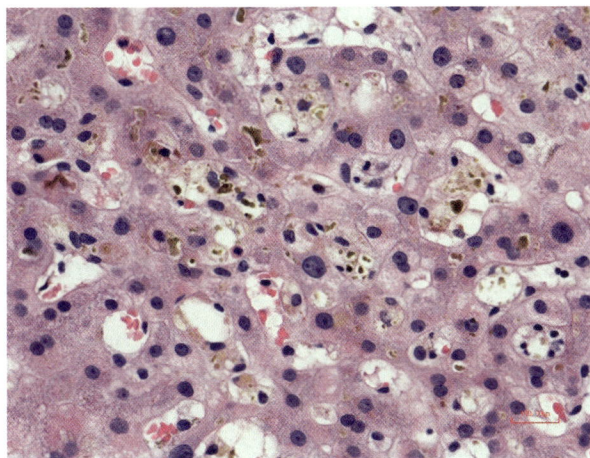

图 4-17　肝内胆汁淤积

注:胆汁(棕黄色)在肝细胞内淤积及在毛细胆管内淤积形成胆栓。

2. 间质反应性增生　主要有库普弗细胞、成纤维细胞增生和肝星状细胞激活及增生。

(六) 纤维化

肝脏的炎症反应和慢性损伤等可引起肝纤维化。一般来说纤维化多为不可逆的,但有研究提示肝纤维化在一定情况下可逆转。反复发生严重的肝细胞坏死时,大量成纤维细胞增生,肝星状细胞也被激活而转化为肌成纤维细胞样细胞,分泌大量细胞外基质成分,导致胶原纤维为主的基质沉积,可逐渐发展成肝纤维化。纤维化时胶原的沉积对肝脏血流和肝细胞灌注有明显影响。早期纤维化可沿门管区周围或中央静脉周围分布,或胶原直接沉积在迪塞(Disse)腔内。随着纤维化的不断进展及肝细胞再生,肝脏被分割成由纤维包绕的肝细胞结节,演变成肝硬化。

二、病毒性肝炎

病毒性肝炎(viral hepatitis)是指由一组嗜肝病毒(肝炎病毒,hepatitis virus)引起的常见传染病。主要病变为肝细胞变性和坏死,同时伴有不同程度的肝内胆汁淤积、肝细胞再生和炎症反应,以及胶原纤维沉积等。已确定的肝炎病毒有甲型(HAV)、乙型(HBV)、丙型(HCV)、丁型(HDV)及戊型(HEV)5 种(表 4-1)。关于庚型肝炎病毒(HGV),因其能在单核细胞中复制,该病毒是否为肝炎病毒尚有争议。

表 4-1　肝炎病毒的主要类型和感染途径

病毒	种属	感 染 途 径
甲型肝炎病毒	单链 RNA 病毒,细小核糖核酸科	食物传播(病毒污染的食物/含病毒粪便污染)
乙型肝炎病毒	部分双链 DNA 病毒,肝病毒科	输血、注射、性传播、母婴传播
丙型肝炎病毒	单链 RNA 病毒,黄病毒科	输血、注射、性传播、母婴传播

病毒	种属	感 染 途 径
丁型肝炎病毒	缺陷性 RNA 病毒	非肠道传播、性传播、与 HBV 共同发生或叠加于 HBV 感染
戊型肝炎病毒	单链 RNA 病毒，杯状病毒科	食物传播、母婴传播、血液和密切接触等

病毒性肝炎发病率较高，流行区广泛，各年龄段及不同性别均可罹患，严重危害人类的健康。我国乙型肝炎患者较多，男性发病率较高。近年来我国病毒性肝炎的患病率明显降低，显示出我国医疗防御措施的有效性。

（一）病毒性肝炎的病因及发病机制

病毒性肝炎的发病机制较复杂，取决于多种因素，尤其与机体的免疫状态密切相关。

1. HAV 经消化道感染，可散发或造成流行。HAV 通过肠道上皮经门静脉系统到达肝脏，病毒在肝细胞内复制，分泌入胆汁，随着胆汁进入肠道，故粪便中可查到病毒。HAV 可通过细胞免疫机制损伤肝细胞，而不直接损伤细胞。通常急性起病，大多数可痊愈，极少发生急性重型肝炎；一般不引起病毒携带者状态及慢性肝炎。

2. HBV 主要经血流、血液污染物品、共用注射器或密切接触传播。在高发区，母婴传播也很明显。完整的 HBV 颗粒由丹恩（Dane）首先发现，故又称为丹氏颗粒（Dane granule），其呈球形，有双层衣壳。外壳为糖蛋白，称为 B 型肝炎表面抗原（HBsAg）。感染的肝细胞表面可分泌大量 HBsAg，使机体免疫系统，尤其是 $CD8^+$ T 细胞识别并杀伤感染细胞，导致肝细胞坏死或凋亡。当机体缺乏有效免疫反应时，表现为病毒携带者状态。HBV 还有一核壳体"核心蛋白"（乙型肝炎核心抗原，HBcAg）。在核心区有一多肽转录物（HBeAg）。HBcAg 在感染的肝细胞内，而 HBeAg 则分泌到血液中。HBV 可引起急性肝炎、慢性肝炎、重型肝炎和病毒携带状态，是中国慢性肝炎的主要致病源，最终可导致肝硬化。研究提示 HBV 基因组内的 X 基因能编码 X 蛋白，其与 HBV 诱导的肝细胞癌发生密切相关。

3. HCV 主要通过注射或输血传播。HCV 可直接破坏肝细胞，较多实验证明免疫因素也是肝细胞损伤的重要原因。饮酒可促进病毒复制、激活肝纤维化的发生。HCV 感染者中约有 3/4 可演变成慢性肝炎，其中 20% 可进展成肝硬化，部分可发展成肝细胞癌。

4. HDV 为复制缺陷型 RNA 病毒，须依赖与 HBV 复合感染才能复制。其感染有两种途径：①与 HBV 同时感染，约 90% 可恢复，少数演变成 HBV/HDV 复合性慢性肝炎，少数发生急性重型肝炎；②HBV 携带者再感染 HDV，约 80% 转变成 HBV/HDV 复合性慢性肝炎，发生急性重型肝炎的比例较高。

5. HEV 主要通过粪-口、血液、母婴和密切接触等途径传播，易在雨季和洪水过后流行，多见于秋冬季。在环境与水源卫生状况差的地区，全年都有散发病例。HEV 多感染 35 岁以上的中年人和老年人（病情常较重），妊娠期 HEV 肝炎中重症肝炎的比例较高。HEV 引起的肝炎主要见于亚洲和非洲等发展中国家，其一般不导致病毒携带状态和慢性肝炎，但在免疫缺陷者中可导致慢性肝炎。大多数病例预后良好，但在孕妇中其死亡率可达 20%。有文献报道，HEV 可能通过细胞免疫机制损伤肝细胞，而不直接损伤细胞。

（二）各型病毒性肝炎的病理学特点

1. 急性病毒性肝炎（acute viral hepatitis） 最常见，所有的肝炎病毒均可导致急性肝炎。

大体观：肝脏肿大、发红，如有淤胆可呈暗绿色。质较软，表面光滑。

镜下：肝细胞改变包括广泛的肝细胞水变性、肝细胞点和（或）灶状坏死和单核细胞（淋巴细胞为主）浸润。水变性的肝细胞体积增大及存活的肝细胞再生，导致肝小叶细胞排列紊乱拥挤，肝窦受压变窄，肝细胞内可见淤胆现象。虽然急性病毒性肝炎以肝小叶实质病变为主，但门管区也可受累，出现单核细胞为主的炎细胞浸润，炎细胞常局限于门管区间质内或浸润至相邻肝实质内。

急性乙型病毒性肝炎与其他类型的急性病毒性肝炎组织病理学特点大致相似，肝细胞损伤和炎症反应表现以肝小叶实质细胞病变为主。免疫组织化学和免疫荧光染色检查HBsAg 反应阳性。急性丙型病毒性肝炎的病理特征包括肝细胞水变性、肝细胞凋亡、胆汁淤积、肝小叶内淋巴细胞浸润、胆管损伤、门管区淋巴细胞聚集和淋巴滤泡形成等。多数慢性丙型肝炎的特征性病理表现在急性期也可见到，且肝细胞脂肪变性常见。

2. 慢性病毒性肝炎（chronic viral hepatitis） 主要由乙型肝炎病毒和丙型肝炎病毒引起。常以门管区、门管区周围病变和肝纤维化为主。基本病变包括肝细胞点灶状坏死、门管区炎症、界板性肝炎和肝纤维化。偶尔可见融合性坏死，如果病情进展，可出现肝实质再生和肝硬化。

在乙型肝炎表面抗原携带状态和慢性肝炎患者的肝组织中常见到部分肝细胞体积较大，胞质内充满嗜酸性细颗粒物质，胞质不透明似毛玻璃样，此种细胞为毛玻璃样（ground glass）肝细胞（图 4-18），因为 HBsAg 存在于滑面内质网内，滑面内质网增多使细胞呈毛玻璃样，其对于辨别 HBV 感染有帮助。携带者状态（carrier state）是指无明显症状或仅有轻微临床表现的慢性病毒性肝炎，患者呈现病毒抗原阳性，但无明显的肝损伤。

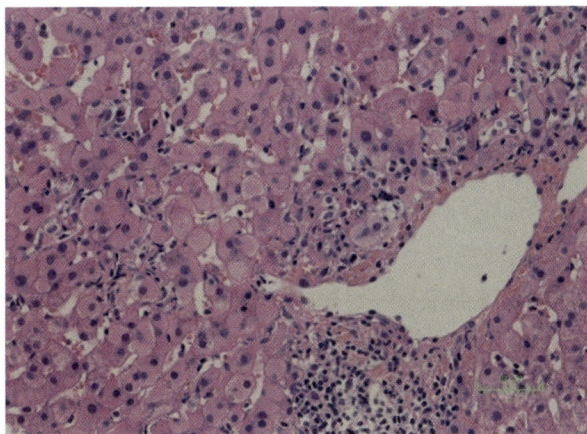

图 4-18 毛玻璃样肝细胞

注：慢性乙型肝炎患者的肝组织内见体积较大、胞质内充满嗜酸性细颗粒物质、胞质不透明的肝细胞。

慢性丙型病毒性肝炎的主要特征有门管区淋巴细胞聚集及淋巴滤泡形成、小胆管损伤及肝细胞脂肪变性。

慢性肝炎的病变是一个连续动态的过程,轻、中、重病变之间可相互转化。慢性肝炎的炎症和纤维化程度的评估对临床治疗方案的选择及治疗效果的评价具有重要意义,目前临床病理医生主要按 Scheuer 方案(表 4-2)对慢性肝炎进行诊断。

表 4-2　慢性肝炎分级和分期标准(Scheuer 方案)

炎症活动度			纤维化程度	
分级(grade)	门管区周围	小叶内	分期(stage)	意义
G_0	无或轻度炎症	无炎症	S_0	无
G_1	门管区炎症	炎症但无坏死	S_1	门管区纤维性扩大,局限性窦周或小叶内纤维化
G_2	轻度碎片状坏死	点灶状坏死或嗜酸性小体	S_2	门管区周围纤维化,小叶结构保留
G_3	中度碎片状坏死	重度灶性坏死	S_3	纤维化伴小叶结构紊乱,无硬化
G_4	重度碎片状坏死	桥接坏死(多小叶坏死)	S_4	可能或肯定的肝硬化

3. 重型病毒性肝炎(fulminant viral hepatitis)　最严重的一型肝炎,较少见。根据发病缓急及病变程度分为急性重型和亚急性重型两种。

(1) 急性重型肝炎:少见,起病急,病程短,大多 10 天左右出现肝衰竭。病变严重,死亡率高。

大体观:肝脏体积明显缩小,被膜皱缩,质地柔软,切面呈黄色或红褐色,部分区域呈红黄相间的斑纹状,因而又称急性黄色肝萎缩或急性红色肝萎缩。

镜下:以肝细胞严重而广泛坏死(大块肝坏死)为特征。溶解性坏死的肝细胞很快被清除,仅残留网状支架。肝窦明显扩张,充血甚至出血。库普弗细胞增生肥大,吞噬活跃。肝小叶内及门管区可见以淋巴细胞和巨噬细胞为主的炎细胞浸润。数日后网状支架塌陷,残留的肝细胞无明显再生现象。

(2) 亚急性重型肝炎:起病较急性重型肝炎稍慢,病程较长(数周至数月,不超过 6 个月),多数由急性重型肝炎迁延而来,少数由急性普通型肝炎恶化而来。

大体观:肝体积缩小,表面包膜皱缩不平,质地软硬程度不一,部分区域呈现大小不一的结节状。切面见坏死区呈红褐色或土黄色,再生的肝细胞结节可因胆汁淤积而呈黄绿色。

镜下:病变特点为既有肝细胞的亚大块坏死,又有结节状肝细胞再生。肝小叶内、外可见明显的炎细胞浸润,主要为淋巴细胞和单核细胞,肝小叶周边有细小胆管增生,较陈旧的病变区有明显的纤维组织增生。

(三) 病毒性肝炎的临床病理联系

急性病毒性肝炎时,肝细胞弥漫性肿大,使肝脏体积增大、被膜紧张,临床上患者可有肝区疼痛或压痛等症状,重者还可伴有脾大。肝细胞坏死,细胞内酶类释放入血,血清谷丙转氨酶等升高，同时还可引起多种肝功能异常。肝细胞水肿使毛细胆管受压或胆栓形成，以及坏死较多，均可导致胆红素代谢异常，可引起黄疸。急性肝炎大多在半年内逐渐恢复，由于点状坏死灶内的肝细胞索网状纤维支架保持完整而不塌陷，该处通过再生的肝细胞可完全恢复原来的结构和功能。

部分急性病毒性肝炎病例（多为乙型肝炎、丙型肝炎）恢复较慢，有的病例病程反复持续半年以上发展为慢性病毒性肝炎。慢性肝炎的临床表现多样化，部分患者可有长期乏力、厌食、持续反复发作的黄疸、肝区不适等症状。转氨酶和肝功能异常，并随病情反复而波动。少部分病例最终进展为肝硬化，甚至肝癌。

急性重症肝炎患者大多数在短期内死亡，原因多为肝衰竭（如肝性脑病）、肾衰竭及弥散性血管内凝血等。少数迁延而转为亚急性重型肝炎，如治疗恰当且及时，病变可停止发展并有治愈可能，但多数发展成肝硬化。

需要注意，除肝炎病毒外，其他病毒（如 EB 病毒、巨细胞病毒和单纯疱疹病毒等）及其他原因如肝豆状核变性（hepatolenticular degeneration；又称威尔逊病，Wilson disease）、α1-抗胰蛋白酶缺乏症、慢性酒精中毒和自身免疫等均可导致肝炎的发生。

三、脂肪性肝病

脂肪性肝病（fatty liver disease，FLD；steatotic liver disease，SLD），又称脂肪肝（fatty liver；hepatic steatosis），是一组以病理上显著肝细胞脂肪变或影像学弥漫性脂肪肝为特征的异质性疾病。基于病因，脂肪性肝病临床分为酒精性肝病、代谢相关脂肪性肝病、继发性脂肪性肝病、未定型脂肪性肝病、混合型脂肪性肝病，以及特殊类型脂肪肝。临床表现和预后取决于脂肪性肝病的病因和肝脏病理特征。

继发性脂肪性肝病（secondary fatty liver disease；alternative etiology fatty liver disease）是指药物与中毒性肝病（环境毒素、胺碘酮、甲氨蝶呤、他莫昔芬、糖皮质激素等）、基因 3 型丙型肝炎病毒感染、肝豆状核变性、乏 β 脂蛋白血症、先天性脂肪萎缩症、低 β 脂蛋白血症、麦胶性肠病（乳糜泻）等特定疾病导致的大泡性肝细胞脂肪变性为特征的疾病。混合型脂肪性肝病（Dual/multiple etiology fatty liver disease；mixed etiology steatotic liver disease）是有两种及以上可以导致大泡性肝细胞脂肪变性的病因并存的慢性肝病，其中以代谢相关酒精性肝病（metabolic alcohol-related liver disease，MetALD）即代谢相关脂肪性肝病与酒精性肝病重叠最常见。未定型脂肪性肝病（classifying fatty liver disease；cryptogenic steatotic liver disease）又称隐源性脂肪性肝病，是指原因不明的慢性脂肪性肝病，有待进一步医学检查和随访明确病因，其可能是代谢相关脂肪性肝病的早期表现。特殊类型脂肪性肝病（special type of fatty liver disease）是一组以弥漫性微泡性肝细胞脂肪变性为病理特征的急性肝病，主要包括妊娠急性脂肪肝（acute fatty liver of pregnancy）、瑞氏综合征（Reye syndrome）（又称脑病合并内脏脂肪变性综合征），以及酒精性泡沫样肝脂肪变性（alcoholic foamy degeneration）。

（一）酒精性肝病（alcoholic liver disease，ALD；alcohol-related liver disease）

ALD 是长期过量饮酒导致的以大泡性肝细胞脂肪变性为病理特征的脂肪性肝病。不同国家对 ALD 的诊断有不同的标准。中国标准：有长期饮酒史，一般超过 5 年，折合乙醇量男性≥40 g/d，女性≥20 g/d；或 2 周内有大量饮酒史，折合乙醇量≥80 g/d；美国胃肠病学会（ACG）标准：男性≥42 g/d，女性≥28 g/d，超过 5 年；欧洲肝病学会（EASL）标准：男性≥30 g/d，女性≥20 g/d，超过 5 年。ALD 是慢性酒精中毒的主要表现。欧美国家多见，我国尚无确切统计数字。

1. 发病机制　肝脏是酒精代谢、降解的主要场所。酒精对肝脏有直接损伤作用和间接损伤作用。酒精在其解毒过程中消耗大量烟酰胺腺嘌呤二核苷酸（nicotinamide adenine dinucleotide，NAD），影响脂肪酸的氧化，同时还可影响脂蛋白的合成和分泌，引起中性脂肪在肝细胞内堆积。酒精在代谢和降解过程中产生自由基及中间产物乙醛可直接作用于细胞膜和蛋白质，影响微管和线粒体的功能及破坏细胞骨架和膜的功能。也有人认为酒精及其代谢产物乙醛所引起的肝细胞蛋白质的改变有可能使肝细胞产生新的抗原，由此激发对肝细胞的免疫反应而引起肝细胞损伤。另外，酗酒者常因饮食不平衡导致营养不良，尤其是蛋白质和维生素缺乏加重肝损伤。

2. 基本病理特点　慢性酒精中毒主要可引起肝脏的 3 种损伤，即脂肪肝、酒精性肝炎和酒精性肝硬化。3 种病变可单独出现，也可同时并存或先后移行。

（1）大体特点：早期肝脏体积增大而软，呈黄色外观且油腻。肝硬化阶段肝脏体积减小，质地变硬，表面及切面呈结节状，早期阶段呈典型的微结节，随后肝硬化结节重塑常呈混合型结节，肝脏可能会保持黄色和油腻的质地。

（2）镜下特点。

1）脂肪肝/单纯性脂肪变性（fatty liver/steatosis）：酒精性肝损伤的最早和最常见的组织学表现，脂肪变性的肝细胞范围大于 5%，但不伴有炎症反应、肝细胞气球样变性等肝细胞损害性表现及纤维化。HE 染色见肝细胞内含有大小不等的空泡，多数肝细胞含较大空泡可将细胞核挤到细胞一侧，肝细胞肿大变圆（图 4 - 12），少量肝细胞可呈微泡性脂肪变性，同时可见脂性肉芽肿。油红 O 脂肪染色显示空泡为脂滴空泡，以肝小叶中央区受累明显且出现早（该区肝细胞内参与酒精代谢的酶浓度最高），有时伴有不同程度的肝细胞水变性及气球样变。随着病情加重，脂肪变性肝细胞逐步扩展至其他区域，严重者可累及整个肝小叶。

2）酒精性肝炎（alcoholic hepatitis）：主要组织学特征是肝细胞脂肪变性、气球样变性和小叶内灶状肝细胞坏死伴以中性粒细胞为主的炎细胞浸润，无或伴有纤维化，马洛里小体（Mallory body）常见，有时可见脂性肉芽肿改变。马洛里小体的形态学特征为致密红染的团状或杆状凝集小体样结构，电镜证实其由缠绕在一起的细胞角蛋白中间丝构成，与肝硬化发生的风险增高有关。

3）酒精性肝硬化（alcoholic cirrhosis）：为酒精性肝病最严重的终末期病变。多表现为小结节性肝硬化，在此阶段，肝细胞脂肪变性和气球样变性并不明显。

3. 临床病理学联系　患者临床表现与肝脏病变程度密切相关，肝大常见。单纯性脂肪肝常无症状,此时戒酒可使脂肪肝恢复。酒精性肝炎的患者可出现肝功能异常,随着病变程度的加重,患者可出现腹胀、厌食、恶心、呕吐等表现,甚至肝硬化的临床表现。10%～20%的过度饮酒患者会发展成肝硬化,极少数患者演变成肝细胞癌。

根据病理形态学特点、结合患者酗酒史和肝功能异常,可诊断为此病。戒酒和营养支持、减轻酒精性肝病等是治疗的主要策略,出现酒精性肝炎时,应该考虑糖皮质激素治疗。

(二) 代谢相关脂肪性肝病(旧称为非酒精性脂肪肝病)

代谢相关脂肪性肝病(metabolic-dysfunction associated fatty liver disease,MAFLD;metabolic-dysfunction associated steatotic liver disease,MASLD)是指除外酒精和其他明确的损肝因素所致的、以弥漫性肝细胞脂肪变性为主要病理特征的代谢性临床病理综合征,是与代谢综合征、肥胖、2 型糖尿病、血脂异常和心血管疾病等紧密相关的慢性肝病。2023 年前以非酒精性脂肪性肝病(nonalcoholic fatty liver disease,NAFLD)被广为知晓。MASLD在慢性肝病中的占比呈逐年上升趋势,随着疾病的进程可发展成代谢相关脂肪性肝炎(metabolic dysfunction-associated steatohepatitis,MASH),MASH 患者存在进展为肝纤维化、肝硬化甚至肝细胞癌的风险,因此,早期识别和干预对于改善患者的预后至关重要。

1. 发病机制　关于疾病的进程机制,目前"二次"打击学说被广为接受。遗传、环境、胰岛素抵抗、肥胖等因素导致肝细胞游离脂肪酸(蓄)堆积,是疾病发生的主要原因(第一次打击)。当肝细胞脂质(蓄)堆积时,由氧化应激、炎症因子、线粒体功能失常等因素导致肝星状细胞激活,加剧肝纤维化及发展成肝硬化(第二次打击)。

2. 病理特点

(1) 大体特点:早期肝脏体积增大,色泽发黄、油腻,晚期病变呈结节性肝硬化的表现。

(2) 镜下特点:组织学上的改变与酒精性肝病相近,可表现为单纯性肝脂肪变性、脂肪性肝炎和脂肪性纤维化,但一般马洛里小体不常见,最终可发展成肝硬化。

3. 临床病理学联系　临床表现与酒精性脂肪性肝病类似,但无饮酒史。MAFLD 治疗的一线措施是节制饮食、调整饮食结构;增加运动;以及使用糖尿病及高血脂的相应药物治疗。患者预后取决于病变进展为肝硬化的程度。

四、药物性肝损伤及自身免疫性肝病

(一) 药物性肝损伤

药物性肝损伤(drug-induced liver injury,DILI)是指由化学药品、生物制品、中成药等按处方药或非处方药管理的药品,以及中药材、天然药物、保健品、膳食补充剂等产品,或其代谢产物乃至其辅料、污染物、杂质等所导致的肝损伤。其病变涵盖了一系列广泛的肝脏疾病的临床病理学变化谱系,从轻度的生化指标异常到急性肝功能衰竭,甚至导致患者死亡。每个年龄段都有发生,以 40～49 岁发病最多。

1. 发病机制　机制是复杂和多因素的,主要包括一种复杂的介于细胞内应激和 TNF-α 活化的凋亡/坏死之间的相互作用,以及固有免疫系统和适应性免疫系统的促炎症性反应。许多药物造成药物性肝损伤是通过干扰细胞代谢和产生毒性代谢产物所致。

2. 病理变化 DILI的组织病理学表现缺乏特异性,基本病理学改变分为急性肝损伤和慢性肝损伤。其基本病理学改变以急性肝炎、急性胆汁淤积和肝细胞脂肪变性最常见,其次为慢性肝炎、肉芽肿性肝炎、肝纤维化及肝硬化和血管损伤病变等;甚至长期口服避孕药等也可引起疾病的发生。

(1)急性药物性肝炎:轻者可见散在的嗜酸性小体、肝细胞点灶坏死和轻度肝小叶内及门管区炎症细胞浸润。较重者病变与急性病毒性肝炎类似,两者难以鉴别,如门管区有较多嗜酸性粒细胞浸润或肉芽肿、胆管损伤,但缺乏炎症表现时提示可能为药物性肝损伤,特别是肝小叶内肝细胞坏死显著,以肝小叶中央为主,而门管区缺乏炎症时,更提示药物性肝损伤。重症者可见融合坏死、桥接坏死等,残存的肝细胞可发生脂肪变性(以微泡型脂肪变性为主)。

(2)急性胆汁淤积性肝炎:轻者仅为单纯毛细胆管胆汁淤积,出现多核肝细胞为特征。重者肝细胞内和小胆管内胆汁淤积易见,并常伴有肝细胞羽毛状变性及气球样变、点灶性坏死和炎细胞浸润,门管区单核细胞和嗜酸性粒细胞浸润多见。

(3)肝细胞脂肪变性为主要病变:肝细胞发生大泡型和微泡型脂肪变性,两者可同时出现,但以微泡型多见。另外,嗜酸性小体和炎细胞浸润常见,但嗜酸性小体在门管区周围比中央静脉周围多见,这是与酒精性脂肪肝病的区别。

应该注意,上述病理改变经常不同程度地同时并存。DILI病理学诊断需根据组织学特点进行评分及结合服药史。DILI治疗的关键是早期识别,及时停用相关药物。

(二)自身免疫性肝病

自身免疫性肝病(autoimmune liver disease,AILD)是一组由异常自身免疫介导的肝胆炎症性疾病,以中老年女性患者为主,患者血清中可检测到自身抗体的存在,如抗核抗体(anti-nuclear antibody,ANA)、抗线粒体抗体(anti-mitochondrial antibody,AMA)和抗平滑肌抗体等,患者血中IgG和IgA水平可升高。患者经常伴有肝外损伤,如类风湿性关节炎、桥本甲状腺炎、肾小球肾炎等。

自身免疫性肝病病因复杂,自身抗体是主要病因,但发病机制尚不清楚。

AILD主要包括:①自身免疫性肝炎(autoimmune hepatitis,AIH);②原发性胆汁性胆管炎(primary biliary cholangitis,PBC);③原发性硬化性胆管炎(primary sclerosing cholangitis,PSC);④"重叠综合征"(overlap syndrome)。

1. AIH 是一种由免疫介导的慢性炎症性肝病,其主要特点是IgG的升高和针对肝细胞的自身抗体的产生。其病理改变主要有:①肝界板被破坏,形成碎片样坏死,即界面性肝炎,重者可并发桥接坏死和融合坏死;②门管区中度淋巴细胞和浆细胞浸润;③邻近碎片样坏死或桥接坏死的肝细胞形成玫瑰花结样或腺体样结构;④嗜酸性小体易见,有时可出现合胞体肝细胞;⑤纤维化。

早期诊断和治疗对AIH尤为重要。多数AIH经治疗可缓解或转为非活动性的AIH,少数病例可复发,长期反复发病能发展成肝硬化,甚至肝细胞癌。

2. PBC 是一种由针对胆管上皮细胞的自身免疫所介导的慢性胆汁淤积性肝病。PBC

发病隐匿,通常中老年妇女以皮肤瘙痒为主诉,以 AMA 阳性和 IgM 增高为特点,目前熊脱氧胆酸(ursodeoxycholic acid,UDCA)作为治疗 PBC 的一线药物,可改善多数患者的生化指标,延缓疾病进程。

病理改变以慢性非化脓性破坏性胆管炎为病变特征,表现为胆管周围炎及胆管上皮的破坏,可表现为不同程度的胆管改变,包括小胆管损伤、小胆管减少或消失、部分增生等。根据病理病变的进展,PBC 可分为 4 个阶段,各阶段典型病变特点和程度不同,有些病例在肝穿刺标本中不容易发现特征性病变,不易确诊,这是因为 PBC 的病变在肝脏中的分布不均衡,以及各阶段的病变经常同时发生。

3. PSC　是一种慢性胆汁淤积性疾病,其特征是慢性炎症和肝内外胆管的进行性纤维化。大多数 PSC 患者合并炎症性肠病,特别是溃疡性结肠炎。目前 PSC 尚无有效的药物治疗。

该病经内镜逆行胰胆管造影可见肝内、外胆管狭窄与扩张相间的串珠样改变为特征。病理学特征是胆管纤维化性炎症,病变以小叶间胆管典型的"洋葱皮样"纤维化改变为特点。PSC 可增加胆管癌的患病危险。

4. "重叠综合征"　有几种类型,如 AIH－PBC 重叠综合征,AIH 与 PSC 重叠综合征,PBC 与 PSC 共存等。其中以 AIH－PBC 重叠综合征最为常见。

五、遗传性肝病

遗传性肝病种类繁多,常起病隐匿,且临床表现多样且无特异性,容易误诊、漏诊。在临床工作中,任何不明原因的肝功能或结构异常,在排除常见病因(病毒性肝炎、代谢相关脂肪性肝病、酒精性肝病、药物性肝损伤及自身免疫性肝病等)后,均应考虑遗传性肝病的可能。特别是对于发病年龄较早,伴有生长发育迟缓、血脂异常及明显的肝(或脾)肿大的患者,应高度警惕遗传性肝病的可能性。遗传性肝病的精准诊断需要综合分析临床表现、实验室检查、影像学检查、肝活检病理及基因检测等多方面信息。

在此介绍 2 种主要的遗传性肝病。

1. 肝豆状核变性　是一种常染色体隐性遗传性铜代谢障碍症,该病突变的基因是位于染色体 13q14－21 的 *ATP7B* 基因,其编码跨膜转运铜的 ATP 酶。基因突变导致胆小管膜上铜输出 ATP 酶失活,引起肝细胞胞质内铜的潴留。该病在我国并不少见,为罕见病中的常见病,临床经肝铜定量测定、测序和肝穿刺方法可确诊。

该病家族性多发,患者在 6 岁前很少发病,一般到青春期前后,铜的量超过肝能结合铜的最大限度,便以游离铜的形式释放入血(通常为正常人的 50 倍),再渗入到组织中蓄积,引起肝脏及其他组织或器官损害,首先累及肝脏,之后累及中枢神经系统、肾等器官。

肝大体颜色呈深棕红色,晚期有肝硬化改变,部分有大面积坏死。镜下肝细胞中可见脂褐素、铜结合蛋白及铁等沉着,铜或铜结合蛋白可用组织化学染色检出。早期常表现为脂肪肝,随着疾病发展,可伴发急、慢性肝炎及肝硬化等病变。铜若急速入血可引起溶血及肝细胞广泛坏死,脑豆状核可发生对称性坏死。铜也可蓄积于角膜而出现凯－弗环(Kayser-

Fleischer ring，K - F环）。

2. 血色素沉着病（haemochromatosis）或血色病（hemochromatosis） 该病是指组织内过多的可染性铁的色素沉积，如肝脏、心脏和胰腺等，进而引起器官功能损伤的疾病。最常见的类型是常染色体隐性遗传病，由铁调节相关的致病基因突变所致的铁代谢异常障碍性的全身性疾病，称为遗传性血色病（hereditary hemochromatosis，HH）。已发现与HH相关的铁调节相关致病基因变异主要涉及 *HFE*（编码稳态铁调节蛋白）、*TFR2*（编码转铁蛋白受体）、*HJV*（编码铁幼素）、*HAMP*（编码铁调素）及 *SLC40A1*（编码膜铁转运蛋白1）等基因。HH 在欧美人群中相对常见，主要由 *HEF* 基因突变引起；在中国和其他亚洲国家罕见，主要由非 *HEF* 基因突变引起。

患者不能有效调控肠道对饮食中铁的吸收，导致过多的铁被吸收入血并沉积在肝脏、心脏、胰腺、关节及皮肤等部位，进而引起相应损伤器官或组织的临床表现。肝脏病变表现为肝内重度含铁血黄素沉着（普鲁士蓝染色阳性），铁沉积从肝小叶1区至3区逐渐减少；胆管上皮细胞内铁沉积也是 HH 的特点，全肝呈铁锈色；后期伴有肝纤维化或肝硬化。除了肝脏外，患者常见皮肤色素沉着及继发性糖尿病。

其他因素（非遗传）也可引起肝脏含铁血黄素沉着，如慢性溶血性贫血导致大量红细胞破坏、血红蛋白分解等。

六、肝血管性疾病

（一）门静脉阻塞

该病较少见，多因肝、胰疾病（如肝硬化、肝癌、胰腺癌等）压迫、侵袭肝内门静脉，以及化脓性腹膜炎等引起门静脉的血栓形成或栓塞。门静脉完全而广泛的阻塞甚少见。肝内分支的一支或多支阻塞可引起梗死（Zahn 梗死，又称萎缩性红色梗死），为肝内少见的循环障碍性病变。病变以局部肝淤血为主，而不是真性梗死。病变区呈圆形或长方形，暗红色，界清。镜下为肝小叶中央区的高度淤血并有出血。局部肝细胞萎缩、坏死或消失。病变恢复期可见阻塞的门静脉周围出现新吻合支。本病变对机体无大影响，偶可成为腹腔内出血的来源。

（二）肝静脉阻塞

肝静脉阻塞一般分为两类。

一类为肝内肝静脉小分支非血栓性狭窄所导致的阻塞，称肝小静脉闭塞病（hepatic veno occlusive disease），病因多由一些药物所致（如某些肿瘤化疗药、骨髓或肾移植应用免疫抑制药等），近期研究也证实该病与服用土三七有关。急性的病理变化主要为早期肝小静脉（直径<300 μm）血管内膜下水肿、急性出血和纤维蛋白沉积；同时表现肝窦扩张、充血，伴肝小静脉周围肝细胞缺血性坏死，以及红细胞渗入迪塞腔等。慢性的病理变化表现为中央静脉呈同心或偏心血管内膜纤维化，血管内皮增生、增厚，管腔狭窄而闭塞；肝细胞水变性及脂肪变性可见。

另一类为肝静脉干至下腔静脉与右心房连接处之间任何水平上的流出道阻塞，称布-加综合征(Budd-Chiari syndrome),其病因有原发性(如先天性血管异常)和继发性两种。继发性者可由血液凝固性升高疾病(如红细胞增多症)、肝癌、腹腔肿瘤及某些口服避孕药等引起的该段静脉血栓形成所致。病理变化主要为肝淤血,肝细胞萎缩、变性甚至坏死。此外,还有肝出血(即淤积于肝窦内的红细胞进入窦外压力较低的迪塞腔及萎缩的肝板内);慢性病例可发展成淤血性肝硬化。

(三) 肝紫癜病

肝紫癜病(peliosis hepatis)是因肝脏病灶大体呈红色或蓝紫色而命名。该病是各种原因导致局部肝窦极度扩张,引起内皮细胞损伤及肝细胞破坏,血液溢出在肝实质内形成多发大小不等、形状不规则的充血囊腔,通常累及整个肝脏,是一种罕见的肝脏良性疾病。

病因不明确,与一些疾病有关,如严重结核、恶性肿瘤、获得性免疫缺陷综合征、服用某些药物(如激素、硫唑嘌呤、他莫昔芬)、长期血液透析、器官移植后免疫抑制药的应用等。这些疾病可能造成肝窦内皮窗孔结构的损伤,继而造成肝窦流出道阻塞,引起肝紫癜病。本病可见于任何年龄,但成人多见。

大体特点为肝组织蜂窝状、紫红色,可见大小不等的出血性囊性腔隙。显微镜下,病变区域由高度扩张、充血的肝窦或大小不一的血湖构成,血湖内的红细胞可发生退行性变,血湖没有内皮细胞衬覆或内皮细胞衬覆不完整。肝窦壁薄弱或肝细胞坏死,导致肝窦破裂与紫癜血湖相通。病灶呈无规律随机分布,囊腔周围有纤维化,肝细胞萎缩,小静脉周围及窦周纤维化。

七、结节性肝硬化

结节性肝硬化,简称为肝硬化(liver cirrhosis),是由多种原因引起的慢性进行性肝病的终末期,其基本病变为肝细胞弥漫性变性和坏死,继而出现纤维组织增生和肝细胞结节状再生,这3种改变反复交替进行,广泛增生的纤维组织分割原来的肝小叶并包绕成大小不等的圆形或类圆形的肝细胞团形成假小叶,进而引起肝小叶结构及血液循环途径逐渐改建,使肝脏变形、变硬而导致肝硬化。肝硬化早期可没有明显的症状,晚期则出现系列的不同程度门静脉高压和肝功能障碍的症状。

(一) 病因

许多损肝因素均可引起肝硬化,主要病因如下。

1. 病毒性肝炎　乙型和丙型慢性病毒性肝炎与肝硬化的发生密切相关。慢性乙型肝炎是我国肝硬化的主要病因。

2. 慢性酒精中毒　长期大量酗酒是引起肝硬化的另一个重要原因,尤其是在欧美国家。

3. 代谢障碍　先天性酶缺陷引起某些物质代谢障碍,使其沉积在肝脏,损害肝细胞,最终导致肝硬化。如铜代谢障碍的威尔逊病引起铜沉积于肝脏导致的肝硬化。

4. 药物及化学毒物　长期服用损肝的药物或接触有毒物质(如四氯化碳、磷、砷等)可引起肝细胞脂肪变性和弥漫性中毒性肝坏死(药物性肝损伤,DILI),继而出现结节状再生而发展为肝硬化。

5. 营养障碍　长期食物中营养不足或不均衡、多种慢性疾病导致消化吸收不良,以及肥胖或糖尿病等导致的代谢相关性脂肪肝病都可发展成肝硬化。

6. 自身免疫性肝病　自身抗体损伤肝脏,导致慢性肝病的发生,最终也可形成肝硬化。

7. 原因不明　肝硬化的发病原因一时难以确定者,称之为隐源性肝硬化(cryptogenic cirrhosis),在西方国家占肝硬化的 10%～15%。

8. 其他　血吸虫虫卵反复在肝脏沉积,可导致"血吸虫性肝硬化",而肝静脉和(或)下腔静脉阻塞及慢性右心衰竭造成长期肝脏慢性淤血,可导致"淤血性肝硬化"。

9. 胆汁淤积　任何原因引起的肝内、外胆道阻塞,持续胆汁淤积,都可发展成"胆汁性肝硬化",此类型较少见。

根据病因可分为原发性与继发性两类。原发性胆汁性胆管炎是引起原发性胆汁性肝硬化的主要疾病之一,在我国少见。继发性的常见原因为长期肝外胆管阻塞和胆道上行性感染。无论是原发性还是继发性疾病,长期胆管阻塞、胆汁淤积的基础上,常有继发性炎症反复发作导致肝细胞变性和坏死,继发纤维组织增生,进而分割肝小叶,形成肝硬化。该型假小叶周围结缔组织的分割包绕一般不完全。

必须指出,"血吸虫性肝硬化""淤血性肝硬化"和"胆汁性肝硬化"均以肝内纤维组织增生、广泛纤维条索分割原有肝小叶为主要改变,而早期无明显的肝实质再生和肝小叶结构的改建,虽习惯被称为"肝硬化",事实上用"肝纤维化"更恰当。当然,病变进展到后期,与肝硬化的病变有相同之处。

(二) 发病机制

上述各种因素均可引起肝细胞弥漫性损伤,如长期作用,反复发作,可导致肝内广泛的胶原纤维增生。增多的胶原纤维有两种来源:①肝细胞坏死后,肝小叶内原有的网状支架塌陷、聚积、胶原化或由肝星状细胞转变为肌成纤维细胞样细胞产生胶原纤维;②门管区的成纤维细胞增生并分泌胶原纤维。

同时,肝细胞坏死可启动肝细胞再生,在人肝细胞生长因子(human hepatocyte growth factor,hHGF)、EGF、TGF－α 和其他多肽类生长因子的刺激下,肝细胞分裂增殖。肝小叶内网状支架塌陷后,再生的肝细胞不能沿原有支架排列,而形成不规则的再生肝细胞结节。广泛增生的胶原纤维可向肝小叶内伸展,分割肝小叶;也可与肝小叶内的胶原纤维连接形成纤维间隔包绕原有的或再生的肝细胞团,形成假小叶。这些病变随着肝细胞不断坏死与再生而反复进行,最终形成弥漫全肝的假小叶,并导致肝内血液循环改建和肝功能障碍而形成肝硬化。

(三) 分类或分型

肝硬化的分类方法尚不统一,临床上常用病因分类法,分为病毒性肝炎性、酒精性、胆汁性、代谢性、淤血性和寄生虫性肝硬化等。以前也有人将其分为门脉性、坏死后性和胆汁性肝硬化,临床上以门脉性肝硬化最多见,其次是坏死后性肝硬化。在国际上,根据大体形态学的特点,肝硬化被分为以下 3 型。

1. **小结节型肝硬化** 结节大小相仿,几乎所有结节的直径均小于 3 mm,纤维间隔较细。主要由酒精性肝炎及轻型病毒性肝炎引起。

2. **大结节型肝硬化** 结节粗大且大小不均,多数结节的直径大于 3 mm,纤维间隔较宽,且宽窄不一。主要由肝细胞坏死明显的重型病毒性肝炎和中毒性肝炎引起,还见于肝豆状核变性。

3. **混合结节型肝硬化** 粗、细结节的含量相差不大,为上述两型的混合型。主要由重度慢性病毒性肝炎引起。

另外,在慢性胆汁淤积的病例中,门管区增生的纤维组织侵入肝小叶内,形成不全分割的假小叶,最终发展为肝硬化(以不完全分隔型肝硬化常见)。

(四) 病理变化

1. **肉眼观** 早期肝体积可正常或稍增大,质地正常或稍硬。晚期肝体积缩小,重量减轻,质地变硬。表面和切面呈弥漫全肝的结节(图 4 - 19),结节可呈现正常肝脏色泽、黄褐色(肝细胞脂肪变性)或黄绿色(淤胆)。纤维间隔多呈灰白色。

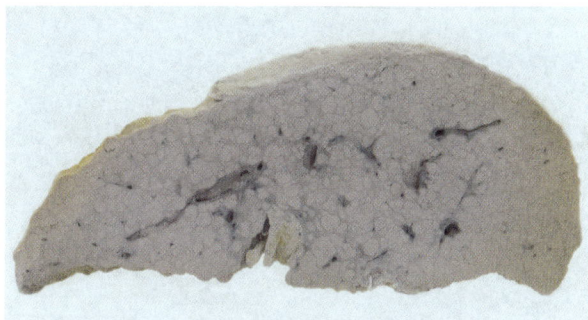

图 4 - 19 肝硬化大体标本切面观

注:肝脏切面呈弥漫结节状,结节大小均匀一致,几乎均小于 3 mm,纤维组织增生包绕并分隔增生结节,纤维间隔较薄而一致。

肝硬化的形态因肝细胞坏死和肝细胞再生能力的不同可呈不同表现。如肝细胞坏死范围小,分布均匀,肝细胞再生与丢失相比超出不多,形成的再生结节小而均匀,纤维间隔较纤细,则为小结节性肝硬化(旧称门脉性肝硬化或临床上的酒精性肝硬化),该型肝硬化多由轻型肝炎或慢性酒精中毒所致。如肝细胞坏死范围大,分布不均匀,残留的肝细胞再生形成的结节较大,且大小不等,纤维间隔也宽大及宽窄不一,则为典型的大结节性肝硬化(旧称坏死后性肝硬化),该型多由重型肝炎或中毒性肝炎所致。肝硬化的形态类型可发生改变,如小结节性肝硬化可因肝细胞再生能力增强而变为混合结节性或大结节性肝硬化,此类肝硬化的纤维间隔仍较纤细,多由严重的慢性肝炎发展而来。胆汁淤积引起的肝硬化,肝脏体积常增大,表面绿色或绿褐色,细颗粒状,硬度中等,切面结节较小。

2. **镜下** 肝组织的正常肝小叶结构破坏,被假小叶取代。假小叶(pseudo-lobule)的大小和形态不一,假小叶内的肝细胞排列紊乱,可见变性、坏死及再生的肝细胞;中央静脉常缺如、偏位或出现两个以上（图 4 - 20）；假小叶外周被纤维间隔包绕。纤维间隔内有数量不等的炎细胞浸润及小胆管增生。也可见再生的肝细胞结节，其特点是肝细胞排列紊乱，再生的肝细胞体积大，核大且深染，或有双核。

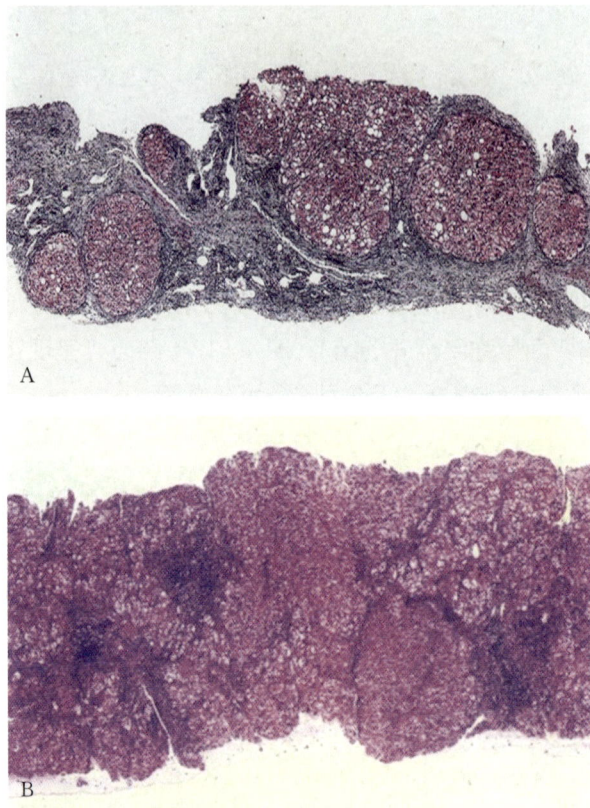

图 4 - 20　肝硬化组织学改变

注：(A、B)均见肝小叶正常结构消失，肝细胞再生结节被纤维性间隔包绕，假小叶形成，结节（假小叶）内中央静脉缺失或增多出现两个以上；其内肝细胞排列没有正常的肝板放射状结构。纤维间隔内多见以淋巴细胞为主的炎症细胞浸润(B)。

在胆汁淤积引起的肝硬化中，肝细胞内或小胆管内有明显的胆色素沉积，部分坏死的肝细胞肿大，胞质疏松网状，细胞核消失，称为网状或羽毛状坏死（也称为羽毛状变性）。胆管周围出现明显的纤维组织增生并分割肝小叶，和（或）门管区增生的纤维组织侵入肝小叶内，形成不完全的纤维间隔及不全分割的假小叶，最终发展为肝硬化。

不同病因引起的肝硬化，除了具有上述相似的基本病理学改变外，还可发现与病因有关的一些独特的组织学表现。如慢性酒精中毒引起的肝硬化，肝细胞脂肪变性常见，并可出现具有相对特征性的马洛里小体。

（五）临床病理联系

早期患者的临床表现无特征性，可出现各种原有疾病（如慢性肝炎和酒精性肝炎）的症状和体征。晚期则因严重的肝实质破坏和肝脏结构及血管的改建，患者表现出门静脉高压

(portal hypertension)和肝功能障碍(hepatic dysfunction)导致的一系列临床症状。

1. 门静脉高压　肝硬化引起门静脉压力增高的主要原因有：①原有肝小叶结构破坏,血管减少,肝窦闭塞,中央静脉玻璃样变性及管腔闭塞,导致门静脉回流发生障碍；②假小叶形成,广泛纤维组织增生,压迫小叶下静脉,使其扭曲、闭塞,肝血窦内的血液流出受阻；③门静脉与肝动脉之间形成异常的吻合支,压力高的肝动脉血液流入门静脉。

门静脉压力升高后,患者常出现以下症状和体征。

(1)慢性充血性脾肿大：脾脏体积增大,重量增加,少数可达1 000克,切面红褐色。镜下：脾窦扩张淤血,脾小体萎缩或消失,红髓内含铁血黄素沉积,间质纤维组织增生。脾肿大后可引起脾功能亢进,导致血细胞的破坏增加,严重时可引起贫血。

(2)胃肠道淤血、水肿：门静脉压力升高,胃肠道静脉血液回流受阻引起胃肠壁淤血、水肿,导致消化和吸收功能下降,患者主要表现为食欲下降、消化不良。

(3)腹水：指腹腔内液体的过多积聚,为淡黄色透明的漏出液。腹水形成的原因较复杂,主要有门静脉高压导致从肝脏表面漏入腹腔的液体增加,及使肠壁和肠系膜等处的毛细血管内压升高,大量液体漏入腹腔。此外,肝细胞损伤导致白蛋白合成减少,引起低蛋白血症,使血浆胶体渗透压降低。肝脏灭活作用降低,血中醛固酮、抗利尿激素水平升高,导致水钠潴留也是腹水形成的原因。

(4)侧支循环形成：门静脉压力增高后,门静脉与腔静脉间的吻合支发生代偿性扩张,部分门静脉血液经这些吻合支绕过肝脏直接回到心脏。主要的侧支循环有：①门静脉血经胃冠状静脉、食管静脉丛、奇静脉、上腔静脉回流,常引起食管下段静脉丛曲张,如破裂可引起大量呕血,是肝硬化患者最常见的并发症和死因之一。②门静脉血经肠系膜下静脉、直肠静脉丛、髂内静脉、下腔静脉,常引起直肠静脉丛曲张,形成痔,破裂可引起便血。③门静脉血经副脐静脉、脐周静脉丛,向上经胸腹壁静脉进入上腔静脉,向下经腹壁下静脉进入下腔静脉,常引起脐周静脉网曲张,形成"海蛇头"状外观,是门静脉高压的重要体征之一。

2. 肝功能障碍　肝功能障碍为肝脏疾病临床表现的严重形式,主要是肝细胞长期反复受损所致。当肝细胞不能完全再生补充和代偿损伤肝细胞的功能时,则出现以下症状及体征。

(1)白蛋白合成障碍：肝硬化时肝细胞损伤导致蛋白质合成功能下降,血浆白蛋白含量明显减少。由于从胃肠道吸收的一些抗原性物质未经肝细胞处理,直接经过侧支循环进入体循环,刺激免疫系统合成球蛋白增多,故血清学检查出现白蛋白降低,且白/球蛋白比值下降或倒置现象。

(2)出血倾向：肝脏合成凝血因子减少,以及脾功能亢进引起血小板破坏增多,患者可出现皮肤、黏膜或皮下等部位出血。

(3)黄疸：主要由肝细胞损伤和肝内小胆管胆栓形成引起,以肝细胞性黄疸为主。患者巩膜、皮肤呈黄染。

(4)肝脏对激素的灭活作用减弱：肝脏对雌激素的灭活作用减弱引起高雌激素血症,导致男性患者乳房发育、睾丸萎缩,女性患者月经不调、不孕等。体内雌激素水平过高可引起小动脉末梢扩张,在患者的面部、颈部、胸部、前臂等处出现中心为一小红点及其周围放射状细丝,直径 0.2~2 厘米的蜘蛛痣。压迫痣的中心,可使整个蜘蛛痣全部消失。部分患者两手掌面大、小鱼际、指尖及指基部呈鲜红色,称之为肝掌。肝脏对醛固酮和抗利尿激素灭活作用减弱,使两者血中水平升高,引起水钠潴留。

(5) 肝性脑病(曾称为肝昏迷):肝功能严重衰竭引起,由于肠内含氮物质不能在肝内解毒而引起氨中毒及假性神经递质的出现所致的中枢神经系统功能失调综合征。肝性脑病是肝硬化最严重的并发症和主要死亡原因之一。患者表现为神志行为紊乱、人格改变、被动性神经学体征、扑翼样震颤及独特的脑电图改变;严重者可深度昏迷及死亡。

(6) 肝肾综合征:指严重肝脏疾病时出现肾功能衰竭,但肾脏无明显形态学异常改变。如果肝衰竭好转则肾功能可迅速恢复。确切原因尚不清楚,有关证据表明,其可能与内脏的血管扩张和全身血管收缩,导致肾血流尤其是肾皮质血流严重减少有关。

(六) 转归与并发症

肝硬化是一种慢性进行性疾病,如能早期及时治疗,患者可较长时间无临床症状。即使病变已发展到相当程度,仍可处于相对稳定或停止发展的状态,患者可因肝脏强大的代偿能力,在很长时间内不出现明显症状,肝功能检查也可能正常。晚期肝硬化由于病变不断加重及代偿功能衰竭引起一系列并发症,主要有肝昏迷、食管静脉曲张破裂出血、感染和肝细胞癌等。一般而言,大结节性肝硬化并发肝昏迷的概率较高,而小结节性肝硬化患者门静脉高压的症状常较突出,易并发食管-胃底静脉曲张破裂出血。

八、胆囊炎和胆石症

(一) 胆囊炎的病因和病理学特点

胆囊炎(cholecystitis)是胆囊壁发生的炎症,常由细菌感染和胆囊结石诱发。主要的细菌为大肠埃希菌、葡萄球菌等。

1. **急性胆囊炎**　绝大部分为急性结石性胆囊炎。胆囊内的结石嵌顿引起胆汁浓度和成分的变化,以及使胆囊管周围静脉的回流受阻,发病机制可能是化学性或缺血性,而非感染性。

肉眼观:胆囊明显肿大、扩张,胆囊壁增厚水肿,伴不同程度的出血和化脓性炎性表现。在慢性胆囊炎基础上出现的急性炎症,常可见囊壁纤维化。镜下:胆囊黏膜充血、水肿,上皮细胞变性脱落,有时伴黏膜溃疡,溃疡周围黏膜上皮可见修复性增生。胆囊壁明显水肿,各层均可见中性粒细胞浸润,胆囊壁的小静脉内常见新鲜血栓。浆膜面可见纤维素性和脓性渗出物。

2. **慢性胆囊炎**　大部分慢性胆囊炎与急性胆囊炎反复发作有关,患者没有疼痛病史。肉眼观:胆囊增大、缩小或正常大小,可见粘连,大部分病例胆囊内可见结石,胆囊壁通常增厚。镜下:胆囊黏膜有不同程度的淋巴细胞为主的炎症细胞浸润和纤维化。炎症可以仅累及黏膜层或累及肌层甚至浆膜或外膜。胆囊壁常出现纤维化和肌层肥厚,有时囊壁内可见结石。黏膜上皮可以相对正常、萎缩,或显示增生性或化生性改变。化生可以是肠型化生或幽门腺型化生。

（二）胆石症的病因、发病机制和病理学特点

胆石症（cholelithiasis）是指在各种因素作用下，胆汁成分析出、凝结而形成结石。发生于各级胆管内的结石称为胆管结石，发生于胆囊内的结石称为胆囊结石（cholecystolithiasis），统称胆石症。胆石症多见于多产及肥胖的中年女性，部分胆石症患者可长期无症状或表现为上腹痛。当胆囊小结石嵌顿于胆囊颈部时可出现胆绞痛。

1. 病因和发病机制

（1）胆汁理化性状的改变：正常胆红素与葡糖醛酸结合成酯类呈非游离状态，大肠埃希菌等肠道细菌分泌的酶能分解上述酯类，使胆红素游离增多并与胆汁中的钙结合形成胆红素钙而析出，形成结石。如胆汁中的胆固醇呈过饱和状态，胆固醇也可析出形成结石，其发病机制是胆汁过饱和与不稳定，同时伴有胆囊动力减退。

（2）胆汁淤滞：胆道梗阻引起胆汁淤滞，因水分被过多吸收而发生浓缩，胆红素含量增高、胆固醇呈过饱和状态，促进结石形成。

（3）感染：胆囊发生炎症时，由于炎性水肿、炎症细胞浸润和纤维组织增生等造成胆道壁增厚、胆道狭窄、闭塞，引起胆汁淤滞。炎性渗出和脱落的上皮、细菌团等也可作为结石的核心，促进结石形成。

（4）胆固醇沉积症：常与胆囊结石相关，是指胆囊黏膜固有层的巨噬细胞内脂类积聚。这种病变常见。胆固醇沉积症一般不伴明显的炎症。

2. 胆结石的种类及特点
胆结石的化学成分变化很大，在含有胆固醇的基础上，还有不同含量的胆红素钙、碳酸钙。根据胆结石中胆固醇的含量，结石一般分为以下 3 类：①胆固醇结石：常为单个，体积较大，类圆形。多见于胆囊。②胆色素结石：泥沙样及砂粒状两种。胆色素结石在亚洲有更高的发生率，多见于胆管，通常多发、棕色到黑色、多面体结构。③混合性结石：由两种以上主要成分构成。在我国，胆红素为主的混合性结石最多见，结石多为多面体，多种颜色。外层常很硬，切面成层状。多发生于胆囊或较大胆管内，大小、数目不等，常为多个。

九、胰腺炎

胰腺炎（pancreatitis）是指各种原因引起的胰消化酶类异常激活，导致胰腺组织的自身消化及炎症反应。根据病程分为急性胰腺炎和慢性胰腺炎。

（一）急性胰腺炎

1. 发病机制和病理学特点
急性胰腺炎的高危因素是胆道疾病，以及酗酒、吸烟、2 型糖尿病等。胰腺导管阻塞会导致胰腺分泌物在上游阻塞，造成胰腺自身组织消化和炎症反应。胆汁通过胆总管进入胰管并激活胰蛋白酶原，导致导管壁和邻近组织被胰蛋白酶消化，同时在脂肪酶的作用下，脂肪崩解形成钙皂。此外，胰胆管解剖结构异常也可能引起急性胰腺炎。酒精及其代谢产物也可诱发胰腺腺泡细胞损伤，促进消化酶激活。

急性胰腺炎可分为水肿型和出血型两种，出血型胰腺炎常表现为起病急、重。肉眼观：

急性水肿型胰腺炎多表现为胰腺肿胀变硬；而出血型胰腺炎，胰腺组织灶状至广泛的出血和坏死。黄色斑块或结节状脂肪坏死可见于胰腺内，也可见于整个肠系膜和腹膜脂肪组织中。

镜下：急性胰腺炎早期可见导管扩张伴上皮细胞变性脱落，间质广泛弥漫性水肿，中性粒细胞浸润和成纤维细胞增生。随疾病进展，胰腺和胰腺周围组织出现广泛出血和大片凝固性坏死，脂肪坏死灶周围常可见较多中性粒细胞、泡沫细胞和淋巴细胞。坏死灶继发感染是急性胰腺炎最严重的并发症。患者如果能够度过急性出血坏死期，炎性渗出和坏死逐渐吸收，胰腺纤维化，转为慢性胰腺炎。

2. 临床病理表现

（1）休克：引起休克的原因可有多种，如外溢的胰液刺激腹膜引起剧烈疼痛，或腹腔内大量出血和呕吐引起体液丢失和电解质紊乱，或组织坏死、蛋白质分解引起机体中毒等。

（2）腹膜炎：胰腺组织坏死和胰液外溢，常可引起急性腹膜炎。

（3）酶学改变：胰液外溢，其中所含的大量淀粉酶和脂肪酶可被吸收入血并从尿中排出，临床检查常见患者血清和尿中这两种酶的水平增高，有助于诊断。

（4）血清离子浓度改变：患者血中的钙、钾、钠离子水平下降。血钙下降的原因是急性胰腺炎时，胰岛 α 细胞受到刺激，分泌胰高血糖素，后者能使甲状腺滤泡旁细胞分泌降钙素，抑制钙从骨质内分解、游离，致使因胰腺炎而导致的脂肪坏死形成钙皂所消耗的钙得不到及时补充而发生血钙降低。持续性呕吐导致血钾、血钠下降。

（二）慢性胰腺炎的病因和病理学特点

慢性胰腺炎的致病原因较多，包括酒精或结石等导致的导管阻塞、自身免疫、代谢、遗传和解剖学结构病因等。发病机制尚不完全清楚，酒精的直接毒性作用、急性胰腺炎反复发作、腺泡和导管上皮的氧化应激损伤都有报道可导致慢性胰腺炎的发病。

肉眼观：慢性胰腺炎的特征是胰腺纤维化和结节状外观，在病变不同阶段，胰腺体积可以扩大，也可以萎缩。胰腺导管常表现为狭窄和扩张，有时可见结石嵌顿。镜下：慢性胰腺炎的主要特征是纤维化，胰腺实质萎缩甚至消失，导管扩张，导管上皮常见增生或鳞状上皮化生，胰岛可被破坏（图 4 - 21）。

临床上，由于慢性炎症刺激可引发急性发作，患者出现上腹部疼痛。因胰腺腺泡萎缩消失，分泌功能降低，可引起脂肪消化障碍及脂肪泻。如胰岛遭到破坏，胰岛素分泌减少，患者可继发糖尿病。

第四节 消化腺常见肿瘤

一、原发性肝癌

原发性肝癌（primary carcinoma of liver）是肝细胞或肝内胆管上皮细胞发生的恶性肿瘤。根据组织学来源和特点分为三型：肝细胞癌、肝内胆管癌和混合型肝细胞癌-胆管癌。各

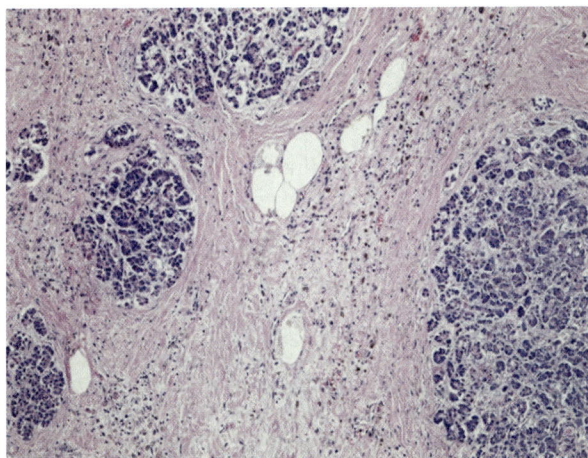

图 4 - 21　慢性胰腺炎组织学

注:胰腺小叶结构轮廓尚存,但小叶实质腺泡组织显著破坏减少,间质显著纤维化。

自的病因及发病机制、病理形态和生物学特性等均不同,故分别叙述。

(一) 肝细胞癌

肝细胞癌(hepatocellular carcinoma,HCC)是指肝细胞发生的恶性肿瘤,占原发性肝癌的 75%~85%。其发病率具有明显的地域分布特点(如中国江苏启东发病率高于中国其他地区),以及不同地区由于肝细胞癌的病因不同,故发病的高峰年龄有所不同(如亚洲主要病因为肝炎病毒,40~49 岁为高发年龄段)。在我国该病多在中年后发生,男性发病多于女性。发病隐匿,早期可无临床症状,故临床发现时多为中晚期,死亡率较高。近年来,甲胎蛋白(alpha fetoprotein,AFP)检测和影像学检查使早期肝癌的检出率明显提高。

1. 病因　研究提示病因与如下因素有关。

(1) 肝炎病毒:HBV 和 HCV 与肝癌关系密切。学者们已发现,肝癌患者常见有 HBV 基因整合到肝癌细胞基因组内。HBV 基因组编码的 HBx 蛋白能抑制 P53 蛋白功能,还能激活促分裂原活化的蛋白质激酶(mitogen-activated protein kinase,MAPK)和 Janus 激酶(Janus kinase,JAK)信号转导和转录激活因子通路,活化原癌基因,诱导 HCC 发生。HCV 的致癌机制尚不明确,一些证据提示可能与 HCV 的直接细胞毒作用和宿主介导的免疫损伤有关。

(2) 肝硬化:我国 HCC 常合并肝硬化,尤其是 HBV 引起的肝硬化。据统计,肝硬化一般经 7 年左右可发展成肝癌。

(3) 酒精:间接经由肝硬化,而后修复可形成肝癌。

(4) 真菌及其毒素:黄曲霉等可引起实验性 HCC,尤其是黄曲霉毒素 B1 与肝细胞癌的密切关系已被高度重视。

(5) 遗传性因素:一些遗传性代谢性疾病也可引起 HCC 的发生。如 α1 -抗胰蛋白酶缺乏症中男性纯合子易发生 HCC。遗传性血色病、威尔逊病等可偶尔发生 HCC。

2. 病理变化 肉眼观:肿块的大小因病程长短而异,单个或多个,局限性或弥漫性分布。肉眼形态主要分为以下 4 种类型。

(1) 单结节型:单个界限较清的癌结节,多呈球形,切面均匀一致,包膜可有或无。《原发性肝癌诊疗指南(2024 年版)》提出直径>2 cm 至≤5 cm 者为小肝癌(图 4 - 22);癌结节直径 1.0~2.0 cm 者为微小肝癌;直径≤1.0 cm 的肝癌定义为亚厘米肝癌。

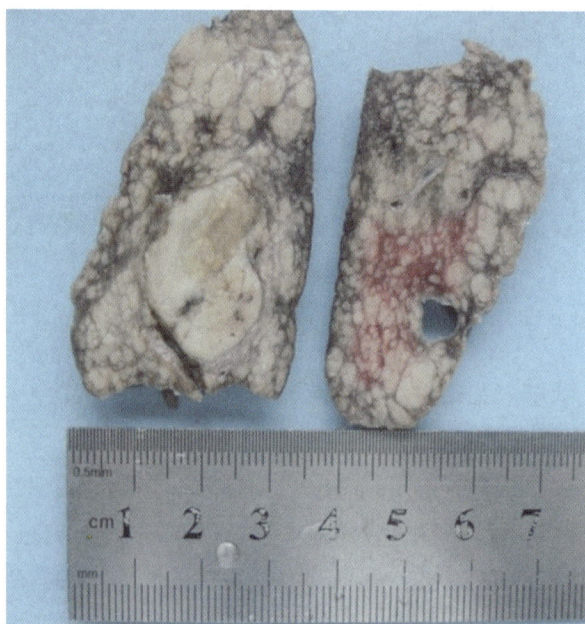

图 4 - 22　小肝癌大体形态

注:肝脏切面呈弥漫小结节状(肝硬化背景),其中见一个最大直径不超过 3 cm 的结节,中央有出血(黑色)。

(2) 多结节型:常见,通常合并肝硬化。通常有一个界限较清的、圆形或椭圆形的癌结节,其周围常有数目不等的卫星状癌结节。

(3) 弥漫型:癌组织弥散于肝内,结节不明显,常发生在肝硬化基础上,形态上与肝硬化易混淆。此型较少见。

(4) 巨块型:肿瘤体积巨大,直径多>10 cm,圆形,右叶多见。切面中心部常有出血、坏死。瘤体周围常有多少不一的卫星状癌结节(图 4 - 23)。本型一般不合并肝硬化。

镜下:肝细胞癌分化程度差异较大。分化高者癌细胞类似于肝细胞,分泌胆汁,血管多(似肝血窦),间质少。分化低者异型性明显,癌细胞大小不一,形态各异。常见的组织学类型有细梁型、粗梁型、假腺管型、团片型等;特殊组织学类型有纤维板层型、硬化型、透明细胞型、富脂型和未分化型等。

3. 扩散及转移 癌组织先在肝内直接蔓延,易在肝内沿门静脉分支播散、转移,使肝内出现多处转移结节。肝外转移通过淋巴道,可转移至肝门淋巴结、上腹部淋巴结和腹膜后淋巴结;通过血道,经肝静脉转移至肺、肾上腺、脑及肾等处。侵入肝表面的癌细胞脱落后可形

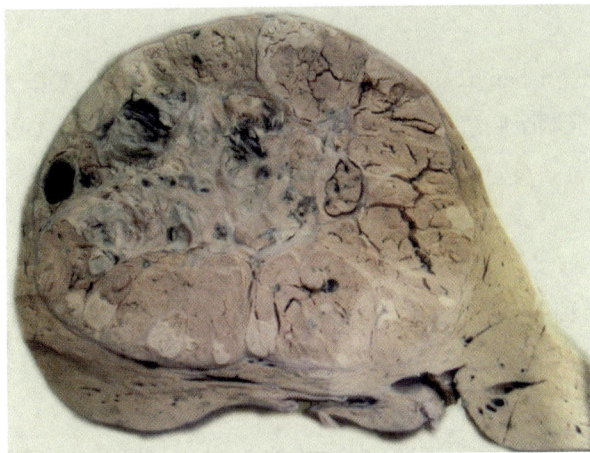

图4-23 巨块型肝癌大体切面形态图

注：肝脏见一个体积巨大的结节，圆形，切面见出血、坏死区

成种植性转移。

4. 临床病理学联系 患者早期症状不明显，随着肿块增大，可出现右上腹疼痛、消瘦及黄疸等症状。后期出现顽固性腹水、上消化道出血等门静脉高压及肝功能衰竭等系列临床表现。血清 AFP 显著升高、影像学检测及病理学检测等对该病的诊断具有一定的价值。患者预后不佳，早期发现及早期治疗是延长患者生存时间的重要策略之一。

（二）肝内胆管癌

肝内胆管癌（intrahepatic cholangiocarcinoma，ICC）是指肝内胆管衬覆的上皮细胞和胆管旁腺发生的恶性肿瘤，占原发性肝癌的 $10\%\sim15\%$。此型一般与肝硬化和 HBV 或 HCV 感染无关。目前的数据提示其可能与肝内胆管内寄生虫或接触胆管造影剂有关。

病理学大体可分为块状型、管周浸润型和管内生长型。多为单个肿块，含丰富纤维结缔组织，色苍白。镜下：以腺癌最为常见，癌细胞呈腺管状排列，可分泌黏液，癌组织间质较多。癌组织分化程度不一，分为高、中、低分化。累及肝门者主要表现为肝脏明显淤胆。组织学上可分为：①大胆管型 ICC，起源于肝小叶隔胆管以上至邻近肝门区之间较大的胆管，腺管口径大而不规则，周围可见黏液腺体；②小胆管型 ICC，起源于小叶间胆管及隔胆管，腺管口径较小，排列较规则；③细胆管癌，起源于肝闰管或细胆管，癌细胞呈小立方形，在透明变性的胶原纤维间质内呈松散的成角小导管或分枝状排列；④胆管板畸形型 ICC，肿瘤腺管呈不规则囊状扩张，管腔内含乳头状突起。

肿瘤易发生肝外转移，常见转移部位为肺、骨、脑等。

（三）混合型肝细胞癌-胆管癌

混合型肝细胞癌-胆管癌（combined hepatocellular-cholangiocarcinoma，cHCC-CCA）是指在同一个肿瘤结节内同时出现 HCC 和 ICC 两种组织成分，极少见。病理诊断时对两种肿瘤成分的比例需加以标注。

二、胰腺癌

胰腺癌(carcinoma of pancreas)为较少见的消化系统癌肿,一般指外分泌胰腺发生的癌。患者多为 50 岁以上,吸烟可使患病风险加倍,男性发病多于女性。约 90% 的患者出现 $K-ras$ 基因点突变,也可有 $c-myc$ 过度表达和 $p53$ 基因突变。

(一)病理变化

胰腺癌发生于胰头(约 60%)、体(约 15%)、尾部(约 5%)或累及整个胰腺。

肉眼观:肿块大小和形态不一,肿瘤呈硬性结节突出于胰腺表面,或癌结节埋藏于胰腺内,不进行深部取材难以确诊。癌周组织常见纤维化,使全腺变硬,甚至剖腹探查时都很难与慢性胰腺炎相鉴别。

镜下:常见组织学类型有导管腺癌(占病例 85% 以上)、腺鳞癌、鳞状细胞癌、胶样癌、髓样癌和未分化癌等。

(二)扩散及转移

胰头癌早期可直接蔓延至邻近组织和器官,如胆总管下端、门静脉、肠系膜血管等,之后癌细胞转移至胰头旁及胆总管旁淋巴结。胰腺癌晚期通常癌细胞浸润腹膜后纤维脂肪组织、十二指肠、小网膜囊和胃后壁等。血道播散通常由门静脉转移至肝,再转移至肺,继而转移至肾上腺、骨骼、肾、脑和脾等组织。体尾部癌常伴有多发性静脉血栓形成。

(三)临床病理联系

胰头癌的主要症状为无痛性黄疸。体、尾部癌的主要症状是深部刺痛(癌侵入腹腔神经丛)、腹水(癌侵入门静脉)、脾大(癌压迫脾静脉),以及贫血、呕血及便秘等症状,但常无黄疸。如不能早期确诊,预后不佳,患者多在 1 年内死亡。

三、胆道肿瘤

(一)肝外胆管癌(carcinoma of the extrahepatic bile duct)

该肿瘤以胆总管和肝管、胆囊管汇合处多见。

肉眼观:息肉状、结节状或胆管壁深部浸润的硬化状。

镜下:绝大多数为腺癌(胰胆管型为主),少数为腺鳞癌、鳞癌、肉瘤样癌和未分化癌。

临床表现:多见于老年人,以梗阻性黄疸、腹痛和包块等为主。

(二)胆囊癌(carcinoma of the gallbladder)

该肿瘤多发生于胆囊底部和颈部。

肉眼观:囊壁增厚、变硬,灰白色(多呈弥漫浸润性生长)。也可呈息肉状生长,基底部较宽。

镜下:大多数为腺癌,部分为腺鳞癌或鳞癌。

临床表现:以女性及老年人多发。不易早期发现,预后较差。其发生与胆石症和慢性胆囊炎等有关。

第五节　消化系统常见传染病

传染病是一类由特殊的致病性病原体引起的可在人群中进行传播甚至发生局部或广泛流行的感染性疾病。消化道传染病主要通过粪口传播。常见的消化道传染病有细菌感染（如痢疾杆菌、伤寒杆菌、霍乱弧菌等）、各种肠道病毒感染（如柯萨奇病毒、埃可病毒等）、原虫（如阿米巴原虫）及各种肠道寄生虫病（如蛔虫病、绦虫病、蛲虫病、姜片虫病）等。此外，在国内以日本血吸虫感染为主的血吸虫病通过接触尾蚴污染的水源而感染，造成显著的肠和肝病变。本节重点介绍细菌性痢疾（bacillary dysentery）、伤寒（typhoid fever）、阿米巴病（amebiasis）、血吸虫病（schistosomiasis）和棘球蚴病（echinococcosis）等的感染方式、病理变化及产生的后果等。

一、细菌性痢疾

细菌性痢疾是由痢疾杆菌引起的、主要累及直肠和乙状结肠的急性传染病。一年四季均可发生，但好发于夏、秋两季。肠道的病变主要为黏膜层急性弥漫性纤维蛋白渗出性炎症，并有不规则浅表溃疡形成。患者常表现为腹痛、腹泻、里急后重、黏液脓血便等症状，严重者可出现中毒性休克。

（一）病因和发病机制

痢疾杆菌是其病原体，为革兰氏阴性志贺菌属杆菌，依其抗原结构和生化反应的不同，可分为 A、B、C、D 群，即痢疾、福氏、鲍氏和宋氏志贺菌，共 43 个血清型。国内以 B 群福氏志贺菌（尤为 2a 型）居多，其次为 D 群宋氏志贺菌及 C 群鲍氏志贺菌。

志贺菌在外界生存力极强，人类感染多在误食被其污染的瓜果、蔬菜或其他食品后，由口进入人体。是否发病则取决于进入细菌的数量、致病力及机体的抵抗力。志贺菌的致病性在于对肠黏膜上皮细胞的侵袭力、介导其吸附特性的光滑型脂多糖 D 抗原及其崩解后释放的毒素（内毒素为主）。当人体因营养不良、暴饮暴食、胃酸缺乏等因素导致机体抵抗力降低时，致病菌可侵入结肠黏膜上皮细胞，不断繁殖，释放毒素，引起肠黏膜炎症、坏死及由纤维蛋白所形成的假膜；因细胞内毒素的大量释放可引起全身毒血症症状，如发热、休克等。A 群痢疾志贺菌致病力最强，除释放内毒素外，还可释放外毒素，具有神经毒、细胞毒活性，从而引起中枢神经系统症状等。

（二）病理变化

菌痢主要累及结肠，尤多见于直肠和乙状结肠，严重时可波及整个结肠，甚至回肠下段。根据肠道病变特征、全身表现及临床经过，菌痢可分为 3 种。

1. 急性细菌性痢疾　早期表现为黏膜的急性黏液卡他性炎，显示充血、水肿、黏液分泌增多，并有中性粒细胞浸润。病变进一步发展为假膜性炎，即黏膜浅层坏死，渗出大量纤维蛋白和中性粒细胞，甚至发生出血；纤维蛋白、中性粒细胞、坏死黏膜上皮和红细胞一起形成糠皮样假膜,黏附于肠黏膜表面,呈灰白色,或因出血及胆汁浸染而呈污灰、灰绿或黑褐色。黏膜下层严重充血,水肿伴多量中性粒细胞浸润。

发病约1周时,假膜被中性粒细胞破坏后释放的蛋白酶溶解、液化,小块、小片状从肠黏膜表面脱落,形成溃疡,溃疡大多小而表浅,形态不整(图4-24)。严重者小溃疡可互相融合成大溃疡,偶可深达肌层,甚至引起穿孔。当病变愈复时,肠壁腔面渗出坏死物被吸收、排出、净化,肠壁组织再生修复。浅小的溃疡愈合后不留明显的瘢痕,深大的溃疡愈合后形成瘢痕,但很少引起肠腔狭窄。

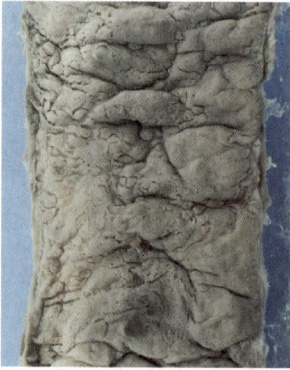

图4-24　细菌性痢疾的肉眼观

注:结肠黏膜表面高低不平,有假膜形成,部分已发生脱落形成浅表小溃疡。

肠系膜淋巴结偶可轻度肿大;脾轻度肿大,白髓内细胞增生;心、肝、肾、脑等实质脏器细胞可发生变性,甚至坏死。

临床表现包括:①全身毒血症表现,如发热、头痛、乏力、食欲缺乏及外周血白细胞计数增多;②肠道症状,表现为腹泻和阵发性腹痛。由于炎症刺激直肠壁内神经末梢和肛门括约肌,使患者便意频发,肛门有下坠感,呈特征性"里急后重"和排便次数多。最初排出黏液稀便,以后由于假膜溶解、脱落而呈黏液脓血便。严重者可引起脱水、酸中毒和电解质紊乱、血压下降,甚至出现休克。

急性细菌性痢疾的病程一般为1~2周,经适当治疗大多获痊愈,并发症(如肠出血、肠穿孔)少见,少数病例可转为慢性。

2. 慢性细菌性痢疾　病程超过2个月者称为慢性菌痢。慢性病变多由急性菌痢未得到及时或彻底治疗转变而来,也可能与不同菌型感染有关。如福氏志贺菌性痢疾在痊愈半年至1年后,部分患者仍可继续排菌,因而福氏志贺菌感染成为慢性病变者居多。慢性菌痢的病程可长达数月至数年,病变随着机体抵抗力的不同而此起彼伏,肠壁黏膜面的一些溃疡愈合,而另一些新溃疡又复出现,病变新旧不一,病情时好时坏。如再次出现急性菌痢症状,临床上称为慢性菌痢急性发作。镜下显示慢性溃疡较急性溃疡更深,多达肌层,其边缘可有黏膜过度增生和息肉形成。由于肠壁反复受损,壁内可形成大量肉芽组织和纤维瘢痕,同时可伴有淋巴细胞和浆细胞浸润,从而使肠壁不规则增厚、变硬,肠腔狭窄。

随着病程延长,临床表现有起伏。可出现腹痛、腹胀、腹泻或便秘与腹泻交替出现等肠道症状;粪便常含黏液或少量脓血。慢性菌痢急性发作时,肠道症状加剧,其表现与急性菌痢相似。粪便痢疾杆菌培养有时阳性,有时阴性。少数慢性菌痢患者无明显临床表现,但粪便痢疾杆菌培养持续阳性,此为慢性带菌者,是本病的重要传染源。

3. 中毒性菌痢　本型菌痢起病急骤,肠道病变常不明显,仅有结肠和小肠黏膜的充血、水肿、少量中性粒细胞浸润和卡他性炎,伴肠淋巴滤泡增生,也称为滤泡性肠炎。但患者的全身中毒表现严重,可在起病后数小时内发生中毒性休克或呼吸循环衰竭。此型痢疾多见于2~5岁的儿童,极少数发生于大龄儿童和成年人。病原菌常是福氏和宋氏志贺菌,而毒力强的痢疾志贺菌反而少见,其发病主要取决于机体的反应性。因此有人认为可能与患儿中枢神经系统发育不全、功能非常不稳定,从而对痢疾杆菌内毒素反应性过高有关。

中毒性休克的发生是由于细菌内毒素的大量释放,并作用于血液中的血小板和中性粒细胞,使其释放出大量血管活性物质,如5-羟色胺、组胺和激肽等,从而引起内脏,如肝、肺等小静脉收缩,而其他部位的血管则发生扩张,导致回心血量减少,血压降低和组织灌流量减少。继而通过交感-肾上腺髓质系统和内毒素的直接作用及儿茶酚胺等血管活性物质分泌的增加,作用于血管壁受体使微小动脉痉挛,引起重要脏器微循环灌注量严重不足,出现缺血、缺氧,组织内酸性产物堆积,毛细血管扩张,大量血液淤积。随之微血管通透性增加,血浆外渗,有效循环量更为减少,造成回心血量和心输出量进一步降低,出现休克状态。

由于脑组织缺氧,可出现惊厥、昏迷、脑水肿和颅内压增高等中枢神经症状,甚至发生脑疝,呼吸中枢缺氧可引起呼吸衰竭,它们均可成为中毒性菌痢的死亡原因。

二、伤寒

伤寒又名肠伤寒,是由伤寒杆菌引起的累及全身单核-巨噬细胞系统的一种急性传染病,以回肠末端淋巴组织、肠系膜淋巴结和脾脏的病变最为显著。其病理特征是巨噬细胞增生伴有活跃的吞噬功能。临床表现主要有持续性高热、相对缓脉、腹部胀气、神经中毒症状、脾大、皮肤玫瑰疹和白细胞计数减少等。

(一) 病因和发病机制

伤寒杆菌属肠道杆菌沙门菌属(Salmonella)D群,呈短杆状,革兰氏染色阴性。菌体周身布满鞭毛,无荚膜,能运动,在含胆汁的培养基中生长较好。病原菌存在于患者或带菌者的排泄物(粪、尿、胆汁)中,一旦病菌污染食物和水源,即可由口进入人体消化道。苍蝇可能为本病传染的主要媒介昆虫。

伤寒杆菌为细胞内寄生菌,对人体的致病毒力主要是菌体裂解时释放的内毒素,后者为一种类脂多糖。此外,伤寒杆菌还具有菌体O抗原、鞭毛H抗原和表面Vi抗原。人体感染伤寒菌后,血清中往往可检测出O抗原、H抗原的抗体,即临床用于检测患者感染与否所采用的肥达试验(Widal test),常作为诊断伤寒病的依据之一。而Vi抗原则可在部分患者的肾穿刺组织中被发现,被认为是合并感染后肾小球肾炎的原因。

伤寒杆菌进入人体后,若机体抵抗力低下或因消化功能失调引起的胃酸杀菌能力减弱时,部分细菌可经胃进入肠腔,在低氧环境下,由侵袭素等物质介导细菌黏附和侵入肠黏膜及集合淋巴组织,被吞噬细胞吞噬并在其内生长繁殖,通过胸导管进入血液循环引起菌血症。血液中的细菌进入肝、脾、骨髓等脏器后继续繁殖,并迅速激活全身单核-巨噬细胞系统,导致淋巴结及回肠末端孤立和派尔集合淋巴结(Peyer patch)的炎性肿大和肝脾大;同时部分细菌随胆汁进入胆囊。此期随着细菌繁殖和内毒素释放的增加,患者出现败血症和明显毒血症状,如寒战、发热、脾大、皮肤玫瑰疹等,相当于病程的第1~2周。随着病程进展,在接下来的1周中,胆囊中繁殖的大量细菌随胆汁再次进入肠道,使已致敏的肠淋巴组织发生超敏反应,导致局部组织发生坏死和溃疡,细菌随坏死组织排出体外,此期为极期。随后机体免疫力逐渐增强,尤其是细胞免疫,并伴随着抗体大量形成,细菌逐渐被杀灭,病情渐趋稳定,并获痊愈。病后常获持久的免疫力。整个病程大致为4周。

(二) 病理变化

伤寒的病变主要累及全身单核-巨噬细胞系统,以肠道淋巴组织、肠系膜淋巴结、肝、脾、骨髓等为最明显。其基本病理变化为巨噬细胞增生,并有极强的吞噬功能,可吞噬伤寒杆菌、红细胞、淋巴细胞和细胞碎片等。这些增生的巨噬细胞胞质丰富,体积变大(直径 $20\sim30\,\mu m$),核呈肾形或圆形,常偏于细胞的一侧,称为"伤寒细胞"(typhoid cell),它们可聚集成团,形成伤寒小结(typhoid nodule),也称伤寒肉芽肿(typhoid granuloma)(图 4 - 25),具有病理诊断价值。此外,还可伴有淋巴细胞、浆细胞和其他细胞的浸润。

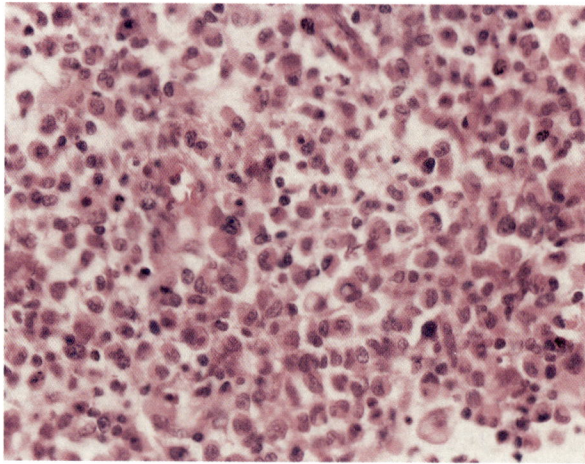

图 4 - 25 伤寒的镜下改变(HE 染色)

注:肠黏膜内大量单核-巨噬细胞,即伤寒细胞增生、聚集,其胞质内吞有淋巴细胞、红细胞和核碎片。

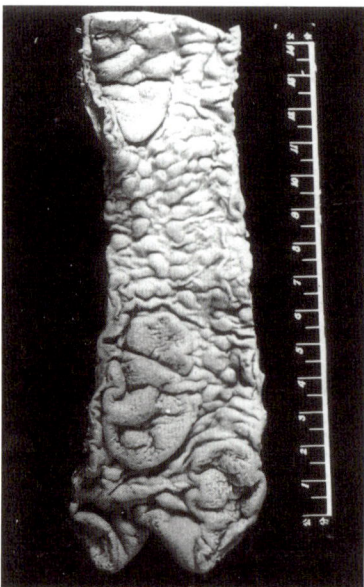

图 4 - 26 肠伤寒的肉眼观(髓样肿胀期)

注:肠黏膜表面有大小不等、呈脑回状的隆起。

1. 肠道病变 以回肠末端的淋巴组织(包括孤立和派尔集合淋巴结)最为明显,其他各肠段病变不多见。按其病变发展过程,大致可分为以下 4 期,每期历时约 1 周。

(1)髓样肿胀期:发生于起病后第 1 周,病变表现为回肠末端孤立和集合淋巴滤泡增生和肿胀,表面隆起,呈圆形或椭圆形,灰红色,质软,表面多皱褶,形似"脑回"(图 4 - 26)。邻近肠黏膜充血、水肿和黏液分泌增多。镜下显示淋巴组织中有大量伤寒细胞增生,并形成典型的伤寒肉芽肿,淋巴细胞相对减少,肠壁血管扩张充血、水肿、肌层变性等。

(2)坏死期:发生于病程的第 2 周。细菌内毒素的作用及因伤寒肉芽肿压迫毛细血管或血管内血栓形成等因素,可导致增生肿胀的淋巴滤泡中心或黏膜表层发生小灶性坏死,并逐渐扩大融合,使其病变部位变得高低不平,灰白色,无光泽或被胆汁染成黄绿色,病灶边缘仍呈肿胀状态。镜下显示坏死组织为一片嗜酸性无结构的物质。

（3）溃疡期：发生于疾病的第3周。由于坏死物质的溶解、脱落，原有的淋巴滤泡变为边缘不规则的圆形或椭圆形溃疡，其长轴与肠的长轴平行。如坏死物脱落干净，溃疡的边缘及底部较为整齐、洁净。溃疡一般较深，可达黏膜下层，甚至肌层或浆膜层，易引起肠壁穿孔，或因累及血管而引起肠出血，这也成为伤寒病最常见的2个并发症和死亡原因。

（4）愈合期：见于疾病发生的第4周或第5周。溃疡边缘和底部的坏死组织完全脱落，变得整齐、干净，并逐渐从底部长出肉芽组织，填平溃疡，表面有黏膜再生，往往不形成瘢痕。较大溃疡虽可形成瘢痕，但一般不会造成肠腔狭窄。

除上述病变外，肠壁神经丛的神经细胞和纤维也常有明显变性，腹腔神经丛也有类似变化。肠道病变的程度与患者毒血症症状的严重性并不一定成正比，有时患者全身症状十分明显，而肠道病变却甚微；反之亦然。自临床应用氯霉素等有效抗菌药物以来，伤寒患者症状减轻，病程缩短，典型的肠道病变也已少见，然而治疗后的复发率却有增加，这可能与临床药物应用不足或机体免疫反应不强等因素有关。

2. 其他病变　肠系膜淋巴结、肝、脾及骨髓巨噬细胞增生，镜下可见伤寒肉芽肿形成和灶性坏死。肠系膜淋巴结肿大；脾大，包膜紧张，质软，切面暗红色，脾髓组织易被刀背刮下；肝脏肿大、灶性坏死；骨髓造血功能低下致白细胞尤其是中性粒细胞减少。

其他器官病变包括：心肌肿胀、灶性坏死，患者出现重脉和相对缓脉；表皮下毛细血管内细菌栓塞可产生皮肤玫瑰疹；腹直肌和大腿内收肌可发生凝固性坏死，亦称蜡样坏死，临床上患者有肌痛和皮肤感觉过敏的症状。伤寒杆菌在胆汁中繁殖，不断向肠道排菌，临床已痊愈的患者胆囊内仍存在细菌，形成伤寒杆菌性胆囊炎。由于胆囊持续排菌，患者成为慢性或终生带菌者，是伤寒病的重要传染源。偶尔细菌也可经血道播散导致伤寒败血症，引起脑膜炎、心内膜炎、心包炎、骨髓炎和肾小球肾炎。

（三）临床病理联系

伤寒初期，由于机体缺乏对伤寒杆菌的免疫力，细菌得以入血，形成菌血症，此时血培养伤寒杆菌常呈阳性。以后随着菌血症和毒血症加重，患者体温呈阶梯状上升，数日内达到40℃左右，并伴剧烈头痛、四肢酸痛、全身乏力。全身单核-巨噬细胞增生，脾肿大引起左季肋部疼痛。随着病情发展，肠内病变进入坏死期，菌体大量破坏释放大量内毒素，使毒血症症状更加明显，体温稽留于高峰，患者神志不清，嗜睡、谵妄。同时患者免疫力增加，特异性抗体增多，肥达反应效价继续增高。此时为机体与细菌斗争最激烈的时期。肠道病变进入溃疡期时，机体抵抗力已取得优势，菌血症消失，体温明显波动，全身中毒症状缓和，抗体效价更高。血培养细菌可能为阴性。疾病最后阶段是肠内病变的愈合期，机体处于绝对优势，体温弛张呈阶梯下降，食欲恢复，尿量增加，体力恢复。

无并发症的伤寒病的自然病程为4～5周。严重的败血症、肠出血和穿孔是本病的重要死亡原因。使用氯霉素治疗伤寒以来，严重并发症的发生率和病死率已大大降低。常见并发症包括：①肠出血。多发生在肠壁的溃疡期，偶尔引起致命性的大出血，也常是肠穿孔的前奏。②肠穿孔。亦多发生在溃疡期，在肠胀气和腹泻时，更易发生。穿孔范围不等，数目常为一个,有时也可有多个。穿孔后则引起急性弥漫性腹膜炎。③支气管肺炎。因机体抵抗力降低所致,其病因多为肺炎链球菌或其他上呼吸道细菌,极少数也可由伤寒杆菌引起。

三、肠结核病和结核性腹膜炎

结核病是由结核分枝杆菌引起的慢性传染病,主要通过飞沫传播,常引起肺结核病以及累及包括消化系统器官的肺外结核病。消化系统结核病主要为肠结核和结核性腹膜炎。

(一)肠结核(intestinal tuberculosis)

可分为原发性和继发性两种。原发性肠结核较少见,常为儿童饮用被结核分枝杆菌污染的牛奶而患病,形成肠的原发性结核病灶,与此同时有结核性淋巴管炎与肠系膜淋巴结炎,组成肠的原发复合征。大多数肠结核继发于空洞型肺结核,是由于咽下含菌的痰液而引起,好发于回盲部,原因为食物在此处停留时间较长,该处的淋巴组织又较丰富。结核分枝杆菌常侵入肠壁淋巴组织,病理上可分为溃疡型和增生型两种。

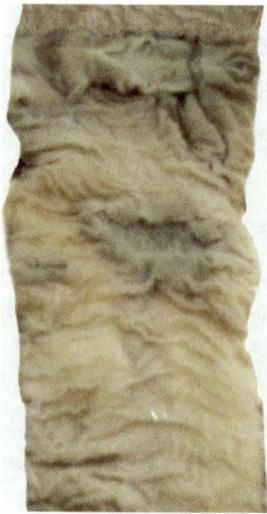

图4-27 肠结核肉眼观(溃疡型)

注:肠黏膜表面有3个溃疡病灶(色深处),边界不齐,如鼠咬状,其长轴与肠道长轴垂直。

1. **溃疡型** 早期为结核性肉芽肿病变,以后发生干酪样坏死溃破,脱落形成溃疡。由于细菌随肠壁淋巴管引流蔓延,使病变不断扩大,因此典型的溃疡常呈腰带状,与肠的长轴垂直,溃疡边缘极不整齐,如鼠咬状(图4-27)。溃疡一般较浅,底部血管多有闭塞,所以很少发生出血或穿孔。浆膜面常有纤维蛋白渗出,并见灰白色的结核结节,后者沿肠壁淋巴管呈线形排列。临床上有慢性腹痛、腹泻、营养障碍等。溃疡愈合后常因瘢痕收缩而致肠腔狭窄。

2. **增生型** 此型较少见,其特点为肠壁有大量结核性肉芽组织和纤维组织增生,使肠壁肥厚、变硬,肠腔狭窄,黏膜面可有表浅溃疡及息肉形成。临床上常出现不完全性肠梗阻症状,并可在右下腹扪及包块,易误诊为肠癌。

(二)结核性腹膜炎(tuberculous peritonitis)

多继发于肠结核、肠系膜淋巴结结核或输卵管结核,偶见为急性全身粟粒性结核的一部分。本病可分为干、湿两型。典型的湿型常有大量黄色的浆液纤维蛋白性腹水,有时为血性。肠壁浆膜及腹膜密布无数粟粒大小的结核结节,一般粘连较轻。干型较为常见,肠管间常紧密粘连,其间可包裹干酪样坏死物,表面可见结核结节和纤维蛋白性渗出物。大网膜常增厚、缩短、变硬,肠系膜也显著缩短,整个腹腔脏器可粘连在一起,并与腹壁粘连,有时可有粪瘘形成。临床上因广泛肠粘连而出现肠梗阻症状,可因腹膜增厚而使腹壁触诊时有柔韧感。

四、阿米巴病

阿米巴病是由溶组织内阿米巴（Entamoeba histolytica）原虫感染所引起的一种人类寄生虫病，可在人和动物间自然传播。阿米巴病分布于全球，在热带和亚热带地区高发。阿米巴原虫主要寄生于结肠，病原体侵袭肠黏膜，可形成黏膜溃疡，引起肠阿米巴病。因临床表现为腹痛、腹泻和里急后重，酷似痢疾症状，故又称为阿米巴痢疾（amebic dysentery）。病原体也可随血流或以直接侵袭的方式到达肠外器官，引起肝、肺、脑、皮肤和泌尿生殖器等肠外阿米巴病，其中以阿米巴性肝脓肿最为常见。

（一）病原和感染途径

溶组织内阿米巴原虫是阿米巴属中最为重要的一种病原体，其生活史包括滋养体和包囊两期，前者是阿米巴原虫的致病型病原体，无传染力；后者是原虫的感染型病原体，可传播疾病。人体感染此病多因食入被包囊污染的食物或饮水所致。包囊进入人体多能抵抗胃酸作用而无损地进入肠道，常在小肠下段经碱性肠液（胰蛋白酶等）消化作用后孵出4个滋养体，后随食物残渣下行到结肠，在肠腔内随肠内容物潴留而定居下来，以摄取细菌及残渣为生。而在某些因素影响下，这些滋养体侵入肠壁组织，转变为大滋养体，并大量繁殖，吞噬红细胞，破坏宿主组织，引起肠黏膜的溃疡性病变。

（二）发病机制

溶组织内阿米巴原虫的致病机制复杂，与虫株致病力、寄生环境和宿主免疫状态相关，至今尚未被完全阐明。阿米巴原虫致病株对组织的侵袭力与以下因素有关：①接触性细胞溶解作用。阿米巴分泌多种毒力因子降解细胞外基质，与宿主细胞黏附，使细胞溶解。阿米巴分泌的半乳糖/乙酰氨基半乳糖凝集素可与结肠上皮细胞和红细胞接触黏附；其分泌的阿米巴穿孔素（amoeba perforin）植入宿主黏膜细胞质膜且使其溶解，形成"阿米巴孔"（amebapore）；半胱氨酸蛋白酶能分解细胞外基质，从而使原虫能够借助活泼的运动进入组织间隙。此外阿米巴致病株具有膜结合磷脂酶A，它能将膜磷脂转化为溶血卵磷脂，后者为细胞溶解剂。靶细胞常在阿米巴黏附后20 min内死亡。②伪足运动及吞噬功能：阿米巴滋养体的伪足运动使其病变呈潜行性，并具有吞噬已脱落或遭破坏的细胞，且对细胞成分进行降解的作用。③免疫抑制和逃避：阿米巴原虫的凝集素有抗补体作用；半胱氨酸蛋白酶能降解补体C3和C3a，抵抗补体介导的炎症反应，也可降解血清型IgA和分泌型IgA。

已知阿米巴感染可诱导人和实验动物的体液免疫，但却对机体没有保护和防止再感染的作用。巨噬细胞介导的抗阿米巴活性是宿主抗阿米巴感染的基本模式，同时细胞介导的免疫反应对清除感染、促进病变愈合及防止复发也同样起到一定作用。患者细胞免疫功能低下是其发病机制之一。

总之，阿米巴原虫（滋养体）的致病作用是其化学性和机械性多种因素综合作用的结果。此外，病原体对组织的侵袭力还与宿主的易感性、肠道功能紊乱，以及肠道内合并细菌感染等因素有关。

(三) 病理变化

1. 肠阿米巴病(amebiasis of intestine)　病变好发于结肠,这可能与此处肠内氧分压较低和肠内容物生理性滞留有关。病变主要累及盲肠和升结肠,其次是乙状结肠和直肠,严重者可累及整个结肠,甚至阑尾和回肠末端。病变可分为急性期和慢性期两个阶段。

(1) 急性期:阿米巴滋养体一旦侵入肠壁组织,可破坏黏膜表层或腺隐窝上皮细胞,形成散在多个灰黄色、略高出于黏膜表面的小点,中心部有针眼大小的坏死和溃疡(图 4 - 28A)。之后病原体从坏死的组织碎片和红细胞获取营养物质而迅速分裂增殖,并突破黏膜肌层进入疏松的黏膜下层,借活跃的阿米巴运动、接触性细胞溶解作用等,使病灶不断扩大,形成特征性的、口小底宽的烧瓶状溃疡(flask-shaped ulcer)(图 4 - 28B),即溃疡口位于黏膜表面、较小;而溃疡底则位于黏膜下层,范围较广。肉眼见黏膜面形成直径不大的溃疡口,呈圆形、椭圆形或不规则形,边缘不整齐,周边黏膜肿胀,溃疡间的黏膜尚属正常。如病变继续扩大,溃疡在黏膜下层相互沟通形成隧道样病变,以致病灶处黏膜外观犹如破絮状。严重者溃疡可深及肠壁肌层,甚至浆膜层。镜下显示肠道病变以组织、细胞坏死和溶解为主要特征,病灶周围炎症反应轻微。阿米巴滋养体可成群或散在分布于坏死组织内,大多见于溃疡边缘处,有时见于肠壁小静脉内。病灶中滋养体的体积可比巨噬细胞略大,直径为 $20\sim60\ \mu m$,多呈圆形或椭圆形,胞膜清晰,核较小而圆,胞质空泡状,可有被吞噬的细胞碎片和红细胞(图 4 - 29)。

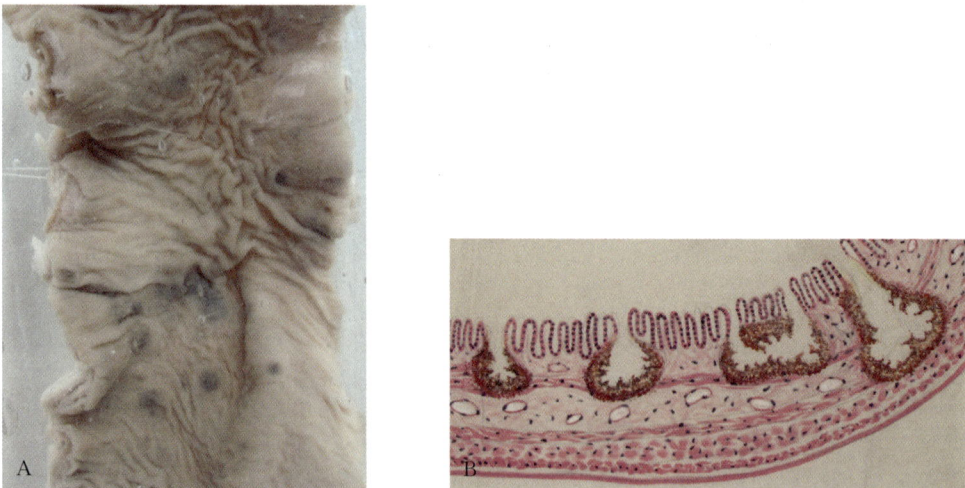

图 4 - 28　结肠阿米巴病

注:(A)急性期黏膜有多个圆形隆起,中央可有点状出血;(B)烧瓶样溃疡模式图。

急性期肠道病变可引起肠蠕动增强和黏液分泌增多,出现腹痛、腹泻和大便次数增加。粪便内含大量黏液、血液与坏死溶解的组织,多呈暗红色果酱样,有腥臭。粪检时易找到阿米巴滋养体。一般全身症状轻微,无发热。

急性期多数可治愈。少数患者可因肠道溃疡过深而引起肠穿孔。由于病变发展较缓,

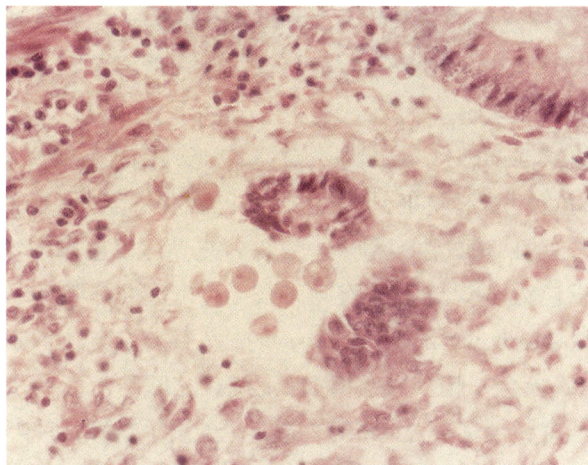

图 4-29　结肠阿米巴病的镜下改变(阿米巴滋养体,HE 染色)

注:结肠黏膜下层有多个圆形被染成嗜酸的阿米巴滋养体,体积较巨噬细胞大,核较小而圆,胞质内含有空泡。

多形成局限性脓肿。若病变侵袭肠壁小血管而致破裂,可引起肠出血。

(2)慢性期:少数病例可因急性期治疗不彻底而转为慢性。此期肠道病变甚为复杂,溃疡的修复、愈合常与病灶的进行性扩大同时存在,已愈合的溃疡又可坏死,重现溃疡,伴肉芽组织增生、黏膜萎缩(皱襞消失)或有息肉形成。严重者晚期肠壁可因过多的纤维组织增生而变厚,且可导致肠腔狭窄或阻塞。在少数慢性病例中,由于滋养体反复侵入肠黏膜或合并继发细菌感染,致使黏膜溃疡形成,并伴有肠壁肉芽组织增生过多,形成局限性包块,称为"阿米巴瘤"(ameboma)。多位于盲肠,临床上易误诊为结肠癌。

慢性期患者可有轻度腹泻、腹痛、腹胀、腹部不适等肠道功能紊乱症状,并可出现肠梗阻。久病不愈者可引起营养不良和消瘦。

2. 肠外阿米巴病　可见于许多器官,多发生于肝、肺及脑。

(1)阿米巴性肝脓肿(amebic liver abscess):它是肠阿米巴病最常见的并发症,其来源多为病原体侵入肠壁小静脉,随门静脉血流到达肝脏,偶尔也可直接进入腹腔而累及肝脏。到达肝内的阿米巴滋养体多数被机体消灭,仅少数存活、繁殖而致病。侵入肝内的阿米巴滋养体破坏和溶解肝组织,导致局部肝组织液化性坏死和出血,多呈咖啡色,故有"黑巧克力脓肿"(dark-chocolate abscess)之称。肝脓肿多发生于阿米巴痢疾后 1~3 个月,也可见于痢疾症状消失数年后。

阿米巴性肝脓肿多为单个,约 80% 的病例发生于肝右叶。这是因为肝右叶体积大,滋养体进入的机会较多,以及肠阿米巴病好发于盲肠和升结肠。该处的血液回流常因门静脉分流现象而到达肝右叶所致。肝脓肿大小不一,多呈圆形或不规则形,脓腔内容物稀薄或糊状,呈棕褐色,似果酱样物,由液化坏死肝组织和陈旧性血液混合而成,当水分吸收后变得较黏稠。脓肿壁上附有尚未液化坏死的门管区结缔组织、血管和胆管等,外观呈破絮状,具有一定特征性。镜下显示脓肿壁有不等量的尚未彻底液化坏死的组织,有较少炎症细胞浸润和少量纤维组织增生,在坏死和正常组织交界区域可找到阿米巴滋养体。如继发细菌感染,则可形成典型的脓肿,此时浸润的炎细胞多为中性粒细胞。若未能被及时诊断和治疗,病灶可逐渐扩大,并向周围组织穿破,扩展至相邻器官或组织,形成如膈下脓肿和腹膜炎、肺脓肿和脓胸,甚至引起胸膜-支气管瘘。

(2)阿米巴性肺脓肿(amebic lung abscess):本病远较阿米巴性肝脓肿少见,多数是由阿米巴性肝脓肿穿破横隔直接蔓延而来,少数由阿米巴滋养体随血流到肺。脓肿多发生于右肺下叶,多为单个,且与膈肌、肝脓肿相沟通。脓腔内充满棕褐色糊样物。患者常有发热、胸痛、咳嗽、咯血和咯出褐色脓样痰等症状,痰内可查见阿米巴滋养体。

(3)阿米巴性脑脓肿(amebic brain abscess):此病更为少见。滋养体多自肠、肝或肺部病灶经血流而来,故本病多合并肠、肝或肺阿米巴病。脑脓肿常为多发性,以大脑皮质为多见。脓腔内充满褐色或黄绿色坏死物,周围有慢性炎症细胞浸润和增生的神经胶质构成的脓肿壁。此病预后很差。

五、血吸虫病

血吸虫病是由血吸虫寄生于人体引起的一种地方性寄生虫病,主要流行于亚非拉地区。我国流行的是日本血吸虫病(schistosomiasis japanica)。日本血吸虫成虫寄生于人体的门静脉系统,成虫每天排出的大量虫卵引起肝门管区纤维化和慢性肠道病变,对人体造成严重危害。偶尔虫卵也可随血流播散,引起脑、肺、膀胱、阴囊、皮肤等脏器或组织的病变。许多哺乳类动物如牛、马、羊等也可成为它的终宿主,故本病是人畜共患的寄生虫病。

(一)病原及其感染途径

血吸虫的生活史包括虫卵、毛蚴、母胞蚴、子胞蚴、尾蚴、童虫和成虫等发育阶段。虫卵随患者或病畜的粪便排出入水,并孵化出毛蚴。毛蚴钻入中间宿主钉螺体内,经胞蚴阶段发育为尾蚴,然后尾蚴离开钉螺,再次入水。当人体皮肤接触含尾蚴的疫水时可致感染。尾蚴借其头腺分泌的酶和机械运动,10 s 即可钻入人体或牲畜的皮肤或黏膜,随即尾部脱落而变成童虫。童虫在皮下组织停留 5~6 h,随后侵入小静脉或淋巴管,经血流到达右心、肺动脉,再经肺静脉进入左心,通过循环散布于全身各器官。只有到达肠系膜毛细血管并进入肠系膜静脉的童虫才能发育为成虫,其余多在移行途中夭折。从尾蚴侵入人体皮肤至成虫产卵,约需 3 周时间。

血吸虫成虫寄生于人、畜等终宿主的门静脉系统内,依赖口、腹吸盘吸附于小静脉内壁,并从血液中摄取营养物质(如氨基酸)和红细胞。成虫常在血流中逆行至肠壁黏膜下层的小静脉内产卵,一条雌虫每天产卵 500~3 500 个。虫卵一般需经 11~12 天发育成熟,内含活动的毛蚴,毛蚴一般存活 12 天死亡。成虫所产的虫卵,小部分可经肠黏膜溃疡处进入肠腔,随粪便排出体外,大部分虫卵则随血流进入肝或逆流沉积于结肠引起病变。

(二)发病机制与基本病理变化

血吸虫在人体内的不同发育阶段,即尾蚴、童虫、成虫和虫卵,对人体均能产生机械性损伤。更为重要的是,其不同发育阶段所具有的各种抗原成分,如肠相关阳极循环蛋白糖、阴极循环抗原、乳抗原和可溶性虫卵抗原(soluble egg antigen,SEA)及某些尚未确定的特异性抗原均可激起体液或细胞免疫反应,引起组织的免疫性损伤。其中以大量虫卵沉着所引起的损害为本病最主要的病变,对机体造成极大的危害。

虫卵所致的病变主要是细胞介导的免疫反应,它是由成熟虫卵中毛蚴分泌的 SEA 引起的。致敏的淋巴细胞可释放多种细胞因子(IL-2、IFN-γ、IL-4 和 1L-5 等),其中 IL-4 诱发 B 细胞合成 IgE,IL-5 为嗜酸性粒细胞的生长因子,引起嗜酸性粒细胞增多和血清 IgE 升高。其他细胞因子导致局部巨噬细胞聚集,产生肉芽肿病变(Ⅳ型超敏反应)。巨噬细胞和淋巴细胞可产生致纤维形成因子,促进成纤维细胞增生和局部纤维化。此外,SEA 还可刺激宿主产生抗体,在虫卵周围形成抗原抗体免疫复合物。

1. 尾蚴引起的病变 多发生于感染后 6～8 h。尾蚴钻入宿主皮肤后,其头腺分泌的毒素和本身死后崩解产物,可引起局部皮肤奇痒,产生红色小丘疹,称尾蚴性皮炎。发病机制为 IgE 介导的 Ⅰ 型超敏反应及 T 细胞介导的迟发型变态反应(Ⅳ型超敏反应)。镜下显示局部真皮层水肿、毛细血管扩张充血,并有多量嗜酸性粒细胞或中性粒细胞浸润。数日后皮炎可自行消退。

2. 童虫所致的损害 为童虫在体内移行过程引起的血管炎及血管周围炎,以肺组织最为明显。镜下显示肺组织充血、水肿和点状出血及血管周围炎,伴有大量嗜酸性粒细胞浸润。患者可有咳嗽和痰中带血等症状。多于感染后 1～2 周内出现,且很快消退。另外,童虫移行过程中,其代谢产物和死亡虫体的分解产物也可引起过敏反应,如发热、荨麻疹、血常规嗜酸性粒细胞升高等。

3. 成虫引起的病变 主要为静脉内膜炎、静脉周围炎和虫体抗原成分或代谢产物引起的过敏反应。患者可出现轻度贫血、嗜酸性粒细胞增多和肝脾大等。肝、脾等器官内单核-巨噬细胞增生,并吞噬黑褐色的血吸虫色素。血吸虫色素为成虫吞噬红细胞后,破坏的红细胞内珠蛋白的分解产物。

4. 虫卵引起的病变 沉积于组织的虫卵按发育过程可分为未成熟和成熟虫卵两种。前者因毛蚴不成熟,无毒性分泌物,常形成不典型的慢性虫卵结节;而后者含有成熟毛蚴,可先后引起急性和慢性虫卵结节。

(1) 急性虫卵结节:即嗜酸性脓肿(eosinophilic abscess)形成,为一种急性渗出、坏死性病灶,通常由成熟虫卵的毛蚴所释放的 SEA 引起。镜下见病灶中心为成熟虫卵,虫卵表面可出现放射状火焰样、均质的嗜酸性棒状物,称为何博礼现象(Hoeppli phenomenon)(图 4-30),经免疫荧光证明为抗原-抗体复合物。其周围有大量嗜酸性粒细胞浸润,并发生坏死,酷似脓肿,故称嗜酸性脓肿(图 4-31),是血吸虫病的早期病变。肉眼观察病灶为灰黄色的粟粒至绿豆大小的结节。随着虫卵内毛蚴的死亡,病变则演变为慢性虫卵结节。

(2) 慢性虫卵结节:即假结核结节与纤维钙化虫卵结节。在形成典型的急性虫卵结节约 10 天后,虫卵内毛蚴死亡,坏死和渗出过程停止,病灶内出现大量巨噬细胞浸润,坏死物质逐渐被清除,虫卵崩解、破裂,甚至发生钙化。在此过程中,浸润的巨噬细胞往往演变为上皮样细胞和异物巨细胞,病灶周围有淋巴细胞浸润和少量肉芽组织形成,出现类似结核结节的病灶,故称假结核结节(pseudotubercle),即慢性肉芽肿性炎结节(图 4-32),此病变也可由未

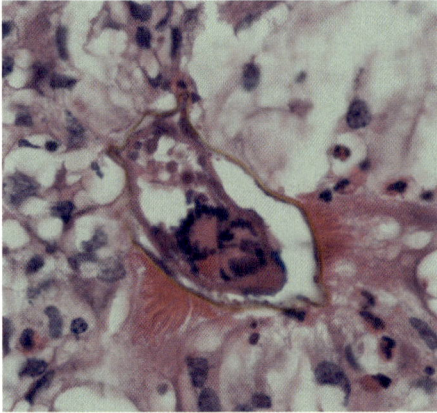

图 4 - 30　血吸虫病的镜下 Hoeppli 现象(HE 染色)

注:血吸虫卵(卵壳淡黄色,呈折光性,卵内有毛蚴)表面有放射状火焰样红染的抗原抗体复合物,周围有嗜酸性粒细胞浸润。

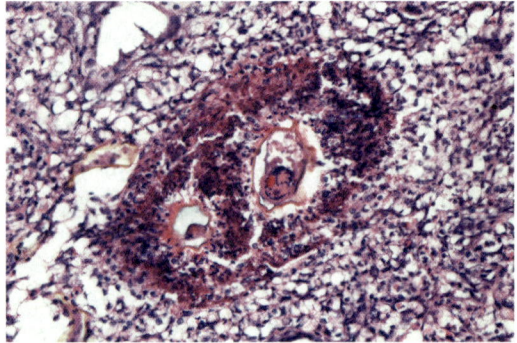

图 4 - 31　肝血吸虫病的镜下急性虫卵结节(HE 染色)

注:虫卵周围组织坏死,伴嗜酸性粒细胞浸润。

成熟虫卵直接引起。最后结节被增生的纤维组织所替代,其中的虫卵发生钙化,称为纤维钙化虫卵结节(fibrocalcific egg nodule)(图 4 - 33)。上述病变是诊断血吸虫病的重要依据。其形成的意义不仅有利于宿主制止虫卵毒性产物的扩散,而且也能干扰再感染童虫在体内的移行。然而,虫卵结节的纤维化可导致肝汇管区纤维化、肠壁纤维组织增生致肠腔狭窄等,给机体带来不良后果。

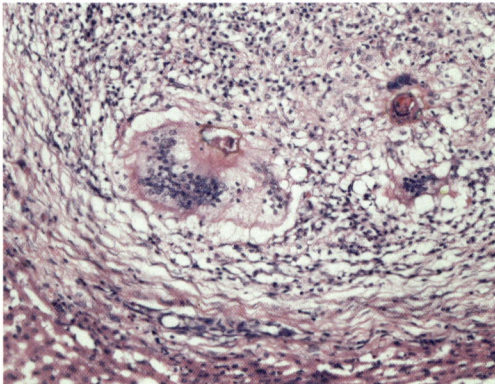

图 4 - 32　肝血吸虫病的镜下慢性虫卵结节(HE 染色)

注:肝门管区可见由血吸虫卵、上皮样细胞、多核巨细胞、淋巴细胞和成纤维细胞组成的假结核结节。

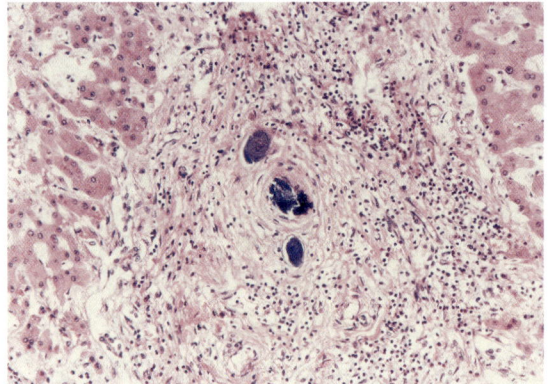

图 4 - 33　血吸虫性肝纤维化的镜下改变(纤维钙化虫卵结节,HE 染色)

注:肝门管区大量虫卵发生钙化,周围有大量纤维组织增生和慢性炎细胞浸润。

(三) 病变及后果

由于成虫主要寄生于门静脉系统,其所产的虫卵主要沉积于肠和肝,因此肠和肝的病变最显著。如成虫发生异位寄生或虫卵沉积于肠、肝以外的器官和组织,如肺、脑等,则引起异位血吸虫病,但均较少见。

1. 肠血吸虫病(schistosomiasis of intestine)　病变可累及盲肠至直肠的全部大肠，但以乙状结肠、直肠和降结肠最为显著，此因成虫多寄生于肠系膜下静脉所致。由于成虫也可寄生于肠系膜上静脉，故虫卵也可沉积于盲肠（包括阑尾）、回肠、食管、胃、胰等处，偶尔也可沉着于肠系膜和腹膜后淋巴结。

虫卵多沉积于结肠黏膜下层和黏膜固有膜内，尤以前者居多。病变早期为急性虫卵结节，肠黏膜遭破坏，形成许多表浅、成丛的小溃疡，外观呈绒布状（图4-34A），部分黏膜表面隐约可见虫卵堆积所致的灰褐色细颗粒状隆起，状如砂粒。溃疡周围黏膜充血、水肿，并有点状出血。此时患者可出现腹痛、腹泻和便血等症状。虫卵可自黏膜溃疡处排入肠腔，故粪检虫卵可呈阳性。随着病变的发展，急性虫卵结节逐渐消退，代之以假结核结节和纤维钙化虫卵结节，肠黏膜萎缩变平，可见斑块状分布的浅青灰色区域（为大量钙化虫卵沉积所致），肠壁纤维化增厚（图4-34B），严重者可致肠腔狭窄。此时，因虫卵死亡或发生钙化，肠黏膜溃疡已愈合，肠壁增厚纤维化，虫卵不易排出，故粪检虫卵可呈阴性，需做直肠黏膜活检压片或活组织检查，找到虫卵即可确诊。

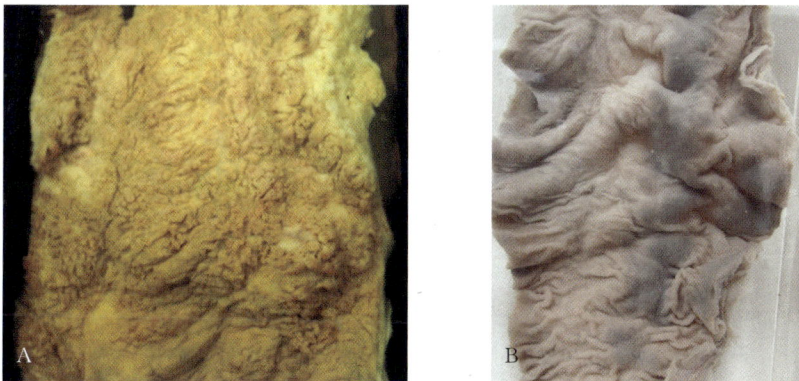

图4-34　结肠血吸虫病的肉眼观

注：(A)早期病变，结肠黏膜粗糙，有表浅小溃疡，呈绒布状；(B)慢性病变，肠黏膜萎缩变平，可见斑块状分布的浅青灰色区域。

晚期，由于重复感染或成虫不断排卵，反复沉着于组织内的虫卵可引起肠黏膜新旧不一的病灶，既有溃疡形成或黄褐色细颗粒状病变，又有肠壁纤维化，使肠壁增厚变硬。部分黏膜萎缩，致皱襞消失；另一部分黏膜上皮明显增生而形成虫卵性息肉，少数病例则可形成腺管状或绒毛状腺瘤，其中少数可发生恶性变而成结肠癌，后者是慢性肠血吸虫病的严重并发症之一。

2. 肝血吸虫病(schistosomiasis of liver)　虫卵一般随血流栓塞于肝内门静脉的末梢支，因此病变主要分布于肝门管区，且以肝左叶为严重，这与成虫的寄生部位有关。病变早期为急性虫卵结节，使肝表面或切面呈现许多粟粒大小的灰白或灰黄色结节。镜下：急性虫卵结节主要分布于门管区，门管区邻近的肝窦扩张充血和少量单核细胞浸润，窦内肝库普弗细胞增生，并常吞噬血吸虫色素，Disse间隙可扩大，充满浆液，但肝小叶结构完整，小叶周边肝细胞可发生不同程度的萎缩、变性和灶性坏死。急性患者的病程一般不超过 6 个月,经治疗可迅速痊愈,若不治疗则变成慢性血吸虫病。病变晚期,急性虫卵结节变为慢性,使门管区纤维组织增生。由于肝小叶结构未遭破坏,一般无肝细胞再生结节或假小叶形成。重度感染者病变严重,门管区纤维组织增生十分明显,沿门静脉分支周围呈树枝状分布(图 4 - 35),称为"干线型肝纤维化"(pipe-stem fibrosis)。此时,肝脏体积缩小,质地变硬,表面不平整,由于增生的纤维结缔组织收缩而呈现浅沟纹,将肝分割成若干大小不等、形态不规则、略微隆起的分区,酷似分叶状,故又称"地图状"分叶肝。

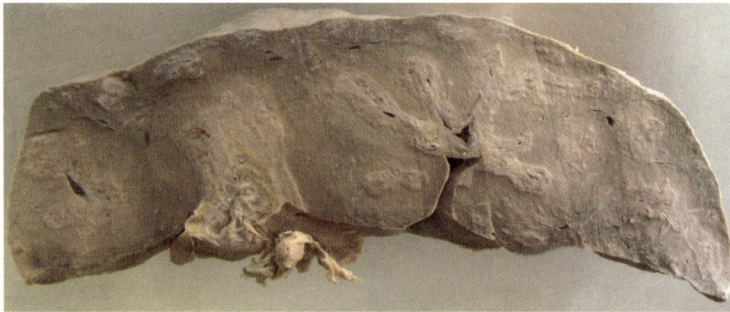

图 4 - 35　干线型肝纤维化的肉眼观

注:肝脏体积缩小,质地变硬,汇管区纤维组织增生明显,沿门静脉分支周围呈树枝状分布。

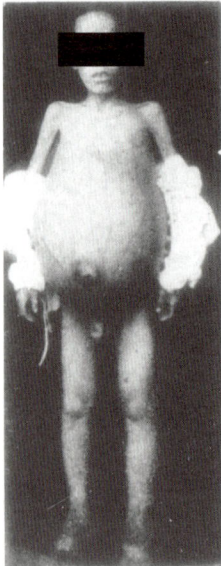

图 4 - 36　晚期肝血吸虫病患者

晚期肝脏血吸虫病,肝内门静脉分支阻塞,血管周围汇管区纤维组织增生,导致肝内门静脉回流受阻,产生窦前性阻塞,引起门静脉高压。此外,门管区淋巴管也受压和阻塞,较大门静脉分支内常有血栓形成等,这些也是加重门静脉高压的重要因素。患者因门静脉高压而出现巨脾、食管下段和胃底静脉曲张,以及严重腹水等体征(图 4 - 36)。因血吸虫性肝纤维化导致的门静脉阻塞是窦前性的,所以门静脉高压的发生较结节性肝硬化更早,且较严重;而其肝细胞破坏少,肝功能损害轻,故肝性脑病少见,且极少并发肝细胞性肝癌。

3. 脾血吸虫病　早期脾肿大仅为轻度,多因虫体等多种抗原引起机体的过敏反应所致。镜下显示脾窦扩张、充血,脾髓内有多量嗜酸性粒细胞浸润,脾小体增生,单核-巨噬细胞增生。晚期脾脏因门静脉高压所引起的慢性脾淤血,体积中至重度肿大,形成巨脾,重量可达 1 000 g 左右,此时患者往往有脾功能亢进症状,如贫血、白细胞计数和血小板计数减少等。

4. 异位血吸虫病　肺血吸虫病常发生在严重感染的早期病例中,其虫卵来源一般认为系寄生于肠系膜静脉的成虫,经门-腔静脉吻合支至下腔静脉,再经右心而入肺。肉眼观察和 X 线检查均显示类似急性粟粒性结核病灶,镜下显示肺内有嗜酸性脓肿和假结核结节形成,周围肺组织有局限性炎性渗出。脑血吸虫病虫卵入脑的途径一般认为来自肺部病灶,也可通过门静脉和脊椎静脉间的吻合支到达脑部。病灶多发生于大脑半球,以顶叶为多见,分布于灰白质交界处,镜下显示病变呈急慢性虫卵结节,伴胶质细胞增生。患者可表现为局限性癫痫症状,也可发生精神症状及颅内压增高或局限性占位征象。

5. 肾血吸虫病　血吸虫病患者的系膜增生性肾炎或膜性肾病的发生率增加,在其肾小球内发现有免疫球蛋白 IgG 和补体 C3 的沉积。这种血吸虫病肾小球肾炎属于Ⅲ型变态反应引起的免疫复合物性肾炎。

6. 血吸虫病侏儒症　儿童患者多次严重感染血吸虫,影响全身代谢和生长发育,导致血吸虫病侏儒症。患者身材矮小,面容苍老,缺乏第二性征,无生殖能力,但智力一般不受影响。它是晚期血吸虫病的一个类型,其形成原因可能是大量血吸虫虫体生长夺取了宿主的营养物质,以及代谢产物所引起的机体神经内分泌失调,导致腺垂体前叶萎缩、功能下降,并继发甲状腺、性腺和肾上腺等萎缩及骨骼成熟障碍,故属于垂体性侏儒症。此症现已很少见。

7. 急性血吸虫病(acute schistosomiasis)　多发生于夏秋季,常因游泳、捕鱼蟹、打湖草等接触疫水而感染大量尾蚴所致。多见于初次感染者。常发生于感染后 1 个月左右,此时感染者体内发育成熟的成虫开始大量排卵。临床表现为突然高热,伴发冷和寒战,腹痛、腹泻、肝脾大,蛋白尿和血嗜酸性粒细胞增多等。病变范围广泛,可累及肝、肠、肺和脑等多个器官。镜下显示急性虫卵结节,伴周围组织浆液性炎和出血性炎。其发病机制被认为是由成熟虫卵的毛蚴所释放的大量可溶性抗原引起的免疫复合物病或血清病。患者血清内可查见血吸虫特异性循环免疫复合物,肾活检标本的免疫荧光和电镜检查也可证实有免疫复合物存在。

六、棘球蚴病

棘球蚴病又名包虫病(hydatid disease；hydatidosis),是人感染棘球绦虫的幼虫棘球蚴所致。在人体内寄生的棘球蚴主要为细粒棘球绦虫(Echinococcus granulosus)及多房棘球绦虫(Echinococcus multilocularis)的幼虫。在我国以前者常见。人因食入含有棘球绦虫虫卵的食物而感染,棘球蚴主要累及肝脏,其次是肺脏,也可侵犯人体其他部位,很多时候可同时累及多个器官。棘球蚴病是一种人畜共患慢性寄生虫病,目前已成为世界性的公共卫生问题。

(一)细粒棘球蚴病

细粒棘球蚴病是由细粒棘球蚴寄生于人体引起的疾病,通常为单个囊性病变,又称为囊型包虫病,比较常见,流行地理区域广,国内流行于西北畜牧区。

1. 病原及其感染途径　细粒棘球绦虫生活史包括成虫、虫卵、六钩蚴和棘球蚴。成虫为小型绦虫,主要寄生在终宿主犬、狼等食肉动物体的小肠内,长 2～7 mm,由 1 个头节和 2～4 个节片(包括幼节、成节和孕节)组成。孕节内含有感染性虫卵,孕节成熟后从虫体脱落,随粪便排出,污染牧草、水源等。当中间宿主如羊、牛等家畜及人食入虫卵,虫卵在胃和十二指肠内孵化出六钩蚴,钻入肠壁,经小肠黏膜血管随血流经门静脉到肝,因此肝棘球蚴病最为常见。少数六钩蚴通过肝经右心到肺,极少数随肺循环到达全身其他器官。六钩蚴也可通过肠壁淋巴管,经胸导管入血至全身各部位。幼虫在体内经数月发育成棘球蚴。棘球蚴为囊形,也称为包虫囊(echinococcosis cyst),囊内有许多原头蚴。如果含棘球蚴的组织器官被犬、狼等终宿主吞食后,其中所含的每个原头蚴均能发育成成虫。

2. 发病机制 六钩蚴侵入组织后,可引起组织周围嗜酸性粒细胞浸润及巨噬细胞反应,大多数被巨噬细胞吞噬破坏,仅少数存活发育成棘球蚴。棘球蚴生长缓慢,感染半年直径可达 0.5～1 cm,经过数年至数十年,直径可达 30～40 cm。棘球蚴为包囊状结构。囊壁分为内外两层。外为角皮层,呈白色半透明结构,如粉皮,厚约 1 mm,具有吸收营养物质及保护生发层的作用。镜下为红染的板层状结构。内为生发层,厚约 20 μm,由单层或多层生发细胞构成,具有显著的繁殖能力。生发层向囊内芽生,长出许多原头蚴,有的原头蚴可形成内生性子囊,子囊还可产生孙囊,它们也能产生原头蚴。原头蚴、生发囊和子囊可从胚层上脱落,悬浮在囊液中,称为棘球蚴砂或囊砂(hydatid sand)。棘球蚴在人体内可存活 40 年或更久,可因损伤、感染而退化死亡,此时母囊和子囊可发生钙化,囊内液体被吸收浓缩为胶泥样物质,其中仍可见原头蚴。囊液为无色或淡黄色液体,液量由数十毫升至数千毫升。囊液中所含的蛋白质具有抗原性,囊壁破裂可引起周围组织发生过敏反应,严重者发生过敏性休克。

棘球蚴对人体的危害有 3 个方面:①机械性损害。包虫囊占位性生长,对邻近组织和器官造成机械性压迫、刺激和破坏,导致组织细胞变性、萎缩、坏死和功能障碍,严重者致死。损害程度取决于棘球蚴的体积、数量、寄生时间和部位。②过敏反应。包虫囊破裂后,囊液内异种蛋白包括棘球蚴的代谢产物、虫体死亡的分解物、棘球蚴液,可引起机体中毒和过敏反应,如荨麻疹、哮喘和神经血管性水肿。大量囊液溢出进入血液循环可导致严重的过敏性休克,甚至死亡。③夺取营养。包虫囊在宿主体内生长发育摄取宿主营养,影响宿主健康。其中机械性损害为棘球蚴主要的危害因素。

3. 病理变化 棘球蚴在人体可寄生于任何部位,但以肝脏最为常见(占 70%),其次为

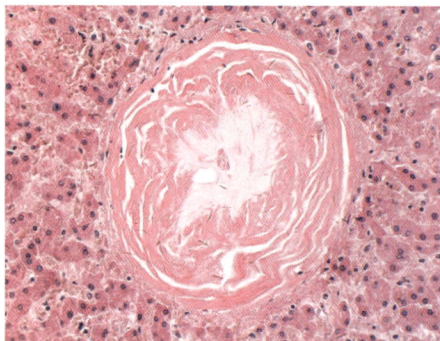

图 4-37　肝棘球蚴病的镜下改变(HE 染色)
注:肝汇管区可见棘球蚴囊,囊壁红染,呈分层状。

肺(占 20%～30%),其余分布于腹腔、肌肉、脾、脑、肾、胸腔、骨、眼眶等。很多时候可同时累及多个器官。

(1)肝棘球蚴囊肿:多位于右叶膈面,多为单发,也可多发,向腹腔突出。肝棘球蚴囊肿逐渐增大,可导致周围肝细胞受压萎缩、变性坏死,其外纤维组织增生包绕,形成一层纤维性外囊(图 4-37)。肝内胆管及血管也常受压移位,或被包入囊壁内。患者初期可无症状,随着囊肿增大可扪及囊性肿块,出现腹胀、腹痛,晚期少数可因囊肿压迫胆道产生黄疸。

肝棘球蚴囊肿主要并发症为继发感染和囊肿破裂。被包入外囊中的小胆管破入囊肿腔内、外伤、穿刺及血道感染可引起继发感染。感染

后引起的病理变化似肝脓肿,但症状较轻。肝包虫囊破裂为常见且严重的并发症,多为继发感染、外伤或穿刺引起。囊液破入腹腔可引起过敏性休克甚至死亡,还可产生腹腔内继发性棘球蚴囊肿。如果子囊破入胆管和肝静脉内,可造成胆道阻塞及肺动脉栓塞。

(2)肺棘球蚴囊肿:多见于右肺,好发于下中肺叶,多位于肺的周边区,通常为单个。由于肺组织疏松,血液循环丰富,棘球蚴囊肿生长较快,并压迫周围肺组织,引起肺不张、肺萎陷和纤维化。临床上可引起咳嗽、咯血、呼吸急促、胸痛等刺激症状。若囊肿破入支气管,患者可咳出粉皮样物质,囊内容物和囊壁被咳出而自愈;突然大量囊内容物破入支气管可引起窒息;囊肿穿破入胸腔,可引起棘球蚴性胸膜炎。囊肿继发感染类似肺脓肿。

(二)泡状棘球蚴病

泡状棘球蚴病是由泡状棘球蚴所引起的一种寄生虫病,又称多房棘球蚴病或泡型包虫病。比较少见,在我国西北牧区省份,如宁夏回族自治区、新疆维吾尔自治区、青海等地均有病例报告。泡状棘球蚴病比细棘球蚴病更严重,病死率高。泡球蚴主要寄生在肝脏,可以通过浸润扩散、血行扩散和淋巴扩散等方式累及肺、脑、肾等其他器官。对机体组织破坏严重,犹如恶性肿瘤,所以也被称为"虫癌"。

1. 病原及感染途径 泡状棘球绦虫的成虫与细粒棘球绦虫相似,但虫体较短(1.2～3.7 mm)。与细粒棘球蚴不同,泡球蚴不形成大囊泡,而形成海绵状囊泡。囊泡生长较快,子囊为外生性,原头蚴数也较少。泡状棘球绦虫的成虫主要寄生于狐、犬等。中间宿主主要为鼠类,人类也可被虫卵感染,但并非适宜的中间宿主,人体感染时囊泡内只含有胶状物而无原头蚴。

2. 病理变化 泡球蚴主要寄生在肝脏,一般呈单个巨块型,有时为结节型,或两者兼有。泡球蚴囊泡常由无数小囊泡集合而成,如海绵状或蜂窝状。囊泡外观呈灰白色,质较硬,与周围组织分界不清。囊泡内容物为豆腐渣样蚴体碎屑,或白色半透明状液体。如继发感染,酷似脓肿。泡状囊肿外周无完整纤维包膜,泡球蚴向囊外芽生许多子囊。囊泡可以像恶性肿瘤一样向周围组织浸润,偶然播散到肝门淋巴结内,易误诊为肝癌。镜下:在肝组织中散在大小不等的泡状蚴小囊泡,一般仅见角皮层。囊泡周围可有嗜酸性粒细胞浸润,伴有结核样肉芽肿形成,继而有纤维组织增生。随着泡球蚴囊泡的不断长大,邻近肝组织受压萎缩、变性、坏死及淤胆。如肝组织破坏严重,最后可导致肝硬化、黄疸、门静脉高压、肝衰竭及恶病质等。泡状蚴侵入肝静脉则可随血液循环转移至肺和脑,引起相应的呼吸道症状(如咯血、气胸)和神经系统症状(如癫痫、偏瘫)。

参考文献

[1] 卞修武,李一雷.病理学[M].10 版.北京:人民卫生出版社,2024.

[2] 郭慕依.组织病理学彩色图谱[M].上海:上海医科大学出版社,2001.

[3] 张志刚,朱虹光.病理学[M].上海:复旦大学出版社,2018.

[4] KUMAR V, ABBAS AK, ASTER JC, etc. Robbins and Cotran pathologic basis of disease 9th ed [M]. Philadelphia:Saunders, 2014.

［5］MARGARET E. SMITH，DION G. MORTON. 消化系统［M］. 2 版. 北京：北京大学医学出版社，2011.

［6］STACEY E. MILLS. 病理医师实用组织学［M］.4 版. 北京：北京科学技术出版社，2017.

（朱荣,刘秀萍,刘国元）

第五章 消化系统疾病的药物治疗

第一节 抗消化性溃疡药

消化性溃疡（peptic ulcer）是一种常见病、多发病，但其发病机制尚未完全阐明。目前认为是攻击因子（胃酸、胃蛋白酶、幽门螺杆菌）作用增强与防御因子（黏液、HCO_3^-、前列腺素的分泌等）作用减弱，两者失去平衡而引起的。抗消化性溃疡药的治疗目的：①去除病因；②防御胃酸、胃蛋白酶的腐蚀和消化；③增强胃肠黏膜的保护功能。

一、抗酸药

本类药都是弱碱性化合物，服药后能中和胃酸，降低胃内酸度和胃蛋白酶活性，缓解胃酸、胃蛋白酶对胃及十二指肠黏膜的侵蚀和对溃疡面的刺激，减轻疼痛，促进溃疡面愈合。服药时间应在每餐后 1 小时、3 小时及睡前各服一次，每天 7 次。理想的中和胃酸药应该是作用快、强、持久，不产气（CO_2）、不吸收、不引起腹泻或便秘，对黏膜及溃疡面有收敛和保护作用。但单一药物很难达到以上要求，故临床常用复方制剂。主要用于胃及十二指肠溃疡、胃酸过多症及反流性食管炎的治疗。

二、抑制胃酸分泌药

胃黏膜壁细胞通过受体（M_1、H_2 和胃泌素受体）、第二信使和 H^+-K^+-ATP 酶 3 个环节分泌胃酸。乙酰胆碱、组胺和胃泌素可分别激活相应受体，再通过第二信使，最终激活位于壁细胞小管膜上的 H^+-K^+-ATP 酶（又称 H^+ 泵或质子泵），将 H^+ 泵出细胞外，同时将 K^+ 泵入细胞内，完成 H^+-K^+ 交换及胃酸的分泌。胃酸分泌抑制药可作用于胃酸分泌过程的不同环节而抑制胃酸的分泌。

（一）H_2 受体阻断药

H_2 受体阻断药选择性阻断胃壁细胞 H_2 受体，抑制基础胃酸和夜间胃酸分泌，同时对胃泌素及 M 受体激动药引起的胃酸分泌也有抑制作用。H_2 受体阻断药抑制胃酸分泌作用较抗胆碱药强而持久，治疗溃疡疗程短、溃疡愈合率较高，不良反应较少。常用的药物有西咪替丁（cimetidine）、雷尼替丁（ranitidine）、法莫替丁（famotidine）等。

1. 法莫替丁 本品抑制胃酸分泌作用为西咪替丁的 40～50 倍，不抑制肝药酶，无抗雄激素样作用,不影响催乳素浓度。适度抑酸时需要。

2. 其他　包括西咪替丁、雷尼替丁、尼扎替丁(nizatidine)和罗沙替丁(roxatidine)两药作用和应用与雷尼替丁相似。

(二) H^+-K^+-ATP 酶抑制药

胃壁细胞 H^+-K^+-ATP 酶抑制药,也称为 H^+ 泵或质子泵抑制剂。

1. 奥美拉唑(omeprazole)

药代动力学:口服吸收迅速,在酸性环境中不稳定,故常用肠溶胶囊。反复给药因 pH 升高,生物利用度可达 70%。食物可减少其吸收,故应餐前空腹口服。本品可蓄积于胃黏膜壁细胞,作用长达 20~24 小时。

药理作用如下。

(1) 抑制胃酸分泌:本品为无活性前体,口服吸收后可浓集于胃壁细胞分泌小管周围,与 H^+ 结合转变为有活性的次磺酰胺衍生物。该活性物质能特异性地与壁细胞 H^+-K^+-ATP 酶的巯基结合,抑制该酶的活性,使基础胃酸以及由组胺、胃泌素、乙酰胆碱、食物等激发的胃酸分泌明显减少,大剂量可导致无酸状态。

(2) 抑制幽门螺杆菌:本品有较弱的抑制幽门螺杆菌生长的作用,与抗幽门螺杆菌的药物联合应用,有协同抗菌作用。对幽门螺杆菌阳性患者,合用抗幽门螺杆菌的药物,可使细菌转阴率达 90%,明显降低复发率。

临床应用:适用于胃及十二指肠溃疡、反流性食管炎及胃泌素瘤等胃酸相关性疾病。

不良反应:不良反应短暂轻微,发生率低。主要有恶心、呕吐、腹泻、腹痛、便秘等胃肠反应;头晕、头痛、嗜睡、失眠等中枢神经系统反应;偶见皮疹、外周神经炎、白细胞减少等。长期持续抑制胃酸分泌,可使胃内细菌滋长,并可使胃泌素分泌增加,引起胃肠嗜铬样细胞增生或类癌。

2. 兰索拉唑(lansoprazole)　兰索拉唑的作用与应用与奥美拉唑相似,但其抑制胃酸分泌作用及抗幽门螺杆菌作用较奥美拉唑强。不良反应少而轻。儿童及哺乳妇女忌用。

(三) M_1 胆碱受体阻断药

哌仑西平(pirenzepine):本品能选择性地阻断胃壁细胞的 M_1 胆碱受体,抑制胃酸分泌;减少胃蛋白酶分泌,保护胃黏膜。适用于治疗消化性溃疡、预防溃疡病出血。其疗效与 H_2 受体阻断药相似。本品对唾液腺、眼、心脏等部位 M 受体的亲和力低,作用较弱,故口干、散瞳、视力模糊、心动过速等不良反应轻微。不易透过血脑屏障,几乎无中枢神经系统不良反应。

(四) 胃泌素受体阻断药

丙谷胺(proglumide):丙谷胺可竞争性阻断胃壁细胞上的胃泌素受体,从而抑制胃酸及胃蛋白酶的分泌,并具有保护胃黏膜和促进溃疡愈合的作用。但临床疗效比 H_2 受体阻断药差,已少用于治疗消化性溃疡。

三、抗幽门螺杆菌药

幽门螺杆菌属于革兰氏阴性厌氧菌,寄居在胃及十二指肠黏液层与黏膜细胞之间,对黏膜产生损害作用,引发溃疡。研究表明,幽门螺杆菌作为一种特殊的生物性致病因子,与慢性胃炎、消化性溃疡及胃癌的发病密切相关。根除 Hp,可提高消化性溃疡治愈率,降低复发率;对慢性胃炎则可改善炎性病变的发展过程。

常用的抗幽门螺杆菌药有两类:一类是抗溃疡病药,如含铋制剂、$H^+ - K^+ - ATP$ 酶抑制药、硫糖铝(sucralfate)等,抗 Hp 作用较弱;另一类是抗菌药,如阿莫西林、庆大霉素、四环素、克拉霉素、呋喃唑酮、甲硝唑等。这些药单一用药疗效差,且易产生耐药性。故临床多采用不同的类别配伍成二、三联疗法或四联疗法,以增强疗效。

四、增强胃黏膜屏障功能的药物

胃黏膜屏障包括细胞屏障和黏液- HCO_3^- 盐屏障。细胞屏障由胃黏膜细胞顶部的细胞膜和细胞间的紧密连接组成,有抵抗胃酸和胃蛋白酶的作用。黏液- HCO_3^- 盐屏障是由黏稠胶冻状黏液,内含 HCO_3^- 盐和不同分子量的糖蛋白构成,覆盖于黏膜细胞表面,对细胞起保护作用。当胃黏膜屏障功能受损时,可导致溃疡病发生。增强胃黏膜屏障的药物是通过增强胃黏膜的细胞屏障,黏液- HCO_3^- 盐屏障或增强两者来发挥抗溃疡的作用。

(一)硫糖铝

药理作用:硫糖铝在 pH<4 时,可形成不溶性胶状物,与溃疡面牢固结合,抵御胃酸、消化酶等对黏膜的侵蚀,促进溃疡愈合。刺激局部前列腺素 E_2 的合成和释放,促进胃黏液和 HCO_3^- 盐的分泌,增强黏膜屏障作用。增强表皮生长因子、碱性成纤维细胞因子的作用,使之聚集于溃疡处,促进黏膜修复。抑制幽门螺杆菌的繁殖,阻止幽门螺杆菌的蛋白酶、脂酶对黏膜的损伤。

临床应用:主要用于胃、十二指肠溃疡,疗效与西咪替丁相同,复发率较低。对急性胃黏膜损伤或出血、应激性溃疡和反流性食管炎也有效。本品宜在饭前空腹或睡前服用。因在酸性环境中发挥黏膜保护作用,故忌与抗酸药或抑制胃酸分泌药合用。

不良反应:不良反应轻微,主要有便秘、口干。偶有恶心、腹泻、皮疹、眩晕等。

(二)枸橼酸铋钾(bismuth potassium citrate,胶体次枸橼酸铋)

药理作用如下。

1. 对胃肠黏膜的保护作用　在胃内酸性条件下,与黏液糖蛋白形成不溶性的防护层,隔离溃疡面,抵抗有害物质对黏膜的损害;抑制胃蛋白酶的活性,减少黏液蛋白的降解;促进胃黏膜细胞合成和释放前列腺素,增加黏液和 HCO_3^- 分泌;促进表皮生长因子在溃疡部位的聚集,加速溃疡的愈合。

2. 抗幽门螺杆菌　能直接杀灭幽门螺杆菌,并能降低其致病作用。常与质子泵抑制剂及两种抗生素组成抗 Hp 方案。

临床应用:常用于胃及十二指肠溃疡、慢性胃炎等。特别适用于有幽门螺杆菌感染者,与其他抗菌药合用可根除 Hp。对消化性溃疡愈合率达到或超过 H_2 受体阻断药,且复发率明显降低。

不良反应:偶有恶心、便秘、腹泻等胃肠反应;服药期间口中有氨味,并可使口腔、舌、粪便染黑。牛奶或抗酸药可干扰其作用,不宜同服。肾功能不全者及孕妇禁用。

(三) 蒙脱石(思密达,smectite)

本品为八面体氧化铝组成的多层结构物。对消化道黏膜有很强的覆盖能力,增加胃黏液合成及胃黏膜中磷脂含量,提高黏液层的疏水性,增强黏液屏障作用,促进胃黏膜上皮修复,增加胃黏膜血流量。研究发现,本品有抗幽门螺杆菌作用。临床用于急、慢性腹泻(感染应合用抗菌药物),以及十二指肠溃疡等消化系统疾病。

第二节　消化道功能调节药

一、助消化药

助消化药本身多为消化液的成分,有助于消化食物及增进食欲。当消化系统分泌功能减弱,消化不良时,可替代补充治疗。另外,有些药物能促进消化液分泌或阻止肠内食物过度发酵,也可用于治疗消化不良。

二、止吐药及胃肠促动药

许多药物,特别是癌症的化疗药物可引起恶心、呕吐。此外,胃肠疾病、内耳眩晕症、晕动病、孕早期及外科手术后等均可造成恶心、呕吐。呕吐刺激可经前庭神经、催吐化学感受区(chemoreceptor trigger zore,CTZ)及孤束核到达呕吐中枢,经复杂的调整过程产生呕吐反射。其间参与的受体有多巴胺(D_2)受体、5-羟色胺(5-HT_3)受体、M_1受体、H_1受体等,这些受体的阻断药都有不同程度的止吐作用。

(一) 多巴胺受体阻断药

多巴胺受体阻断药除有止吐作用外,还可有增加胃肠运动,加速消化道内容物的推进作用,也称为胃肠促动药。适用于功能性消化不良、恶心、呕吐、胃潴留等。常用的药物有甲氧氯普胺(metoclopramide,胃复安)、多潘立酮(domperidone,吗丁啉)等。

1. 甲氧氯普胺

药理作用如下。

(1)对胃肠道作用:阻断胃肠多巴胺受体,增强食管到近端小肠平滑肌的运动,增加贲门括约肌张力,松弛幽门,加速胃的正向排空。

(2)对中枢神经系统作用:阻断延髓CTZ的多巴胺(D_2)受体,较大剂量也作用于5-HT_3受体,发挥止吐作用。

临床应用:主要用于治疗慢性功能性消化不良引起的胃肠运动障碍如恶心、呕吐等;也可用于放疗、尿毒症时出现的呕吐等;对前庭功能紊乱引起的呕吐无效。

不良反应:可见头晕、便秘、嗜睡、疲倦、焦虑、抑郁、溢乳及男性乳房发育等。大量久用可引起锥体外系反应。

2. 多潘立酮 本品选择性阻断外周多巴胺受体,具有胃肠促动和高效止吐作用。能增加食管下段括约肌张力,防止胃-食管反流;增强胃蠕动,扩张幽门,改善胃窦-十二指肠的协调运动,促进胃排空并防止十二指肠-胃反流。主要用于治疗各种胃轻瘫,尤其是慢性食后消化不良、恶心、呕吐和胃潴留;对偏头痛,颅脑外伤、肿瘤放疗及化疗引起的恶心、呕吐有效。不良反应可出现轻度腹痛、腹泻、口干、头痛等,促进催乳素释放导致溢乳,男性乳房发育。

(二)5-HT₃ 受体阻断药

1. 昂丹司琼(ondansetron) 选择性阻断中枢及迷走神经传入纤维的 5-HT₃ 受体,发挥强大的止吐作用。其效应较甲氧氯普胺强,且无锥体外系反应。主要用于恶性肿瘤化疗和放疗引起的呕吐;也可防治手术后恶心、呕吐。但对晕动病、多巴胺受体激动剂、阿扑吗啡所致的呕吐无效。不良反应可见头痛、便秘、腹泻等。对本品过敏者禁用,孕妇及哺乳妇女慎用。

2. 格拉司琼(granisetron) 本品的作用、用途同昂丹司琼,但对 5-HT₃ 受体的选择性更高,止吐作用比昂丹司琼强 5～11 倍,等效剂量时作用持续时间约为昂丹司琼的 2 倍。常见头痛,偶见嗜睡、便秘、腹泻等。

(三)H₁ 受体阻断药

苯海拉明(diphenhydramine)、茶苯海明(dimenhydrinate,又称晕海宁、乘晕宁)、美克洛嗪(meclozine)均有中枢镇静及止吐作用,用于预防和治疗晕动病、内耳性眩晕病等引起的呕吐。

(四)M 胆碱受体阻断药

最常用的 M 胆碱受体阻断药东莨菪碱(scopolamine),通过阻断呕吐反射中枢 M 受体、降低内耳迷路感受器的敏感性和抑制前庭小脑通路的传导,产生抗晕动病作用。用于防治晕动病及预防术后恶心呕吐。

三、泻药

泻药是一类能促进排便反射或使粪便易于排出的药物。主要用于功能性便秘;也可用于肠手术前或腹部 X 线诊断前清洁肠道,加速肠道毒物排出,以及难以承受排便时腹压过高的患者。按其作用方式,常用泻药可分为容积性、接触性和润滑性泻药 3 类。

(一)容积性泻药

为非吸收的盐类和食物性纤维素等物质。

1. 硫酸镁(magnesium sulfate,泻盐)

(1)作用及应用:大量口服后其 SO_4^{2-} 难以被肠道吸收,肠内形成高渗压而阻止肠内水分的吸收,增加肠腔容积,扩张肠道,刺激肠壁蠕动加快,产生导泻作用。其导泻作用强而快,空腹服用 1～3 小时可出现泻下作用。临床用于便秘、排出肠内毒物、清洁肠道或与某些驱肠虫药合用以促进虫体排出。

33％的硫酸镁溶液口服能直接刺激十二指肠黏膜并使之分泌胆囊收缩素,使胆总管括约肌松弛和胆囊收缩,产生利胆作用。可用于慢性胆囊炎、胆石症及阻塞性黄疸等的治疗。

（2）不良反应：口服过量，可引起脱水；肾功能不全者，Mg^{2+}少量吸收（20％）后可引起血Mg^{2+}过高。孕妇、经期妇女、急腹症、肠道出血、肾功能不全及中枢抑制药中毒者，禁用硫酸镁导泻。

2. 乳果糖（lactulose）　口服乳果糖不吸收，在结肠被分解为乳酸，刺激结肠局部渗出，引起肠内容积增加而使肠蠕动加快，促进排便。乳酸抑制结肠对氨的吸收，从而降低血氨。

3. 食物纤维素类　纤维素类包括蔬菜、水果中天然纤维素和半合成的多糖及纤维素衍生物，如甲基纤维素、羧甲基纤维素等不被肠道吸收，增加肠内容积并保持粪便湿软，有良好通便作用。

（二）接触性泻药

1. 酚酞（phenolphthalein，果导）　口服后在碱性肠液中形成可溶性钠盐，刺激结肠黏膜，增加推进性蠕动，并抑制肠内水分吸收。导泻作用温和，用药后6~8小时排出软便。酚酞有肠肝循环，一次给药作用可维持3~4天。适用于慢性或习惯性便秘。不良反应轻微，偶有皮疹及出血倾向等。经肾排泄时在碱性尿中呈红色，应事先告知患者。

2. 蓖麻油（castor oil）　口服后在十二指肠内水解为甘油和具有刺激性的蓖麻油酸，后者刺激小肠，增强肠蠕动而导泻。口服后2~8小时排出大量稀便。主要用于手术前或诊断检查前清洁肠道。大剂量口服可有恶心、呕吐。月经期及孕期妇女不宜应用。

（三）润滑性泻药

润滑性泻药是通过局部润滑并软化粪便而发挥作用。适用于老年人及痔疮、肛门手术患者。

1. 液体石蜡（liquid paraffin）　口服后在肠内不被消化吸收，同时妨碍水分吸收，故有润滑肠壁、软化粪便作用，使粪便易于排出。适用于儿童及老人便秘。久服可妨碍脂溶性维生素及钙、磷吸收。

2. 甘油（glycerin）　以50％浓度的甘油（开塞露）灌肠给药，由于高渗压刺激肠壁引起排便反应，并有局部润滑作用，数分钟内引起排便。适用于儿童及老年人。

四、止泻药

治疗腹泻应以对因治疗为主。如感染性腹泻，应选用抗菌药物。但剧烈而持久的腹泻，可引起脱水和电解质紊乱，可在对因治疗的同时，适当给予止泻药。常用药物如下。

（一）阿片制剂

如复方樟脑酊（tincture camphor compound）和阿片酊（opium tincture），多用于较严重的非细菌感染性腹泻。

（二）地芬诺酯（diphenoxylate，苯乙哌啶）

哌替啶同类物。对肠道运动的影响类似阿片类，可用于急性功能性腹泻。不良反应少而轻。大剂量长期服用可产生成瘾性，一般剂量时少见。

（三）洛哌丁胺（loperamide，易蒙停）

直接抑制肠道蠕动，还可减少肠壁神经末梢释放乙酰胆碱，也可作用于胃肠道阿片受体,减少胃肠分泌。作用强而迅速。用于急、慢性腹泻。不良反应轻微。

(四) 收敛剂(astringent)和吸附药(adsorbent)

口服鞣酸蛋白(tannalbin)在肠中释放出鞣酸,能与肠黏膜表面的蛋白质形成沉淀,附着在肠黏膜上,减轻刺激,降低炎性渗出物,起收敛止泻作用。次碳酸铋(bismuth subcarbonate)也有相同作用。药用炭(medical charcoal)是水溶性粉末,因其颗粒很小,总面积很大,能吸附大量气体、毒物,起保护、止泻和阻止毒物吸收的作用。

五、利胆药

利胆药是具有促进胆汁分泌或胆囊排空的药物。主要用于胆石症等胆道疾病的治疗。但对于胆道疾病,手术治疗效果较为理想,利胆药可作为辅助治疗。

熊去氧胆酸(ursodeoxycholic acid):抑制肠道吸收食物和胆汁中的胆固醇,降低胆汁中胆固醇含量,降低胆固醇饱和指数(即胆汁中胆固醇相对于胆汁的浓度);在结石表面形成卵磷脂-胆固醇液态层,促使结石溶解。临床用于胆固醇性胆结石、胆汁淤积性疾病、胆汁反流性胃炎。不良反应少而轻,血清转氨酶升高少见,少于5%患者可发生难忍性腹泻。禁忌证包括急性胆囊炎、胆管炎、胆道阻塞及妊娠。

第三节 抗消化道恶性肿瘤药物

消化道肿瘤是全球发病率和致死率较高的恶性肿瘤类型,包括食管癌、胃癌和结直肠癌等。随着人口老龄化、不健康生活方式的普遍化及环境因素的变化,其发病率正逐年上升。全球癌症流行病学数据显示,消化道肿瘤约占全球癌症新发病例的26%,其相关死亡人数更是占全球癌症死亡总数的1/3,显示出其严重的疾病负担。

近年来,随着医学技术的飞速发展,消化道肿瘤的治疗手段不断革新,各种疗法层出不穷。消化道肿瘤的治疗策略以多学科综合治疗为核心,涵盖手术、放射治疗、药物治疗和支持性治疗等多种方法。手术切除仍是局限性肿瘤的首选治疗方式,但其适用范围通常局限于早期患者。对于局部进展期和晚期肿瘤,单纯手术难以完全切除病灶。放射治疗则在局部区域的控制和病灶缩小中发挥重要作用,尤其是在食管癌和直肠癌的治疗中表现尤为突出。药物治疗作为全身性治疗的主要手段,贯穿整个治疗过程,不仅能有效控制原发病灶和微小残留病灶,还能延缓疾病进展,显著改善患者的生活质量,是消化道肿瘤综合治疗中不可或缺的重要组成部分。

一、抗消化道恶性肿瘤药物概述

(一) 肿瘤药物治疗的基本概念

消化道肿瘤的药物治疗主要包括术前新辅助化疗、术后辅助化疗、姑息化疗和支持治疗等。根据肿瘤类型、病理特征、分期及患者的整体健康状况,药物治疗方案有所不同。

1. 新辅助化疗　新辅助化疗是指在手术前进行的化疗,目的在于尽可能地控制原发病灶,使局部肿瘤缩小、降期,增加手术切除的概率或减少手术造成的损伤,从而尽可能地保留正常器官的功能。同时,新辅助化疗还可以早期杀灭可能存在的微小转移灶,降低手术后复发转移风险,延长患者生存期。可与放疗联合或作为放疗的增敏剂,进一步提高疗效。

2. 辅助化疗　术后辅助化疗是在成功实施局部治疗(如根治性手术或放疗)后开展的一种化疗手段,是肿瘤治疗的重要环节。其主要目标是针对潜在的微小转移灶,最大程度地减少复发或转移的风险。研究表明,许多肿瘤在根治性手术或放疗之前已存在超出局部治疗范围的微小转移灶,这也是术后复发转移的重要原因之一。原发病灶被去除后,残存的肿瘤细胞会加速生长,同时对化疗药物的敏感性也增强。在这一阶段,化疗更容易发挥作用,从而提高治愈的可能性。在临床实践中,需要根据消化道肿瘤的部位、病理类型、分期及患者的全身状况,在根治性局部治疗后尽早制订合适的辅助化疗方案,以尽可能提高治愈率。

3. 姑息化疗　姑息化疗是针对晚期或无法通过根治性手术治疗的消化道恶性肿瘤患者的重要管理策略,其核心目标是提高生活质量、缓解症状、减轻患者痛苦,并尽可能延长生存时间。在进行姑息性化疗时,应避免过度治疗导致患者生活质量下降。除了全身化疗外,对于癌性腹水患者,还可以采取腹腔内化疗药物灌注的方式进行局部治疗。

4. 支持治疗　肿瘤支持治疗包括营养支持、消化道症状管理、疼痛管理等多方面,是一种综合医护模式,涵盖康复、护理、营养等多种手段,旨在减轻肿瘤及其治疗过程中出现的疼痛、毒性反应、副作用及并发症对患者的身心影响,提升患者的生活质量。随着肿瘤治疗技术的不断发展,支持治疗已不再局限于终末期患者,而应贯穿整个肿瘤治疗过程,成为治疗目标的一部分。特别是对于消化道恶性肿瘤患者,由于肿瘤多涉及消化管腔,影响消化和吸收功能,患者的营养状况通常较差,体质较弱,且对化疗药物的耐受性可能更差,因此,消化道肿瘤患者的支持治疗显得尤为重要,必须予以特别关注和强化。

(二) 抗消化道恶性肿瘤药物分类

目前,抗恶性肿瘤的药物种类丰富且发展迅猛,可根据其对肿瘤细胞的作用机制、肿瘤的增殖动力学特征,或其化学结构与来源等多种角度进行分类。本文将重点介绍用于治疗消化道恶性肿瘤的常见抗肿瘤药物。

1. 根据抗肿瘤作用的分子机制分类　根据抗肿瘤作用机制,可大致分为细胞毒类药物和非细胞毒类药物两大类。细胞毒类药物属于传统化疗药物,主要通过干扰肿瘤细胞的核酸或蛋白质的合成及其功能,抑制细胞增殖或诱导细胞凋亡,从而发挥抗肿瘤作用。非细胞毒类药物则是一类基于全新作用机制的治疗药物,以肿瘤分子病理过程中关键因子为靶点,包括分子靶向药物和免疫治疗药物等。

(1) 细胞毒类抗肿瘤药物。

1) 干扰核酸生物合成的药物:这类药物通过干扰核酸生物合成,阻止肿瘤细胞 DNA 和 RNA 的合成,可以有效地限制肿瘤细胞增殖,诱导细胞凋亡或功能失调,从而实现抗肿瘤作用。

2) 影响 DNA 结构和功能的药物:包括①破坏 DNA 的铂类配合物,如顺铂、卡铂、奥沙利铂;②拓扑异构酶抑制药,如喜树碱、伊立替康。拓扑异构酶(topoisomerase)是一类调节DNA拓扑结构的关键酶类,能够通过催化DNA链的断裂和重接来改变DNA的拓扑状态。在DNA复制、转录和修复过程中,拓扑异构酶通过释放DNA链的张力,确保DNA正常解旋和功能发挥。由于肿瘤细胞增殖活跃,DNA复制频繁,对拓扑异构酶的依赖性较高。因此,靶向拓扑异构酶的抗肿瘤药物通过干扰其功能,可以有效抑制肿瘤细胞的DNA复制和转录,诱导细胞凋亡。

3) 干扰转录过程阻止RNA合成的药物:通过靶向RNA转录的关键过程或酶,阻断mRNA的合成,从而抑制蛋白质的表达,最终抑制细胞增殖,尤其是针对快速增殖的肿瘤细胞。例如,蒽环类药物可嵌入DNA双链碱基对之间,形成稳定复合物,干扰转录过程,抑制RNA合成。

4) 干扰蛋白质合成与功能的药物:通过抑制蛋白质的合成,或干扰其结构、功能活性及分子间相互作用,从而阻断其正常生物学功能,最终抑制肿瘤细胞的增殖、生长与存活。这类药物的靶点主要包括关键酶、受体、信号传导蛋白和肿瘤微环境相关的蛋白质等。如紫杉醇通过稳定微管结构,抑制其解聚,干扰肿瘤细胞的有丝分裂,抑制其增殖与生长。

(2) 非细胞毒类抗肿瘤药物。

1) 分子靶向药物:是针对恶性肿瘤发生、发展过程中的关键分子或信号通路的靶向治疗药物,主要包括干扰血管内皮生长因子通路和表皮生长因子通路的抗体以及酪氨酸激酶小分子抑制剂等。

2) 免疫治疗药物:主要包括免疫检查点抑制剂,通过阻断免疫检查点分子(如PD-1和CTLA-4)的抑制信号,恢复T细胞对肿瘤细胞的杀伤能力。如PD-1抑制剂帕博利珠单抗、纳武利尤单抗;CTLA-4抑制剂如伊匹木单抗。

2. 根据肿瘤的增殖动力学分类　细胞周期(cell cycle)是指细胞从一次有丝分裂结束到下一次有丝分裂结束所经历的全部过程。大多数肿瘤细胞具有一个共同特征,即与细胞增殖相关的基因(如原癌基因)被异常激活,而调控细胞分化和生长抑制的基因(如抑癌基因)功能受损或表达下调,使肿瘤细胞呈现出不受调控的异常增殖状态。通常,抑制肿瘤细胞增殖和(或)诱导肿瘤细胞凋亡的药物均可发挥抗肿瘤作用。肿瘤细胞可根据细胞增殖特点分为两类:①增殖细胞群,其细胞周期又被分为DNA合成前期(G_1期)、DNA合成期(S期)、DNA合成后期(G_2期)及有丝分裂期(M期)。该群细胞呈指数增长,对药物敏感。②非增殖细胞群,肿瘤细胞群中处于静止期(G_0期)的一部分细胞。这些细胞暂时不参与分裂,可能由于缺乏增殖信号或外部环境不利等原因而进入静止状态。尽管它们不增殖,但依然维持基本的代谢和功能活动,并在适宜条件下能够重新进入增殖状态,这些细胞可能成为肿瘤复发的根源。

根据药物对肿瘤细胞增殖动力学的作用影响,可将抗肿瘤药物分为两大类:

(1) 细胞周期特异性药物(cell cycle specific agent,CCSA)是指一类在细胞周期的特定阶段发挥作用的抗肿瘤药物,而对处于静止期(G_0期)的细胞作用较弱。这类药物多针对细胞增殖周期中的关键环节,例如DNA合成(S期)、有丝分裂(M期)等阶段,对快速分裂的肿瘤细胞具有较强的选择性。

（2）细胞周期非特异性药物（cell cycle nonspecific agent，CCNSA）直接影响和破坏 DNA 功能，对增殖期各个阶段和静止期的肿瘤细胞均有杀伤作用，如铂类药物。

3. 根据抗肿瘤药的化学结构和来源分类

（1）抗代谢药：氟尿嘧啶、卡培他滨等。

（2）抗肿瘤抗生素：表柔比星等。

（3）抗肿瘤植物药：紫杉醇类、喜树碱类。

（4）铂类配合物：顺铂、卡铂、奥沙利铂。

（5）抗体类药物：帕博利珠单抗、纳武利尤单抗、贝伐珠单抗等。

（三）抗肿瘤药的耐药性

抗肿瘤药物的耐药性是指肿瘤细胞对抗肿瘤药物丧失敏感性，导致药物无法有效抑制或杀灭肿瘤细胞。肿瘤细胞对抗肿瘤药物产生耐药性是化疗失败的重要原因之一。耐药性可分为天然耐药和获得性耐药。①天然耐药（natural drug-resistance）又称原发性耐药，是指肿瘤细胞在未接受治疗前即对某些药物天然不敏感，如处于静止期（G_0 期）的非增殖肿瘤细胞通常对大多数周期特异性抗肿瘤药不敏感。②获得性耐药（acquired drug-resistance）又称继发性耐药，指肿瘤细胞在经过一段时间药物治疗后，对原本敏感的药物产生耐受，从而使治疗失效。其中最具代表性的是多药耐药性（multidrug resistance，MDR）或称多向耐药性（pleiotropic drug resistance），即肿瘤细胞在接触一种抗肿瘤药物后，不仅对该药物产生耐药，还对多种结构不同、作用机制各异的其他未接触过的化学治疗药物也产生不同程度的耐药性。肿瘤耐药性，尤其是多药耐药性，已成为当前肿瘤化学治疗中亟待解决的重大难题。

肿瘤耐药性的产生机制复杂，不同药物其耐药机制亦可不同，包括基因突变、肿瘤微环境适应性改变、药物外排系统激活等多种机制。目前，关于肿瘤耐药性的产生已有多种学说，其中遗传学基础学说是当前被广泛认可的耐药机制之一。肿瘤细胞在增殖过程中存在一定的突变率，每次突变都有可能导致耐药性克隆的产生。因此，肿瘤细胞分裂次数越多（即肿瘤体积越大），耐药克隆出现的概率也越高，最终可能导致治疗失败。此外，肿瘤干细胞学说进一步提出，肿瘤组织中存在一小部分具备自我更新和多向分化潜能的肿瘤干细胞（cancer stem cell，CSC）。这些细胞通常处于低增殖状态，并具有较强的抗凋亡能力、增强的 DNA 修复机制及高表达耐药相关蛋白（如 ABC 转运蛋白），使其对传统化疗和放疗高度耐受，可在治疗后存活并导致复发和耐药。

肿瘤耐药性的形成机制概括起来有以下几点。①药物外排增加：肿瘤细胞常通过高表达膜转运蛋白如 P - 糖蛋白（P - gp，ABCB1）、多药耐药相关蛋白（MRP1，ABCC1）等，将进入肿瘤细胞的药物泵出细胞外，降低细胞内药物浓度。②细胞凋亡通路失调：肿瘤细胞可通过下调凋亡相关基因表达，增加抗凋亡基因的表达等方式产生耐药性。例如，抑癌基因 $P53$ 突变或缺失，致使肿瘤细胞对化疗耐受。抗凋亡蛋白 BCL - 2 过表达可抑制 BAX/BAK 介导的细胞凋亡，降低化疗药物的敏感性。③DNA 损伤修复：肿瘤细胞通过上调 DNA 修复相关基因（如 $PARP1$、$BRCA1$ 等），增强对药物诱导的 DNA 损伤的修复效率，从而使肿瘤细胞对药物具有耐受性。④药物靶点改变:肿瘤细胞通过基因突变或表达调控,使药物的作用靶点发生改变,降低药物的结合能力,进而减弱或丧失药物效应。例如,*EGFR* 突变(T790M 突变)导致第一、二代 EGFR-TKI(如厄洛替尼、吉非替尼)耐药。⑤药物摄取减少:肿瘤细胞可降低药物摄取相关蛋白的表达,从而减少某些抗肿瘤药物的摄取,降低治疗效果。⑥肿瘤微环境的影响:低氧环境使 HIF-1α 表达上调,促进血管新生,减少药物渗透,增加耐药性。⑦其他:如肿瘤细胞内药物分解酶的增加、药物入胞后新代谢途径的产生等。

克服肿瘤耐药性需要多层次、多策略的综合干预。联合治疗是目前最常用的方式之一,例如将化疗与靶向治疗或免疫治疗相结合,不仅可以增强抗肿瘤效应,还可减少耐药突变的发生。某些药物可逆转肿瘤细胞对治疗的耐受,如 P-糖蛋白抑制剂和聚 ADP 核糖聚合酶抑制剂,可恢复肿瘤细胞对抗癌药物的敏感性。针对肿瘤微环境的干预,如抑制肿瘤相关成纤维细胞、抗血管生成治疗(如贝伐珠单抗)以及免疫微环境调控(如 PD-1/PD-L1 抑制剂),可以有效改善治疗效果。此外,基因编辑(CRISPR-Cas9)和 RNA 干扰技术可用于靶向调控耐药相关基因,从源头上降低耐药性。肿瘤代谢调控(如干预葡萄糖和谷氨酰胺代谢)及表观遗传调控(如 DNA 甲基化抑制剂)也为逆转耐药性提供了新的研究方向。综合运用这些策略并结合个体化治疗,有望提高肿瘤治疗的长期疗效并改善患者生存预后。

二、常用细胞毒类抗消化道恶性肿瘤药

(一)干扰核酸生物合成的药物

影响核酸生物合成的药物又称抗代谢药(antimetabolites),其化学结构与核酸代谢的必需物质(如叶酸、嘌呤、嘧啶等)相似,通过与这些内源性代谢物竞争,干扰核酸代谢,尤其是 DNA 的合成过程,从而抑制肿瘤细胞分裂,导致细胞死亡。此类药物主要作用于 S 期细胞,属细胞周期特异性药物。在临床上,抗代谢药物广泛应用于多种实体瘤的治疗,在消化道肿瘤治疗中具有重要地位。代表药物包括氟尿嘧啶及其口服前体药物卡培他滨(Capecitabine)。

1. 氟尿嘧啶(fluorouracil,5-FU)

(1)药理作用与机制:抗代谢类细胞毒性药物,是尿嘧啶 5 位上的氢被氟取代的衍生物。氟尿嘧啶本身无抗肿瘤活性,需在体内转化为 5-氟脱氧尿苷一磷酸(FdUMP)发挥作用。FdUMP 与胸苷酸合成酶(thymidylate synthase, TS)及 N^5, N^{10}-亚甲基四氢叶酸结合形成三重复合物,导致游离的胸苷酸合成酶减少,抑制胸苷酸合成酶活性,使脱氧尿苷酸(dUMP)无法转化为脱氧胸苷酸(dTMP)。dTMP 是 DNA 合成所必需的前体,其合成受阻将导致 DNA 合成障碍,进而抑制细胞增殖。此外,FdUMP 可以伪代谢物的形式掺入 RNA 分子中,影响 RNA 及蛋白质的合成及功能,最终诱导细胞死亡。5-FU 可与大量亚叶酸联合使用,形成更多的三重复合物,阻止 FdUMP 从复合物上解离,增强对胸苷酸合成酶的抑制作用,从而提高 5-FU 的抗肿瘤活性。

(2)体内过程:口服吸收较差、生物利用度低,多采用静脉注射给药。该药能较好地穿透进入各种组织,包括中枢神经系统。5-FU 经肝代谢,一部分转化为二氢氟尿嘧啶和尿素,

随尿液排出,一部分代谢为 CO_2 经肺呼出。半衰期为 $10\sim20$ 分钟,需通过持续输注或使用前药(如卡培他滨)改善药代动力学特性。可采用肝动脉内注射或腹膜内注射给药以获得较高的局部药物浓度,减少全身毒性反应。

(3) 临床应用:氟尿嘧啶广泛应用于多种实体肿瘤的治疗,对消化系统肿瘤疗效尤为显著,包括食管癌、胃癌、结直肠癌、胰腺癌和肝癌。此外,其对乳腺癌亦具有较好疗效。对于宫颈癌、卵巢癌、绒毛膜上皮癌、膀胱癌及头颈部肿瘤等也有一定的治疗效果。5 - FU 乳膏局部应用可治疗皮肤过度角化症和表皮基底细胞癌。

(4) 不良反应:常见不良反应包括恶心、呕吐、腹泻、厌食、胃肠道及口腔黏膜溃疡、脱发、骨髓抑制(冲击性给药时)。长期全身给药可引起"手足综合征",表现为手掌和足底部红斑及脱屑。肝动脉内注射给药时有短暂的肝毒性,偶尔引起胆管硬化。

2. 替加氟(Tegafur)　替加氟为氟尿嘧啶的前体药物,属于抗代谢类细胞毒性药物,具有细胞周期特异性,主要作用于 S 期细胞。该药在体内经肝脏 CYP2A6 酶代谢活化,转化为 5 - FU,并进一步转变为活性代谢产物 5 - FdUMP,抑制胸苷酸合成酶,从而干扰 DNA 合成,最终诱导肿瘤细胞死亡。主要治疗消化道肿瘤,也可用于治疗乳腺癌、支气管肺癌和肝癌等,还可用于膀胱癌、前列腺癌、肾癌。口服吸收良好,亦可制成替加氟栓剂,直肠给药用于消化道癌症。本品半衰期较 5 - FU 长,为 $6\sim8$ 小时,其代谢产物主要由尿和呼吸道排出。替加氟可与吉美嘧啶(gimeracil)和奥替拉西钾(oteracil potassium)联合制成替吉奥胶囊,提高治疗效果与耐受性,用作消化道恶性肿瘤的口服化疗药物。

3. 卡培他滨　为氟尿嘧啶前体药物,在肝脏和肿瘤组织内经过酶促反应转化为 5 - FU,发挥抗肿瘤作用。口服吸收良好,在肝脏组织中转化为 5′-脱氧-氟尿嘧啶核苷(5′- DFUR),5′- DFUR 在肿瘤组织内进一步通过胸腺嘧啶磷酸化酶(thymidine phosphorylase,TP)转化生成抗肿瘤药物 5 - FU。这一关键步骤是肿瘤组织选择性的主要原因,因为肿瘤组织中胸腺嘧啶磷酸化酶的表达量相对较高,比正常组织更容易将 5′- DFUR 转化为 5 - FU,从而增强对肿瘤的靶向作用,并减少全身毒性,主要用于结直肠癌和乳腺癌的治疗,可单独使用或与其他抗癌药物联合使用。

(二)影响 DNA 结构和功能的药物

1. 破坏 DNA 的铂类配合物

(1) 顺铂(Cisplatin)。

1) 药理作用与机制:顺铂又名顺式-二氯二氨合铂,是一种含铂的抗癌药物,是二价铂同氯原子和两个氨基结合成的金属配合物。进入体内后,先将所含氯解离,然后与 DNA 的碱基发生共价结合,形成 DNA-铂加合物,造成 DNA 双链内或双链间交联,阻碍 DNA 复制,破坏 DNA 的结构和功能。属于细胞周期非特异性药物,对细胞周期中各期均有不同程度的影响,对静止期细胞作用明显,还具有短暂的免疫抑制作用。

2) 体内过程:口服无效,静脉注射给药,血浆蛋白结合率高,可广泛分布至肾脏、肝脏、小肠等组织,主要经肾脏排泄(90% 经尿液排出),但排泄缓慢,部分可在体内组织中长期滞留。肾功能损害可导致顺铂蓄积,加重毒性,因此需调整剂量。

3）临床应用：因与其他常用抗肿瘤药无交叉耐药性，具有抗肿瘤谱广、对乏氧肿瘤细胞有效的特点，顺铂为目前联合化学治疗中常用的药物之一。可用于非精原细胞睾丸癌、卵巢癌、小细胞与非小细胞肺癌、前列腺癌、骨肉瘤和头颈部肿瘤等恶性肿瘤的治疗。与紫杉烷类、氟尿嘧啶类等联用可作为消化道恶性肿瘤一线用药。

4）不良反应：常见的不良反应包括胃肠道反应（如恶心、呕吐）、肾毒性（较大剂量及连续用药可能导致严重的肾毒性）、神经毒性、骨髓抑制和过敏反应等。使用过程中需监测末梢血常规、肝肾功能、末梢神经毒性及听力变化，必要时调整剂量或停药，并避免与具有肾毒性或耳毒性作用的药物同时使用。

（2）卡铂（Carboplatin）：卡铂属第二代铂类抗肿瘤药物。作用机制与顺铂类似，进入体内后，逐渐水解形成活性铂配合物，通过与 DNA 结合，形成 DNA 交联，导致 DNA 损伤，最终抑制肿瘤细胞增殖并诱导细胞凋亡。其水溶性较高，在体内活化过程较慢，毒性较低，尤其是肾毒性和神经毒性较顺铂轻，消化道反应亦更轻，但骨髓抑制作用更明显。常用于肺癌、卵巢癌、乳腺癌、头颈癌等，也可用于消化系统肿瘤治疗，在顺铂不耐受的患者中具有重要应用价值。

（3）奥沙利铂（Oxaliplatin）：奥沙利铂是第三代铂类抗肿瘤药物，主要作用机制与顺铂、卡铂相似，通过与 DNA 形成交联，干扰 DNA 复制和转录，最终抑制肿瘤细胞增殖。与顺铂和卡铂的氨基配体不同，奥沙利铂含有二氨环己烷基团，形成的 DNA-铂加合物难以被肿瘤细胞的 DNA 修复系统识别和修复，因此对 DNA 修复能力较强的耐药肿瘤细胞仍可能保持抗肿瘤活性，使其在某些顺铂耐药的肿瘤中仍然有效。奥沙利铂在临床上主要用于消化系统恶性肿瘤，尤其是结直肠癌，也可用于胃癌、胰腺癌等，特别是与 5-FU 和亚叶酸钙组成 FOLFOX 方案，这是一种用于结直肠癌和其他胃肠道恶性肿瘤的一线化疗方案，常用于术后辅助化疗或晚期治疗。其恶心、呕吐和肾毒性等不良反应较顺铂轻，神经毒性是奥沙利铂的主要剂量限制性毒性。

2. 拓扑异构酶抑制药　喜树碱类药物最初是一类来源于喜树的生物碱，包括喜树碱（camptothecin，CPT）、羟喜树碱（10-hydroxycamptothecin，HCPT）等，其作用靶点为 DNA 拓扑异构酶-Ⅰ（topoisomerase Ⅰ，Topo Ⅰ）。真核细胞 DNA 的拓扑结构由 DNA 拓扑异构酶-Ⅰ和 DNA 拓扑异构酶-Ⅱ（Topo-Ⅱ）调节，这两类在 DNA 复制、转录、修复及在形成正确的染色体结构、染色体分离浓缩中发挥重要作用。喜树碱类能特异性抑制 Topo-Ⅰ活性，通过与拓扑异构酶-DNA 复合物结合，阻止 DNA 断裂后再连接，阻止 DNA 复制和转录，从而发挥抗肿瘤作用。主要作用于 S 期，对 G_1、G_2 与 M 期细胞亦有轻微杀伤作用。

喜树碱类对胃癌疗效较好，对结直肠癌、绒毛膜上皮癌、急性和慢性粒细胞白血病、膀胱癌、肝癌等有一定疗效。然而，喜树碱水溶性低、稳定性差，毒性反应和副作用较大，主要有尿道刺激症状、骨髓抑制，临床应用受限。人们一直致力于研究高效低毒的喜树碱衍生物。其中，羟喜树碱是喜树碱的羟基衍生物，作用机制与喜树碱相似，但毒性较小，对多种恶性肿瘤有效，主要用于消化道肿瘤、肺癌和生殖系统肿瘤的治疗。

人工合成的喜树碱衍生物主要包括伊立替康（Irinotecan）和拓扑替康（Topotecan）。其中,伊立替康是 FOLFIRI 方案(伊立替康＋5－FU＋亚叶酸钙)的核心药物之一,用于晚期肠癌的治疗;拓扑替康则主要用于治疗铂类耐药的卵巢癌和小细胞肺癌。伊立替康静脉注射后需在肝脏被羧酸酯酶转化为活性代谢产物 SN－38(其抗肿瘤活性比母药活性高约 100 倍)后发挥作用,SN－38 进一步被 UDP-葡萄糖醛酸转移酶 1A1(UGT1A1)代谢为无活性的代谢物 SN－38G,经胆汁和粪便排泄,部分经肾脏排泄。UGT1A1 基因多态性可导致 SN－38 代谢降低。伊立替康是乙酰胆碱酯酶的非竞争性抑制剂,可抑制乙酰胆碱酯酶活性,使体内乙酰胆碱积聚,导致急性胆碱能综合征,主要表现为早发性腹泻,通常发生在用药后 24 小时内,并可伴随流涎、腹痛等症状。对于急性胆碱能综合征,可使用硫酸阿托品进行治疗。迟发性腹泻(通常发生于用药 24 小时后)是伊立替康的剂量限制性毒性,严重者可导致脱水、电解质紊乱,甚至危及生命。此外,伊立替康还可能引起中性粒细胞减少、肝功能异常等不良反应。机械性肠梗阻患者禁用。

(三) 干扰转录过程阻止 RNA 合成的药物

如表柔比星(Epirubicin)。

(1) 药理作用与机制:其属于蒽环类抗肿瘤药物,细胞周期非特异性药物。其主要作用机制为嵌入 DNA 碱基对之间,干扰转录过程,阻止 RNA 的合成。

(2) 临床应用:表柔比星广泛用于急性白血病和恶性淋巴瘤、乳腺癌、支气管肺癌、卵巢癌、肾母细胞瘤、软组织肉瘤、膀胱癌、睾丸癌、前列腺癌、胃癌、肝癌等多种实体瘤的化疗,常与其他抗癌药物联合使用,如 ECF 方案(表柔比星＋顺铂＋5－FU)用于食管癌和胃癌的治疗。

(3) 不良反应:心脏毒性是蒽环类药物的严重毒性反应,表现为心肌损伤,可能导致充血性心力衰竭(与累积剂量相关)。可引起白细胞、血小板减少,粒细胞减少等骨髓抑制,增加感染和出血风险。如渗漏至血管外可致局部组织坏死,需谨慎处理。此外,还具有恶心、呕吐等胃肠道反应和脱发、口腔炎等不良反应。

(四) 干扰蛋白质合成与功能的药物

1. 紫杉醇(Paclitaxel)

(1) 药理作用与机制:紫杉醇是从红豆杉属植物树皮中提取的一种二萜抗肿瘤有效成分。其作用靶点为微管,紫杉醇可促进微管组装,并抑制其解聚,形成稳定的微管束,且不易拆散,破坏了组装-拆散之间的平衡,使微管功能破坏,从而影响纺锤体功能,抑制肿瘤细胞的有丝分裂。可使细胞周期主要停滞于 M 期,属周期特异性药物。

(2) 体内过程:紫杉醇水溶性较差,可采用聚氧乙烯蓖麻油(Cremophor EL)增溶后进行静脉注射,亦有多种改良紫杉醇制剂如白蛋白结合型紫杉醇、紫杉醇酯质体和紫杉醇胶束等新型制剂。体内分布广泛,主要经肝脏 CYP450 系统代谢,随胆汁进入肠道,经粪便排出体外,少部分经肾清除。

(3) 临床应用:主要适应证为卵巢癌、乳腺癌及非小细胞肺癌的一线和二线治疗,对于头颈部癌、食管癌、胃癌等也都有一定疗效。联合顺铂可用于食管癌晚期或手术前后化疗。

(4) 不良反应:骨髓抑制为主要剂量限制性毒性,表现为中性粒细胞减少,贫血较常见。

由于紫杉醇使用聚氧乙烯蓖麻油作为溶剂,容易引起严重的过敏反应,可预先使用糖皮质激素(地塞米松)和抗组胺药(苯海拉明)以及 H_2 受体拮抗剂(雷尼替丁)进行预处理,给药期间注意有无过敏反应及生命体征变化。此外还包括神经毒性、胃肠道反应、心血管毒性、肝功能异常、关节痛/肌肉痛、脱发、输注药物的静脉和药物外渗局部的炎症等。

2. 多西他赛(Docetaxel)　多西他赛与紫杉醇同属紫杉烷类抗微管抗肿瘤药物,两者结构相似。多西他赛通过半合成途径获得,相较于紫杉醇,其亲脂性更强,细胞摄取率更高,细胞内半衰期更长,对微管的亲和力更高,因此抗肿瘤活性更强。广泛用于乳腺癌、肺癌、前列腺癌、胃癌等多种实体瘤的治疗,在晚期或耐药性胃癌中,多西他赛可与顺铂和 5－FU 联合组成 DCF 方案(多西他赛＋顺铂＋氟尿嘧啶)。其不良反应与紫杉醇类似,输注相关过敏反应相对较少,但仍需使用地塞米松预处理以减少过敏反应和水潴留综合征(毛细血管渗漏综合征)的发生风险。此外,多西他赛还具有骨髓抑制、皮肤毒性(如皮疹、指甲变色)、胃肠道反应(如腹泻)、脱发、黏膜炎等副作用。

三、常用非细胞毒类抗消化道恶性肿瘤药物

(一) 分子靶向药

分子靶向药物主要针对恶性肿瘤发生、发展的关键分子靶点进行治疗干预,部分药物在相应的肿瘤治疗中已展现出显著疗效。尽管分子靶向药物在特定肿瘤类型中疗效突出,并且具有相对较好的耐受性和较低的毒性反应,但目前仍难以完全取代传统的细胞毒类抗肿瘤药物,尤其是在某些进展期或耐药性较高的肿瘤治疗中。这类药物的作用机制和不良反应类型不同于细胞毒类药物,与传统化疗或放疗联合使用时,可能产生协同作用,提高治疗效果。此外,肿瘤细胞的靶标分子在治疗前后的表达水平和突变状况往往影响分子靶向药物的疗效及患者的预后,因此精准医学和个体化治疗在该领域尤为重要。目前,分子靶向药物主要包括单克隆抗体和小分子化合物两大类,针对不同信号通路和肿瘤特性发挥作用。

1. 单克隆抗体类

(1) 靶向表皮生长因子受体的单克隆抗体。

1) 曲妥珠单抗(Trastuzumab)。

药理作用与机制:曲妥珠单抗是一种重组人源化抗人表皮生长因子受体 2(human epidermal growth factor receptor 2,HER2)的单克隆抗体。HER2/Neu 是一种跨膜酪氨酸激酶受体,在细胞生长、分化和生存中起关键作用。HER2 可通过自发二聚化或异源二聚化激活下游通路,促进细胞增殖并抑制凋亡。在某些肿瘤(如 HER2 阳性乳腺癌和胃癌)中过度表达,HER2 过表达与乳腺癌、胃癌等多种癌症的发生和恶性程度密切相关,HER2 阳性肿瘤通常生长更快,预后较差。曲妥珠单抗可与 HER2 受体胞外结构域结合,抑制其二聚化,从而减少下游信号通路的活化,抑制肿瘤细胞增殖和生存。另外曲妥珠单抗与 HER2 受体结合后,干扰其磷酸化,显著下调 *HER2* 基因的表达,加速 HER2 蛋白受体的内化和降解,并可通过抗体依赖性细胞介导的细胞毒作用(antibody dependent cell mediated cytotoxicity,ADCC)增强免疫细胞攻击和杀伤肿瘤细胞,还可下调血管内皮生长因子和其他血管生长因

子的活性，遏制肿瘤转移。

临床应用：适用于治疗 HER2 过表达的转移性乳腺癌和晚期胃癌。在转移性乳腺癌中，可作为单药用于已接受一种或多种化疗方案后进展的患者，也可联合紫杉烷类药物（如紫杉醇或多西他赛）用于未接受过化疗的 HER2 阳性转移性乳腺癌患者。在 HER2 阳性转移性胃癌中，通常与氟尿嘧啶类（如 5 - FU 或卡培他滨）及铂类化疗药物（如顺铂）联合应用，作为 HER2 阳性转移性胃癌一线治疗。

不良反应：主要有关节痛、肌痛、呼吸困难及心功能不全等。

2）西妥昔单抗（Cetuximab）。

药理作用与机制：抗表皮生长因子受体（epidermal growth factor receptor，EGFR）的人鼠嵌合型单克隆抗体，可与表达于正常细胞和多种癌细胞表面的 EGFR 特异性结合，阻断其与内源性配体（如 EGF、α 转化生长因子 TGF - α）结合，进而阻断其酪氨酸激酶磷酸化及细胞内信号转导途径，从而抑制肿瘤细胞增殖、侵袭和血管生成，诱导癌细胞凋亡。另外，与 EGFR 结合后会刺激 EGFR 的降解，使 EGFR 的表达下调，还可减少基质金属蛋白酶和血管内皮生长因子（VEGF）的产生。可抑制过度表达 EGFR 的肿瘤细胞的增殖，而对缺乏 EGFR 表达的人肿瘤细胞无抗肿瘤活性。

临床应用：西妥昔单抗可与化疗联合或单独应用，目前仅推荐治疗 RAS 野生型晚期结直肠癌，RAS 突变患者不推荐使用，因 KRAS/NRAS 突变会导致 EGFR 下游信号通路持续激活，使西妥昔单抗失效。西妥昔单抗联合 FOLFOX（奥沙利铂＋亚叶酸钙＋5 -氟尿嘧啶）或 FOLFIRI（伊立替康＋亚叶酸钙＋5 -氟尿嘧啶）可用于 RAS 野生型转移性结直肠癌患者的治疗，或联合伊立替康用于 EGFR 过表达且对以伊立替康为基础的化疗方案耐药的转移性结直肠癌的治疗。

不良反应：皮肤毒性是西妥昔单抗的常见的不良反应，由于 EGFR 在皮肤角质形成细胞中广泛表达，西妥昔单抗可引起痤疮样皮疹（面部、躯干）、瘙痒、干燥、甲沟炎，皮疹程度与疗效正相关。还可能出现输注相关过敏反应如发热、寒战、低血压、支气管痉挛，尤其在首次输注时较多见，可预防性使用抗组胺药和糖皮质激素。另外还可能出现低镁血症和胃肠道反应如腹泻、恶心、呕吐、口腔炎等，但较化疗药物轻。

（2）靶向血管内皮生长因子的单克隆抗体：如贝伐珠单抗（Bevacizumab）。

药理作用与机制：贝伐珠单抗为重组人源化单克隆抗体，可选择性地与人血管内皮生长因子（vascular endothelial growth factor，VEGF）结合，阻碍 VEGF 与其位于肿瘤血管内皮细胞上的受体 VEGFR - 1 和 VEGFR - 2 结合，抑制 VEGF 介导的血管生成信号通路，减少新生血管的形成，从而抑制肿瘤生长。降低肿瘤血管通透性，减少肿瘤微环境中的血流供应，使肿瘤组织缺氧，从而增强化疗药物的疗效。减少血管通道形成，降低肿瘤细胞向远端转移的能力，抑制肿瘤细胞侵袭和转移。

临床应用：临床与化疗方案联用对转移性结直肠癌、晚期、转移性或复发性非小细胞肺癌、复发性胶质母细胞瘤、肝细胞癌、上皮性卵巢癌、输卵管癌或原发性腹膜癌、宫颈癌、肾癌等有良好的治疗效果。

不良反应:常见不良反应包括高血压、疲劳或乏力、腹泻和腹痛。严重不良情况包括胃肠道穿孔、出血、动脉血栓栓塞。

2. 酪氨酸激酶抑制剂　如阿帕替尼(Apatinib)。

药理作用与机制:阿帕替尼是一种小分子酪氨酸激酶抑制剂(TKI),主要通过抑制血管内皮生长因子受体 2(VEGFR - 2),抑制 VEGF 介导的 PI3K/AKT 和 MAPK/ERK 信号通路,阻断其下游信号通路,抑制肿瘤新生血管形成,进而减少肿瘤供血,抑制肿瘤生长。同时降低肿瘤血管通透性,减少肿瘤组织的营养供应。诱导肿瘤微环境缺氧,使肿瘤细胞增殖受限并易受化疗药物作用。

体内过程:口服后吸收较快,血浆蛋白结合率高,在肝、肺、肾等组织中分布广泛。主要在肝脏经 CYP3A4 代谢,主要经粪便排泄,消除半衰期 8～10 小时,少量通过尿液排出。

临床应用:适用于晚期胃腺癌或胃-食管结合部腺癌的治疗。

不良反应:血压升高、蛋白尿、手足综合征、出血、心脏毒性和肝脏毒性等。治疗过程中需严密监测出血风险、心电图和心脏、肝脏功能。

(二) 免疫治疗药物

1. 免疫检查点抑制剂

(1) PD - 1/PD - L1 抑制剂。

1) 帕博利珠单抗(Pembrolizumab)。

药理作用与机制:帕博利珠单抗是一种抗程序性死亡受体- 1(programmed death-1, PD - 1)单克隆抗体,属于免疫检查点抑制剂。它能够与 T 细胞表面的 PD - 1 结合,阻断其与配体 PD - L1 和 PD - L2 的相互作用,解除肿瘤细胞对免疫系统的抑制,使 T 细胞恢复抗肿瘤活性,从而增强机体对肿瘤的免疫应答。

临床应用:帕博利珠单抗主要用于治疗黑色素瘤、非小细胞肺癌、食管癌、头颈部鳞状细胞癌、结直肠癌。可用于局部晚期不可切除或转移性食管或胃食管结合部癌患者的一线治疗。亦可用于表达 PD - L1 的、既往一线全身治疗失败的、局部晚期或转移性食管鳞状细胞癌患者的治疗。本品单药用于 KRAS、NRAS 和 BRAF 基因均为野生型,不可切除或转移性高、微卫星不稳定性或错配修复基因缺陷型结直肠癌患者的一线治疗。

不良反应:帕博利珠单抗最常发生免疫相关不良反应。其中大部分会在给予适当的药物治疗或停用帕博利珠单抗后缓解。另外常见的不良反应还包括贫血、食欲减退、头痛、呼吸困难、咳嗽、腹泻、腹痛、恶心、呕吐、便秘、皮疹、瘙痒、肌肉骨骼疼痛、关节痛、疲劳等。

2) 纳武利尤单抗(Nivolumab)。

药理作用与机制:纳武利尤单抗是一种人源化抗 PD - 1(程序性死亡受体- 1)单克隆抗体,属于免疫检查点抑制剂。其主要作用机制是通过阻断 PD - 1 受体与其配体 PD - L1/PD - L2 的结合,从而阻断 PD - 1 通路介导的免疫抑制反应,提高肿瘤细胞的免疫原性。

临床应用:单药适用于治疗 EGFR 基因突变阴性和间变性淋巴瘤激酶阴性、既往接受过含铂方案化疗后疾病进展或不可耐受的局部晚期或转移性非小细胞肺癌成人患者。还适用于既往接受过索拉非尼治疗的肝癌患者;伴淋巴结转移的黑色素瘤或完全切除患者伴转移的黑色素瘤的辅助治疗;在使用氟尿嘧啶、奥沙利铂和伊立替康治疗后进展的错配修复缺陷或微卫星高度不稳定的转移性结直肠癌等。

不良反应:常见不良反应包括疲劳、皮疹、瘙痒、腹泻和恶心。此外,它还可能引起免疫相关不良反应,如免疫相关性肺炎、免疫相关性腹泻及结肠炎、免疫相关性肝炎、免疫相关性肾炎、免疫相关性内分泌疾病(甲状腺功能减退、甲状腺功能亢进、高血糖及糖尿病、肾上腺皮质功能不全、垂体炎)、免疫相关性皮肤不良反应和其他免疫相关性不良反应。

(2) CTLA-4抑制剂:伊匹木单抗(Ipilimumab)是一种抗细胞毒性T淋巴细胞相关抗原4(cytotoxic T lymphocyte-associated antigen-4,CTLA-4)单克隆抗体,通过阻断CTLA-4与B7配体的结合,解除T细胞抑制信号,增强T细胞的活化和增殖,促进抗肿瘤免疫应答。CTLA-4是免疫检查点,在正常情况下可抑制T细胞功能,防止免疫过度活化,而伊匹木单抗的作用是通过抑制CTLA-4,从而增强T细胞对肿瘤细胞的杀伤作用。

临床应用:适用于无法切除或转移性黑色素瘤的成人和12岁或以上的儿童患者。与纳武利尤单抗联合治疗在氟嘧啶、奥沙利铂、伊立替康等药物治疗后进展的高微卫星不稳定或错配修复缺陷的转移性结直肠癌的成人和12岁或以上的儿童患者。

不良反应:以免疫相关不良反应为主,常见的不良反应有疲劳、腹泻、瘙痒、皮疹、肠炎。

四、抗消化道恶性肿瘤药的应用原则和常用方案

(一) 抗消化道恶性肿瘤药的应用原则

对于消化道恶性肿瘤,尽管完全根治仍然是治疗的最终目标,但许多情况下,完全治愈并不现实。治疗目标通常侧重于延长生存期、提高生活质量及控制肿瘤进展。因此,治疗策略应综合考虑肿瘤的分期、患者的整体健康状况及药物的毒性反应和副作用。

联合化疗是常用于消化道恶性肿瘤的治疗方式,能够通过不同机制的药物组合提高疗效。联合用药的优点包括①增强疗效:不同药物之间可以产生协同效应,发挥各自的优势。②延缓耐药性产生:联合用药可减少耐药性发展的速度,特别是在耐药性明显的晚期肿瘤患者中。③扩大抗瘤谱:联合不同机制的药物可以有效控制多种肿瘤细胞,尤其是对于肿瘤细胞异质性较高的癌症。抗肿瘤药物的联合应用包括序贯治疗(即按先后顺序使用不同药物)和同步联合治疗(同时使用多种药物)。在选择联合方案时,应遵循以下原则。

1. 药物的抗瘤谱 由于肿瘤类型和药物种类繁多,不同药物的抗瘤谱不同,因此,需要依据动物实验和临床实践选择有效的药物。例如,在胃癌治疗中,5-FU和卡培他滨通常与顺铂或奥沙利铂联合使用;食管癌的治疗方案为顺铂联合5-FU或紫杉醇;结直肠癌的经典化疗方案包括FOLFOX(5-FU+奥沙利铂+亚叶酸钙)和FOLFIRI(伊立替康+5-FU+亚叶酸钙),对于HER2阳性或微卫星不稳定性高的结直肠癌患者,联合免疫检查点抑制剂(如帕博利珠单抗、纳武利尤单抗)也显示出良好的疗效。

2. 药物的抗肿瘤作用机制和特点 序贯阻断是通过按照一定顺序联合使用的具有不同作用机制的药物,以增强治疗效果并减少耐药性的发展。互补性阻断则是指将不同作用机制的药物联合使用,如将直接损伤生物大分子的药物与抑制核苷酸合成的药物联合应用,从

而相互协同,增强抗肿瘤效果。例如,奥沙利铂可通过与 DNA 形成交联损伤 DNA,而 5 - FU 则通过抑制 DNA 合成的关键酶阻止 DNA 复制,两者联合可协同抑制肿瘤细胞增殖。免疫检查点抑制剂与化疗药物联合使用时,化疗药物可破坏肿瘤细胞并释放肿瘤抗原,免疫检查点抑制剂可以恢复 T 细胞的活性,激活免疫系统,从而增强抗肿瘤作用。

3. 药物的毒性　尽量选择毒性反应类型不同的抗癌药联合应用,一方面可增强疗效,另一方面可减轻毒性。

4. 细胞增殖动力学　招募作用:即设计细胞周期非特异性药物和细胞周期特异性药物的序贯使用方法,招募更多的 G_0 期细胞进入增殖周期,以增加杀灭肿瘤细胞的数量。一方面对增长缓慢的实体瘤,可先用细胞周期非特异性药物杀灭增殖期及部分 G_0 期细胞,使瘤体缩小而驱动 G_0 期细胞进入增殖周期,继而用细胞周期特异性药物杀灭。另一方面对增长快的肿瘤如急性白血病等,宜先用细胞周期特异性药物(作用于 S 期或 M 期的药物),使大量处于增殖周期的恶性肿瘤细胞被杀灭,然后再用细胞周期非特异性药物杀伤其他各时相的细胞,待 G_0 期细胞进入细胞周期时,再重复上述疗法。同步化作用:即先用细胞周期特异性药物将肿瘤细胞阻滞于某时相(如 G_1 期),待药物作用消失后,肿瘤细胞进入下一时相,再使用作用于后一时相的药物进行治疗。

(二) 抗消化道恶性肿瘤的常用方案

1. **顺铂＋5 - FU**　可用于食管癌与胃癌晚期一线或术后治疗。

2. **顺铂＋卡培他滨**　可用于胃癌晚期一线或术后治疗。

3. **顺铂＋S - 1(替吉奥胶囊)**　可用于胃癌晚期一线或术后治疗。

4. **奥沙利铂＋5 - FU**　可用于胃癌、肠癌晚期或术后治疗。

5. **XELOX(奥沙利铂＋卡培他滨)**　可用于胃癌、肠癌晚期及辅助治疗。

6. **紫杉醇/多西他赛＋顺铂**　可用于食管癌晚期或手术前后患者。

7. **DCF(多西他赛＋顺铂＋5 - FU)**　可用于胃癌晚期、身体状况良好的患者。

8. **ECF(表柔比星＋顺铂＋5 - FU)**　可用于食管腺癌与胃癌晚期一线或手术前后治疗。

9. **EOX(表柔比星＋奥沙利铂＋卡培他滨)**　可用于胃癌的治疗。

10. **FOLFIRI(伊立替康＋亚叶酸钙＋5 - FU)**　晚期肠癌一线、二线治疗,胃癌二线治疗。

11. **5 - FU＋亚叶酸钙**　可用于体力状况差、不能耐受联合化疗或其他药物治疗的胃癌或肠癌患者。

12. **FOLFOX(奥沙利铂＋亚叶酸钙＋5 - FU)**　可用于胃癌或肠癌晚期或辅助治疗患者。

13. **伊立替康单药**　可用于食管癌、胃癌或肠癌晚期二线及二线以上治疗。

14. **FOLFOXIRI(伊立替康＋奥沙利铂＋亚叶酸钙＋5 - FU)**　可用于身体状况良好的肠癌晚期或转化治疗。

15. **卡培他滨单药**　可用于体力状况差、不能耐受联合化疗或其他药物治疗的胃癌或肠癌患者。

16. 替吉奥单药或 SOX(替吉奥＋奥沙利铂) 可用于胃癌晚期及辅助治疗。

参考文献

［1］国家卫生计生委合理用药专家委员会. 消化道恶性肿瘤合理用药指南［M］. 北京：人民卫生出版社，2017.

［2］李锦平. 作用于消化系统的药物［M］//鲁映青，俞月萍. 药理学(第二版). 上海：复旦大学出版社，2009：201-212.

［3］王毅群. 作用于消化系统的药物［M］//黄志力. 药理学. 上海：复旦大学出版社，2016：278-286.

［4］颜光美. 药理学［M］. 北京：高等教育出版社，2018.

［5］杨宝峰. 药理学［M］. 北京：人民卫生出版社，2018.

［6］中国临床肿瘤学会指南工作委员会. CSCO 结直肠癌诊疗指南 2024［M］. 北京：人民卫生出版社，2024.

［7］国家卫生健康委员会医政医管局. 胃癌诊疗指南(2022 年版)［J］. 中华消化外科杂志，2022，21(9)：1137-1164.

（王毅群，魏晓丽）

中英文名词对照索引

混合性腺泡	mixed acini	16,18

J

机械性消化	mechanical digestion	43,44,61,65,76
机械阈	mechanical threshold	45,62
肌层	tunica muscularis	1,2,5,8,9,11 - 13,16,32,41,47,61, 72,106 - 113,117,118,138,146,148, 149,152
肌层间 ICC	myenteric ICC，ICC - MY	44
肌间神经丛	myenteric plexus 或 Auerbach plexus	2,38,44,47,52,73
肌内 ICC	intramuscular ICC，ICC - IM	44
肌上皮细胞	myoepithelial cell	16,19
基本电节律	basic electrical rhythm，BER	44
基底颗粒细胞	basal granular cell	14
急性病毒性肝炎	acute viral hepatitis	125 - 127,130
急性单纯性阑尾炎	acute simple appendicitis	108
急性蜂窝织炎性阑尾炎	acute phlegmonous appendicitis	109
急性坏疽性阑尾炎	acute gangrenous appendicitis	109
急性阑尾炎	acute appendicitis	108 - 110
急性胃炎	acute gastritis	102,103
急性血吸虫病	acute schistosomiasis	159
棘球蚴病（包虫病）	echinococcosis（hydatid disease；hydatidosis）	145,159 - 161
集合淋巴小结	aggregated lymphoid nodules	11,13
集团蠕动	mass peristalsis	75
继发性脂肪性肝病	secondary fatty liver disease；alternative etiology fatty liver disease	127
家族性腺瘤性息肉病	familial adenomatous polyposis，FAP	116
假结核结节	pseudotubercle	155 - 158
假饲	sham feeding	57,67
假息肉	pseudopolyp	111
假小叶	pseudo-lobule	133 - 137,158
假性神经递质	false neurotransmitter	94,95,99,138
假性神经递质学说	false neurotransmitter hypothesis	94,95
间接反应胆红素	indirect reacting bilirubin	69
浆液性腺泡	serous acini	16 - 18
结核性腹膜炎	tuberculous peritonitis	150
结直肠癌	colorectal carcinoma	111,116 - 119,169,174,175,178 - 180
界板	limiting plate	24,30,121,125,130